RITUALE FÜR EINEN GUTEN MORGEN

LINNEA DUNNE

RITUALE FÜR EINEN GUTEN MORGEN

SELBSTFÜRSORGE MIT GESUNDEN GEWOHNHEITEN

Übersetzung aus dem Englischen
von Petra Frese

IRISIANA

First published in Great Britain in 2019 by Gaia, an imprint of Octopus Publishing Group Ltd, Carmelite House, 50 Victoria Embankment, London, EC4Y 0DZ

1. Auflage

Redaktion: Inga Heckmann
Übersetzung:Petra Frese
Herstellung: Angelika Tröger
Satz: Uhl + Massopust, Aalen
Projektleitung: Inga Heckmann
Layout und Artwork: Octopus Publishing Ltd. 2019
Umschlaggestaltung: Geviert, Grafik & Typografie
Printed and bound in China

ISBN 978-3-424-15384-2

INHALT

„Die erste Stunde des Morgens
ist das Ruder des Tages.“

— HENRY WARD BEECHER

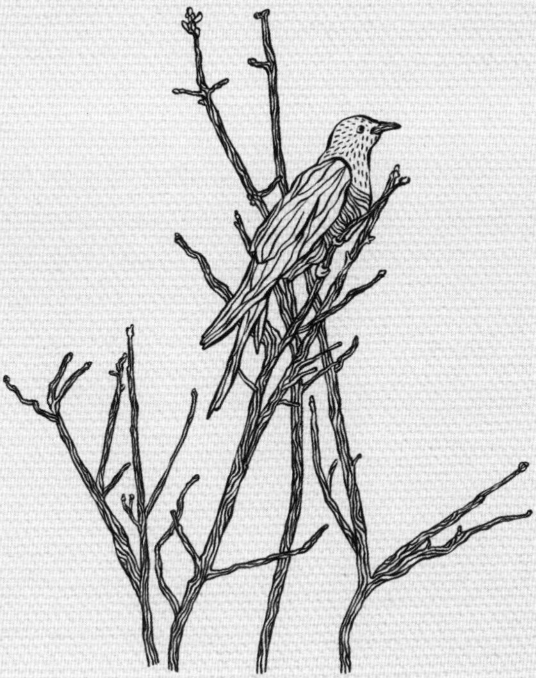

EINLEITUNG

Die Magie des Morgens

MAGISCHES ERWACHEN

Wenn du schon mal im Zelt geschlafen hast, weißt du, wie es ist, zum Gesang der Vögel aufzuwachen: erst ein zögerliches Trällern, das langsam zu einem zuversichtlichen Crescendo anwächst und so wunderbar zum Morgennebel passt. Es liegt etwas zutiefst Magisches in Dingen wie diesen, über die wir keine Kontrolle haben. Wir wissen: Der Gesang der Vögel wird erklingen, wir können nur nicht genau sagen, wann - also warten wir, wir halten inne, vollkommen still. Und wir hören zu.

Ich hatte schon immer ein Ohr für Vogelgezwitscher. Vielleicht verdanke ich das meinem Biologieunterricht, in dem ein korpulenter, schnauzbärtiger Lehrer aus Nordschweden uns immer wieder Kassetten mit Vogelstimmen vorspielte und uns dann abfragte. Noch eher könnte es daran liegen, dass wir – als eine Nation, die mit monatelanger tiefer Dunkelheit aufwächst – das Eintreffen des Frühlings, das von Vogelgezwitscher angekündigt wird, besonders schätzen. Vielleicht hängt das aber auch alles mit der schwedischen Tradition des gökotta zusammen.

GÖKOTTA ERLEBEN

Stelle dir Morgennebel in Schweden zu Beginn des 20. Jahrhunderts vor. Und stell dir die Dorfbewohner in den bewaldeten Hügeln der Region Dalarna vor, die sich an Himmelfahrt in den Wäldern treffen, 40 Tage nach Ostern und kurz vor Mittsommer. Gemeinsam lauschten die Dorfbewohner dem ersten Vogelgesang des Morgens, vor allem dem Ruf des Kuckucks: Auf Schwedisch heißt gök „Kuckuck" und gökotta „Kuckuck des frühen Morgens". Manche Dorfbewohner brachten Kaffee mit oder veranstalteten ein Picknick unter den Bäumen.

Obwohl heute nur noch wenige Schweden gökotta praktizieren, lebt die Tradition weiter. So gibt es den gökotta-Gottesdienst in Dorfkirchen an Himmelfahrt, dem ein Spaziergang durch den Wald folgt. Außerdem suchen immer mehr Schweden die Verbindung zur Natur und genießen die Momente, in denen sie in einer immer hektischeren Welt offline sein dürfen. Naturgruppen und Vogelbeobachter berichten von einem wiedererwachten Interesse an gökotta. Vielleicht hält diese Tradition ja das eine oder andere Wichtige für uns bereit.

„Die Sonne ist neu an jedem Tag."

— HERAKLIT

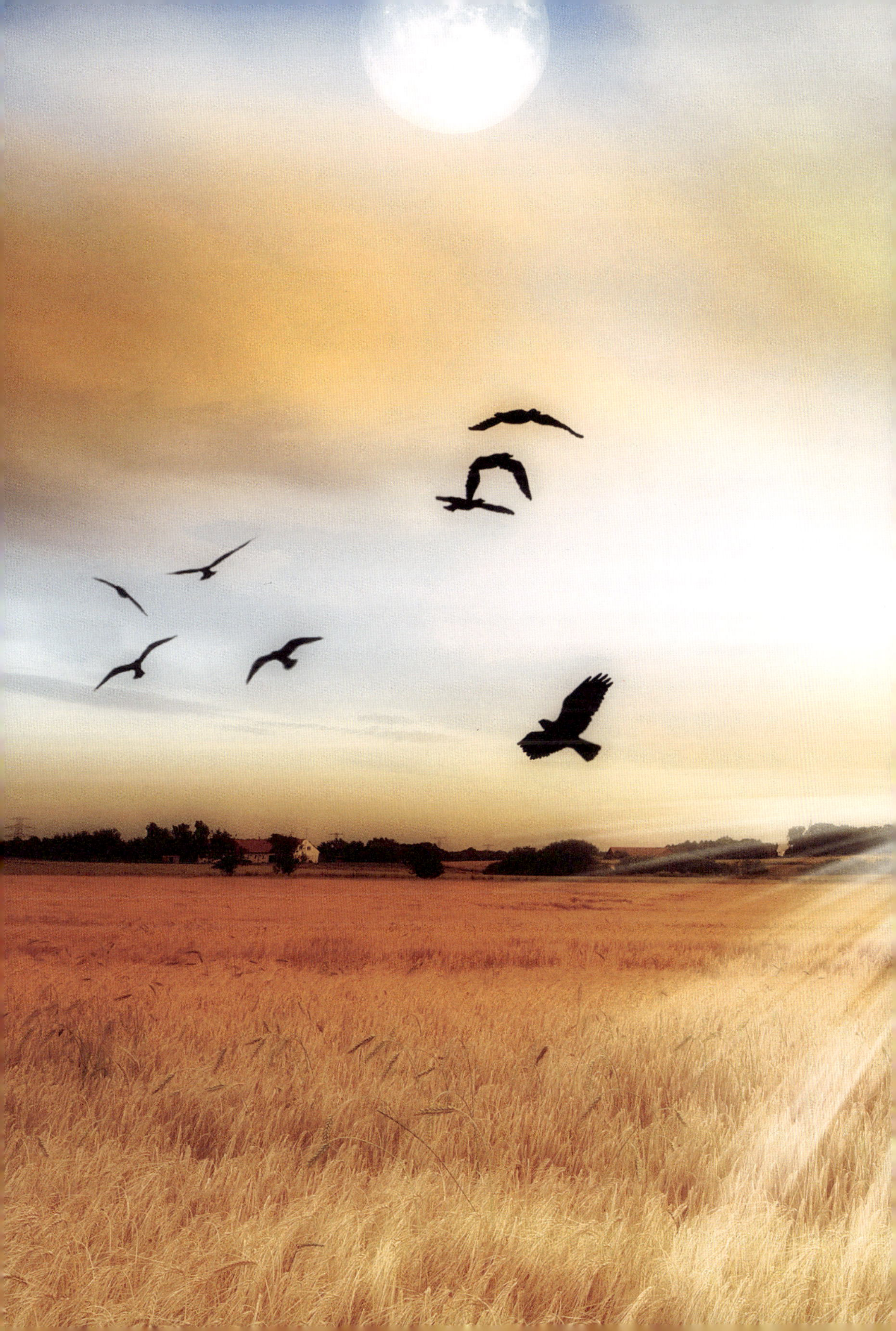

„Früh zu Bett und früh aufstehen macht gesund, reich und klug."

— BENJAMIN FRANKLIN

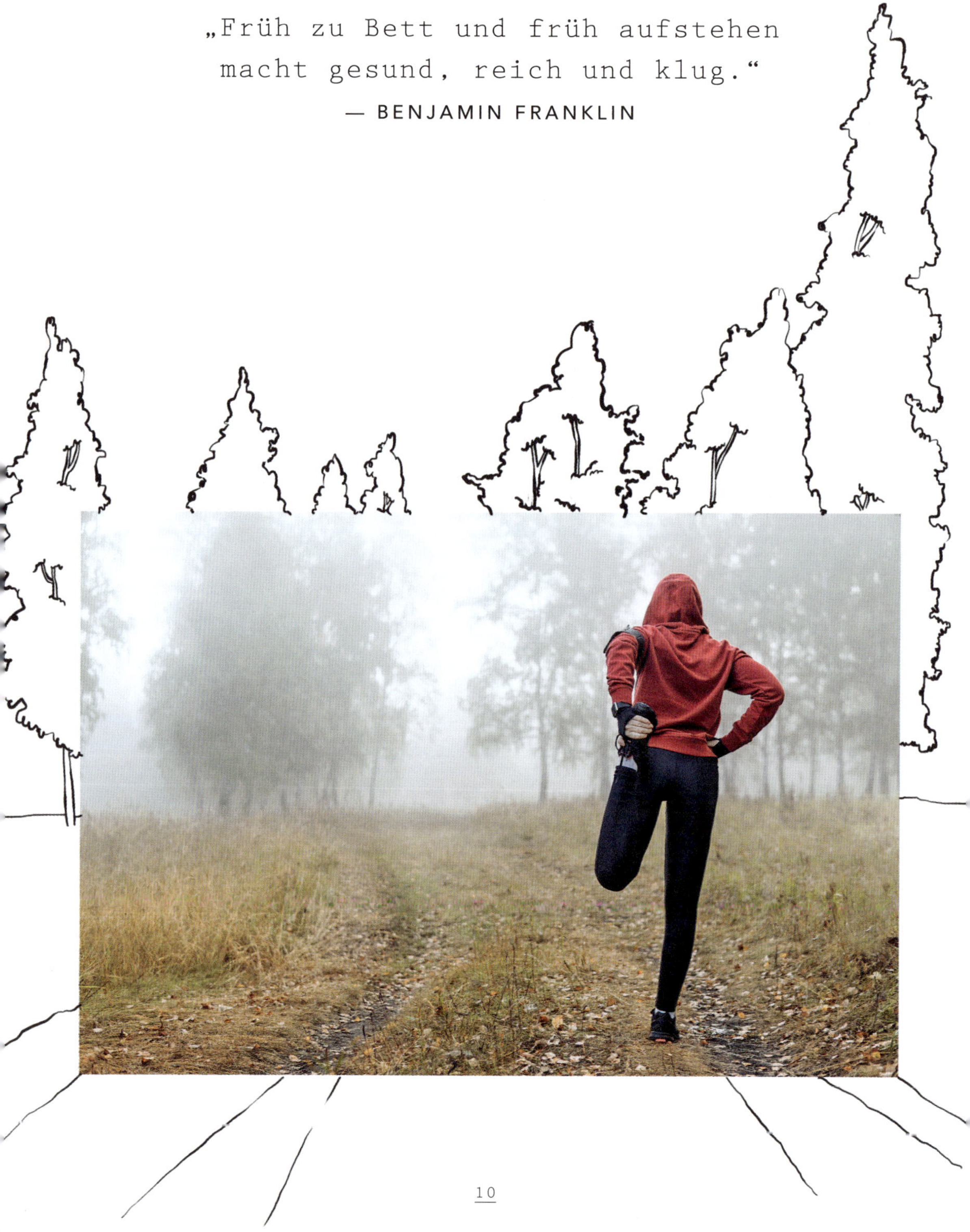

KLARER BEWEIS AUS DER FÜHRUNGSETAGE VON TOPUNTERNEHMEN

Für die persönliche und berufliche Entwicklung ist das Morgenritual mittlerweile ein Muss. Nicht ohne Grund stehen erfolgreiche Manager wie Robert Iger, CEO von Disney, und Tim Cook, CEO von Apple, um 4.30 beziehungsweise 5 Uhr auf. Der griechische Philosoph Aristoteles hat gesagt: „Es ist gut, vor Tagesanbruch wach zu sein, da derlei Gewohnheiten zu Gesundheit, Reichtum und Weisheit beitragen." Obwohl wir uns in diesem Buch weniger auf materielle Güter konzentrieren, können wir diese Aussage durchaus bestätigen.

RITUALE DER ERFOLGREICHEN

Die Liste lässt sich fortsetzen. Barack and Michelle Obama stehen früh auf, um ihr tägliches Sportprogramm zu absolvieren. Bill Gates, Mitbegründer von Microsoft, beginnt den Tag mit Übungen für Körper und Geist. Für Arianna Huffington, Mitbegründerin der Huffington Post, gehören tiefes Atmen, Dankbarkeit und eine Zielsetzung zu ihrem persönlichen Morgenritual bei dem das Handy aus bleibt. Der verstorbene Steve Jobs soll jeden Tag damit begonnen haben, dass er sich im Spiegel betrachtet und sich gefragt hat: „Wäre dies der letzte Tag meines Lebens, wäre ich mit dem glücklich, was ich heute tue?"

DIE WISSENSCHAFT DES FRÜHAUFSTEHENS

Nicht nur die Super-CEOs, sondern auch Wissenschaft und Biologie bestätigen den positiven Effekt des Frühaufstehens.

Unser Schlaf-wach-Rhythmus, wird vom Tageslicht reguliert, so tragen frühes Zubettgehen und Aufstehen zu einem besseren Schlaf bei. Was wir am Morgen essen und trinken – oder eben nicht essen und trinken –, gibt unserem Stoffwechsel den Takt für den Rest des Tages vor (mehr dazu in Kapitel 5).

Frühsport kann Konzentration und Motivation für den ganzen Tag steigern (siehe Seite 67), ein Sprung in kaltes Wasser oder ein Lauf an der frischen Luft weckt und belebt – abgesehen von anderen positiven Effekten der Natur auf den Körper (siehe Kapitel 7).

Optimismus und Dankbarkeit zu üben hat eine ähnliche Wirkung auf das Gehirn wie die Einnahme von Antidepressiva (siehe Seite 96). Welchen Beweis brauchen wir also noch, damit wir die ungesunde Beziehung zur Schlummertaste beenden?

DEN MORGEN ZURÜCKEROBERN

Jemand beschrieb einmal den Morgen als Saat, aus der dein Tag erwächst. Das trifft sicher auf viele von uns zu. Wenn wir schon morgens hinter dem Bus herlaufen und ihn dennoch verpassen, wir uns schuldig fühlen, weil wir die Kinder angeschnauzt haben, oder verzweifelt feststellen, dass keine Zeit mehr bleibt, um das Hemd zu bügeln - diese unguten Momente können den Rest des Tages bestimmen. Aber: Genauso verhält es sich mit positiven, stärkenden Momenten.

IM HIER UND JETZT SEIN

In einer Welt, die von uns dauerndes Funktionieren verlangt, uns zwingt, über die Vergangenheit nachzudenken und uns wegen der Zukunft zu sorgen, immer und überall auf Nachrichten zu reagieren und ständig Likes auf Instagram zu zählen, ist es geradezu radikal, sich für das Hier und Jetzt zu entscheiden. Ohne Gegenwärtigkeit ist es aber in Wahrheit kaum möglich, die Unwägbarkeiten des modernen Lebens zu meistern. Die Entscheidung, ganz bei uns zu sein, und sei es nur für einen kurzen Moment an jedem Morgen, hilft uns, unseren inneren Kompass wahrzunehmen und darauf zu vertrauen, dass wir mit allem fertigwerden, was uns begegnet.

DIE GOLDENE STUNDE UND IHR VERSPRECHEN AN DEN NEUEN TAG

„Der frühe Vogel fängt den Wurm", lautet ein bekanntes englisches Sprichwort. Das kann man so verstehen, dass man immer einen Schritt voraus sein sollte, bevor der Arbeitstag begonnen hat. Aber ich ziehe das Sprichwort morgonstund har guld i mun, „Morgenstund hat Gold im Mund", vor. Um das zu erkennen, muss man allerdings früh aufstehen, ja, aber die Schönheit liegt nicht so sehr im Triumph als im Entdecken, zu sehen, was am frühen Morgen so schön ist: die Schatten, die durch die ersten Sonnenstrahlen entstehen, die Stille im Haus, wenn alle anderen noch schlafen, die Verheißung einer gerade erwachenden Stadt.

„Sei bereit, jeden Tag ein Anfänger zu sein."

— MEISTER ECKHART

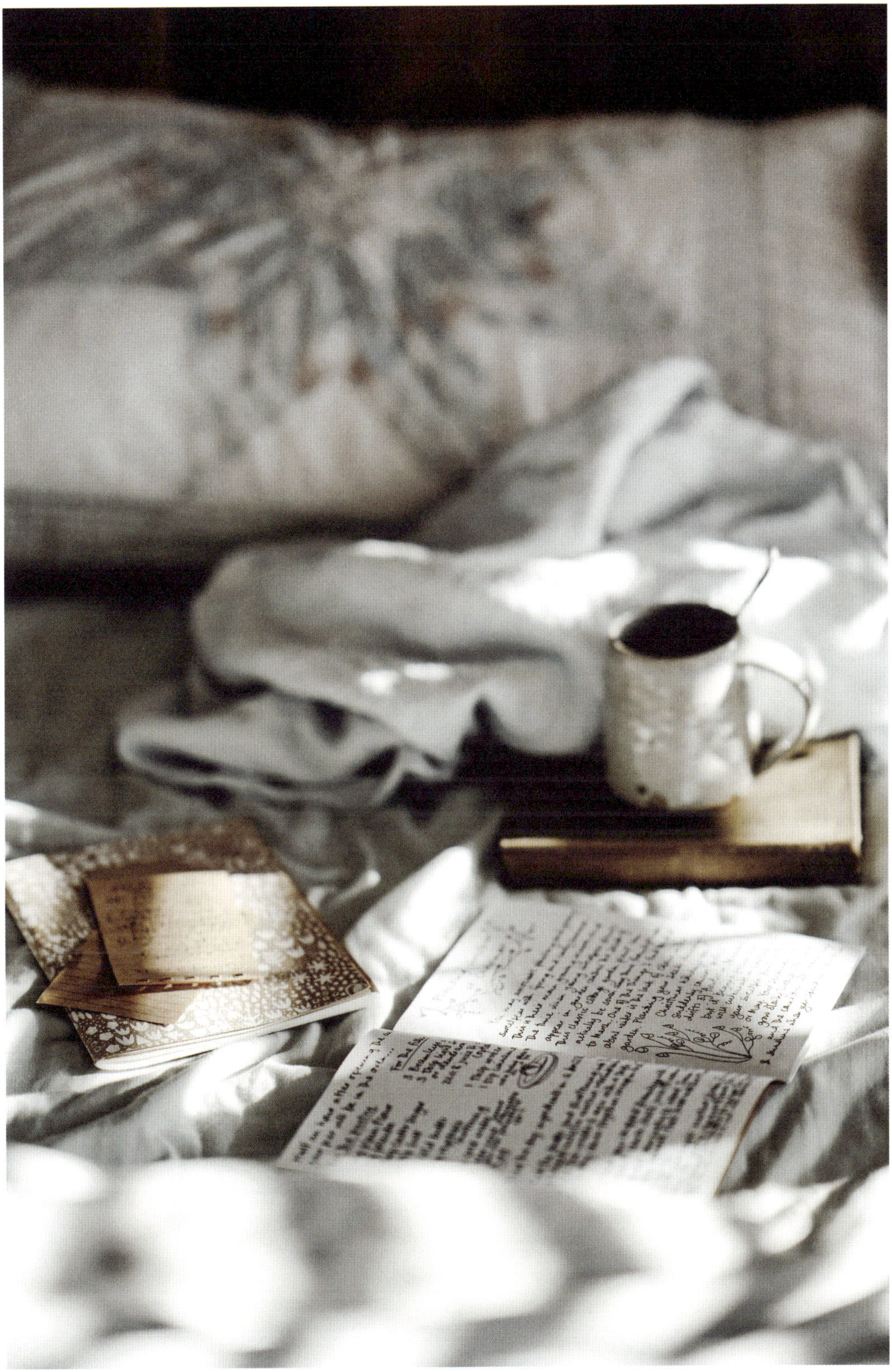

„Wir werden nicht älter mit den Jahren, wir werden neuer jeden Tag.“
— EMILY DICKINSON

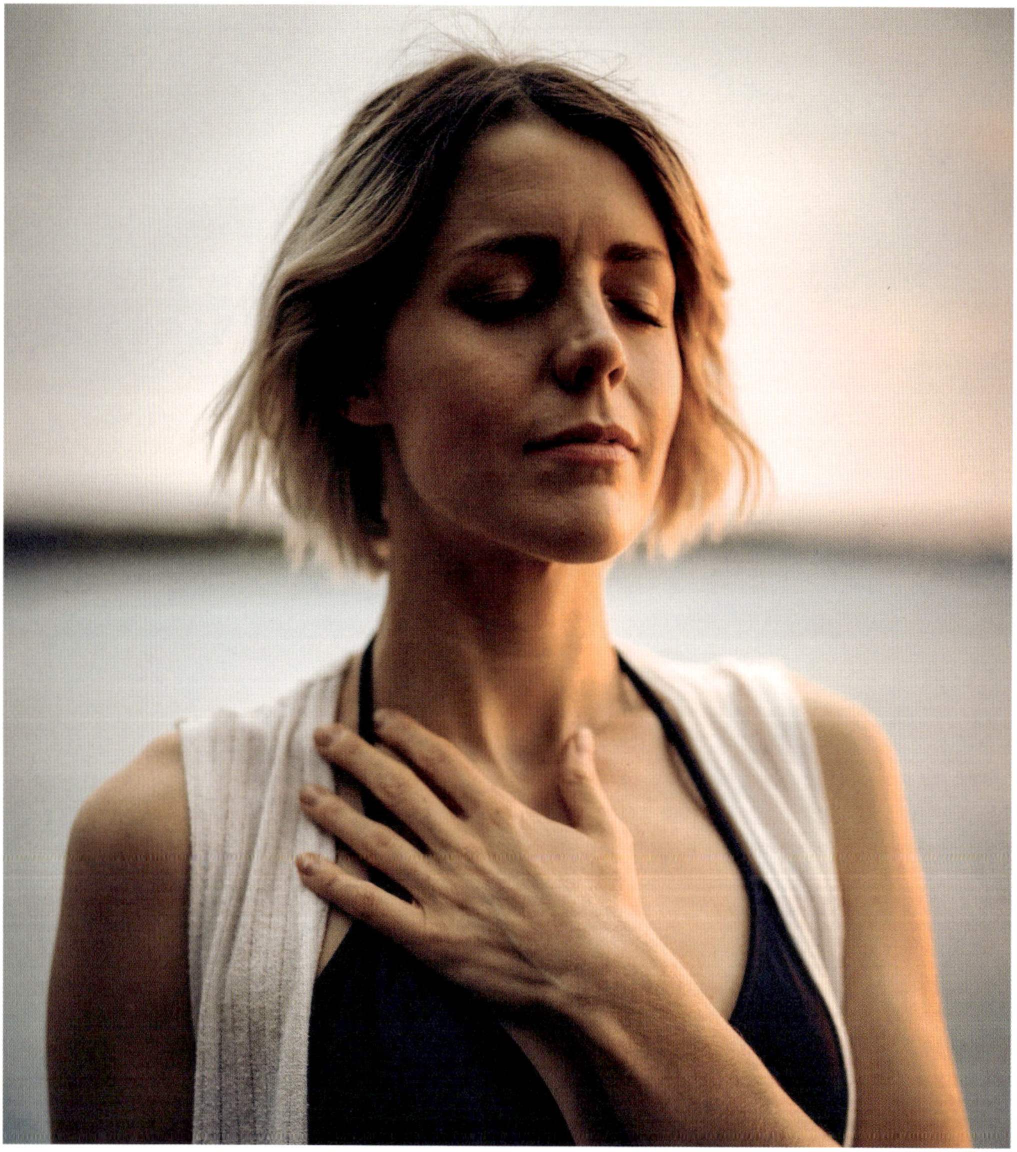

NIMM DIR ZEIT, DIR SELBST ZUZUHÖREN

Der Gedanke, jeden Tag mit Vogelgezwitscher zu beginnen, mag romantisch klingen, aber ein friedliches Ritual in unsere Morgenroutine einzufügen, muss gar nicht schwierig sein. Mit Arbeitszeiten, die sich immer mehr ausdehnen, zum Teil schon auf dem Weg dorthin beginnen, und abendlicher Hausarbeit bleibt nur noch wenig Zeit für uns selbst übrig. So beschließen immer mehr Menschen, ein wertvolles Stück des Tages für sich zu reservieren - eine Zeit, in der wir uns ungestört uns selbst und unserer Welt widmen.

Manche betrachten ihr Morgenritual als einen bewussten Akt, mit dem sie ihre Individualität zurückerobern. Nicht unbedingt zum Zweck der Selbstentfaltung oder -erkenntnis, sondern als gesundes Bekenntnis zu ihrem Wohlergehen, für das es Zeit und Achtsamkeit braucht. Wie viele Leute kennst du, die sich über ihren Burn-out oder ihre Depression wundern? Es ging ihnen lang gut – bis es ihnen plötzlich nicht mehr gut ging. Sie waren zu beschäftigt, um Warnsignale wahrzunehmen.

RITUALE ZUR VERMEIDUNG VON STRESS

Kleine Dinge wie die hektische Suche nach dem Schlüssel mögen nicht wichtig genug aussehen, um deinen ganzen Morgenablauf auf den Kopf zu stellen, aber echte Anhänger eines Morgenrituals versuchen, solche Spannungen aus ihrem Tag zu verbannen. Sie sorgen nicht nur dafür, dass Dinge wie ihr Schlüssel an ihrem Platz sind, sondern sie entwickeln auch Stress reduzierende Strategien wie eine gut kombinierbare Grundgarderobe oder essen immer das Gleiche zum Frühstück. Sie befreien sich davon, solche Entscheidungen jeden Tag aufs Neue treffen zu müssen, und verschaffen dem Menschen, der sie eigentlich sind, mehr Raum.

DER SCHLÜSSEL ZU DEINEM TAG

Es ist nicht leicht, in sich hineinzuhorchen und eine ehrliche Antwort zwischen lauter Telefonanrufen und E-Mails zu bekommen. Aber in der Frische des Morgens eröffnet sich die Chance, präsent zu sein, eine Tür zu öffnen, wirklich zu spüren, wie es dir beim ersten Schritt in deinen Tag geht.

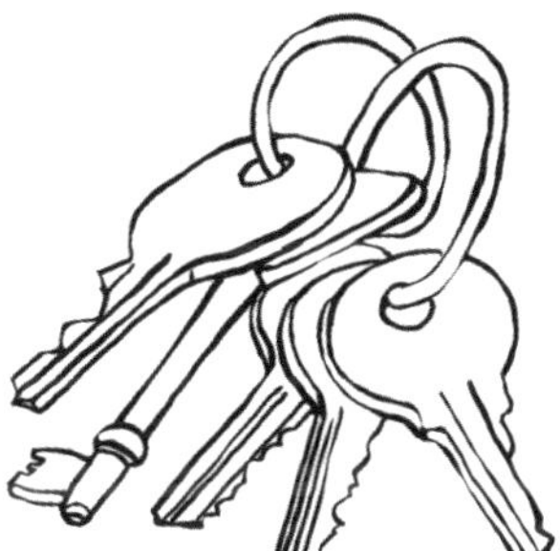

WIE MAN ZUM MORGENMENSCH WIRD

Ich glaube fest daran, dass man nett zu sich sein und Dinge tun sollte, die funktionieren - im Morgengrauen aufzustehen, ist sicher nicht das richtige Ziel für dich, wenn dir das Frühaufstehen ein Gräuel ist. Wenn du allerdings ein Morgenritual in deinen Alltag integrieren möchtest, musst du einen Weg finden, früher aufzustehen.

Nachteulen können zu Lerchen werden, das ist nichts Neues. Tatsache ist, dass es anfangs zwar schwer ist, den Tagesrhythmus zu ändern, aber wer einmal angefangen hat, konsequent früh aufzustehen, will damit kaum wieder aufhören. Willst du ihr Geheimnis wissen? Motivation ist wichtig, aber auch mit ein bisschen Strategie kommt man voran. Hier sind einige erprobte Tipps für den Anfang.

FRAG DICH, WARUM DU ES TUST

Höre nicht auf das, was andere sagen, sondern denk daran, was du ändern möchtest. Stell dir die Zeit vor, die du nur für dich hast – den Frieden und die Ruhe –, oder das Gefühl, das du morgens nach dem Yoga hast. Male es dir in den schönsten Farben aus.

HINDERNISSE ERKENNEN UND ÜBERWINDEN

Überlege dir genau, warum dir das Frühaufstehen Kopfschmerzen bereitet. Gegen die Vorstellung, unter der Decke hervorkommen und die Füße auf den kalten Boden stellen zu müssen, können die Hausschuhe vor dem Bett helfen oder die Heizung, die etwas früher anspringt. Pure Erschöpfung kannst du verhindern, indem du vor 23 Uhr schläfst. Dann hat Melatonin, das Hormon, das den Schlaf reguliert, seinen Höchststand. Das erfordert natürlich Willenskraft – erinnere dich immer wieder an die guten Gründe für das frühe Aufstehen.

EIN NEUER UMGANG MIT DEM WECKER

Die Schlummerfunktion am Wecker ist der beste Freund der Nachtschwärmer und der größte Feind der Frühaufsteher. Zudem hat es verschiedene negative Auswirkungen, direkt neben dem Wecker zu schlafen, von gestörtem Schlaf bis hin zur potenziellen Krebsgefahr, falls du neben deinem Handy schläfst. Manche Leute bevorzugen die harte Tour und stellen den Wecker weit weg, damit sie aufstehen müssen, um ihn auszustellen. Wofür auch immer du dich entscheidest, der Weckton sollte angenehm statt laut und schrill sein. Zum Lieblingslied aufzuwachen, hat einiges für sich.

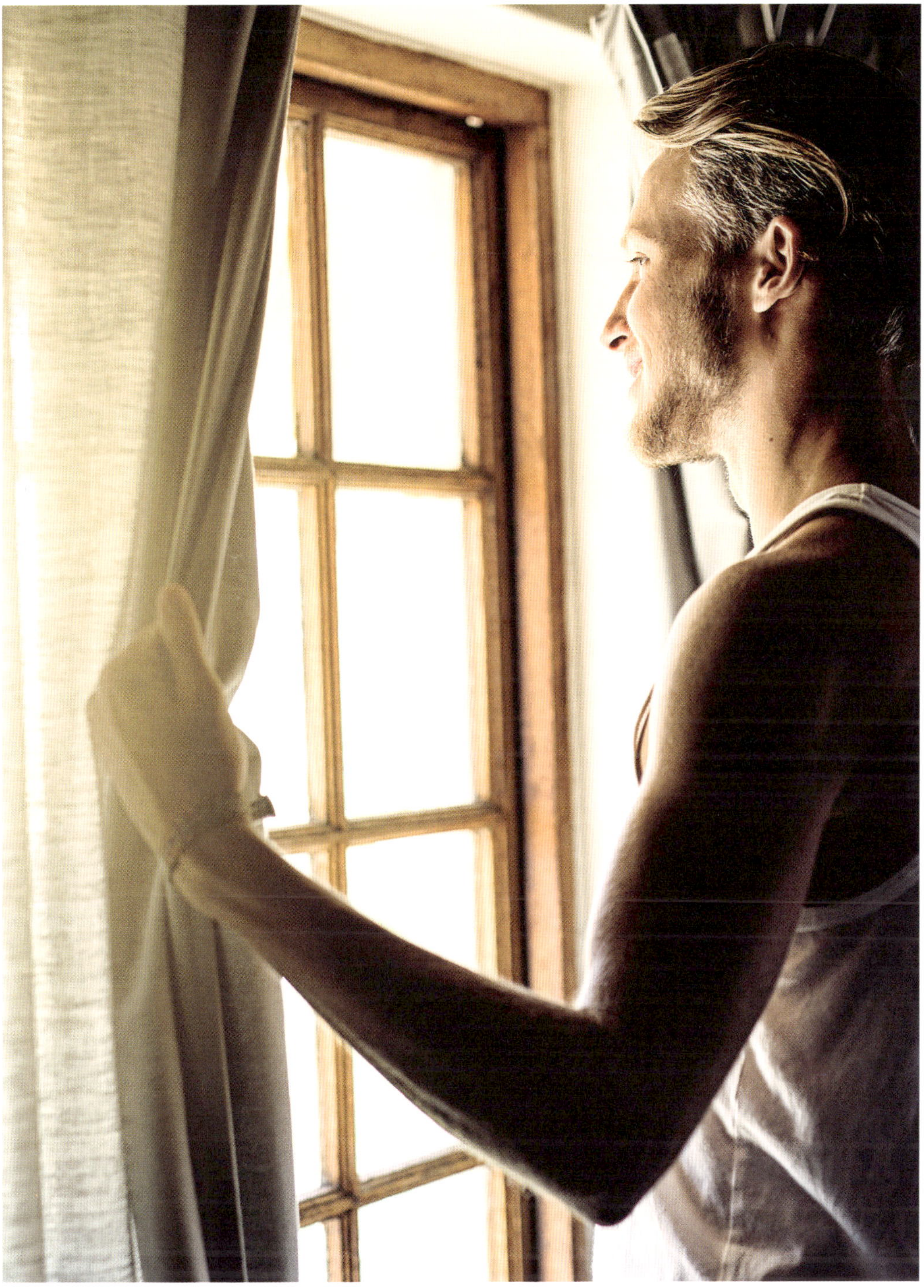

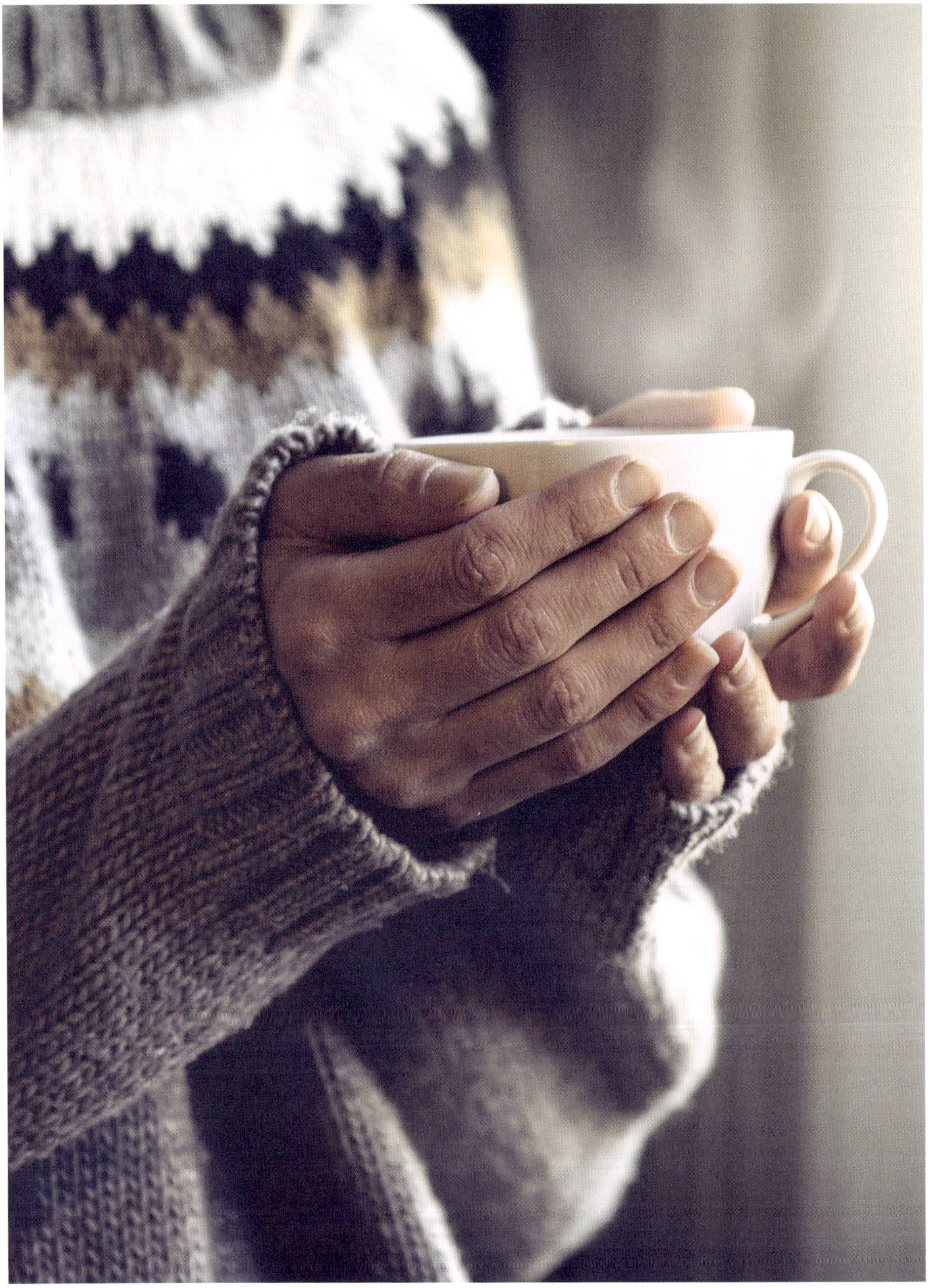

INNERE MOTIVATION

Als ich elf Jahre alt war, hatte ich jeden Donnerstagmorgen Kopfschmerzen. Zufällig war das mein Geigenunterrichtstag. Ich wusste, wenn es mir so schlecht ging, dass ich nicht zur Schule gehen konnte, musste ich auch nicht zum Geigenunterricht gehen. Mit 13 habe ich das Geigespielen ganz aufgegeben.

Motivation lässt sich nicht weitergeben. Dieses Buch soll Inspiration, Ideen und Unterstützung vermitteln, aber die Motivation muss von innen kommen. Dass du dieses Buch in der Hand hältst, heißt wahrscheinlich, dass du etwas in deinem Leben ändern möchtest und dir ein anderer Start in den Tag als guter erster Schritt erscheint. Denk daran, warum du es ausgesucht hast, wenn du es liest.

Je mehr ich lese und mit Menschen spreche, desto überzeugter bin ich, dass ein bisschen Achtsamkeit und Zeit zum Nachdenken uns glücklicher macht und erdet. Aber das heißt nicht, dass jeder bei Tagesanbruch aufstehen soll.

DIE BEDEUTUNG VON SELBSTFÜRSORGE
Es wird in diesem Buch Dinge geben, die dich nicht ansprechen und die du nie tun würdest. Überspring diese Seiten, wenn du magst – Sport am Morgen passt nicht zu jedem. Wenn du dein Morgenritual planst, um jemand zu gefallen oder wegen deiner Vorstellung davon, was Selbstfürsorge sein sollte, wirst du dein Ritual nicht beibehalten. Vermutlich sorgst du dann nicht wirklich für dich.

SEI FREUNDLICH ZU DIR SELBST
Ich habe einmal gehört, Liebe heiße, sich in der Mitte zu treffen. Das sollten wir auch mit uns selbst tun – uns vergeben, wenn wir nicht alles schaffen. Es geht nicht um den Entschluss, glücklich zu sein, sondern es ehrlich zu versuchen. Du musst nicht jeden Tag in Bestform sein, aber du kannst immer dein Bestes geben. Dieser Treffpunkt in der Mitte steht für Freundlichkeit und Mitgefühl mit sich selbst. Wie schön wäre die Welt, wenn sich mehr von uns an diesem Punkt träfen?

„Der Glaube an sich selbst ist Magie. Wenn du das tust, kannst du alles erreichen."

— JOHANN WOLFGANG VON GOETHE

„Du bist kein Tropfen im Ozean, du bist
ein gesamter Ozean in einem Tropfen."

— RUMI

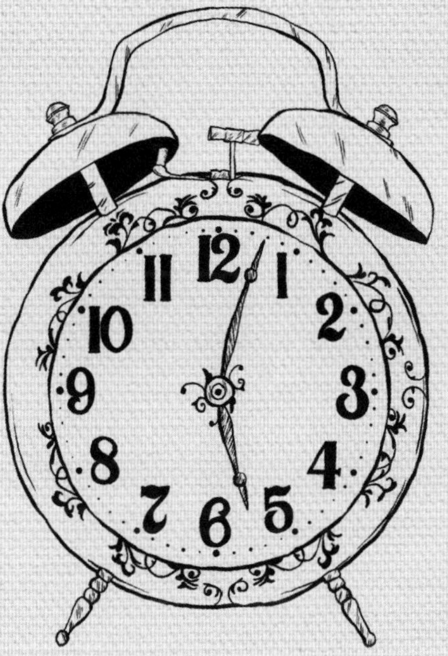

KAPITEL 1

JETZT ANFANGEN

Warum ein Morgenritual?

RITUALE BERUHIGEN

Als Kind war es mir sehr wichtig, dass die Weihnachtsrituale meiner Familie jedes Jahr auf die haargenau gleiche Weise stattfanden. Ich erinnere mich daran, wie empört ich war, als jemand vorschlug, den Weihnachtsbaum an einem anderen Tag als sonst zu schmücken. Unmöglich! Das wäre nicht wie Weihnachten gewesen. Man könnte sagen, dass mich das Ritual beruhigte. Das Fest machte Spaß, aber es musste ganz bewusst und eindeutig vorhersehbar durchgeführt werden.

RITUALE IN ALLER WELT

Die meisten von uns pflegen in ihrem Alltag mehr oder weniger bewusst jede Menge Rituale, vor allem zu besonderen Gelegenheiten. So wird kleinen Kindern Wasser auf den Kopf gespritzt, um in einer Glaubensgemeinschaft willkommen geheißen zu werden. Andere teilen Symbole für die Ewigkeit, um ihre Liebe und ihre Absicht, für immer zusammenzubleiben, zu feiern. In einigen Gemeinschaften wird die erste Menstruation der jungen Frauen gefeiert, und überall auf der Welt bedanken sich die Menschen mit unterschiedlichsten Ritualen für die eingebrachte Ernte.

In meinem Heimatland Schweden springen wir wie die Frösche um einen phallusartigen blumengeschmückten Maibaum und tragen Kapitänsmützen, wenn wir unser Abitur geschafft haben. In meiner Familie wurde während meiner Kindheit der beliebte fredagsmys, der gemütliche Freitag, zelebriert: Jeden Freitagabend versammelten wir uns vor dem Fernseher und futterten Gemüsesticks, Dips und Kartoffelchips zur ansonsten seltenen Flasche Limo. Am Geburtstagsmorgen war unser Stuhl mit Blumen der Saison geschmückt und neben dem Frühstücksteller lag eine kleine hölzerne schwedische Flagge.

ZEITLOSE PRAKTIKEN

Das Wort „Ritual" kann alle möglichen Assoziationen von Tieropfern bis zu tief religiösen und manchmal geheimnisvollen Traditionen auslösen. Die vielschichtigen Ausdrucksweisen und Entwicklungen von Gemeinschaften und Gesellschaften verdeutlichen, dass Rituale in unserem Leben immer noch genauso wichtig sind wie für seit Langem verschwundene Stammesgemeinschaften oder unsere religiösen Vorväter.

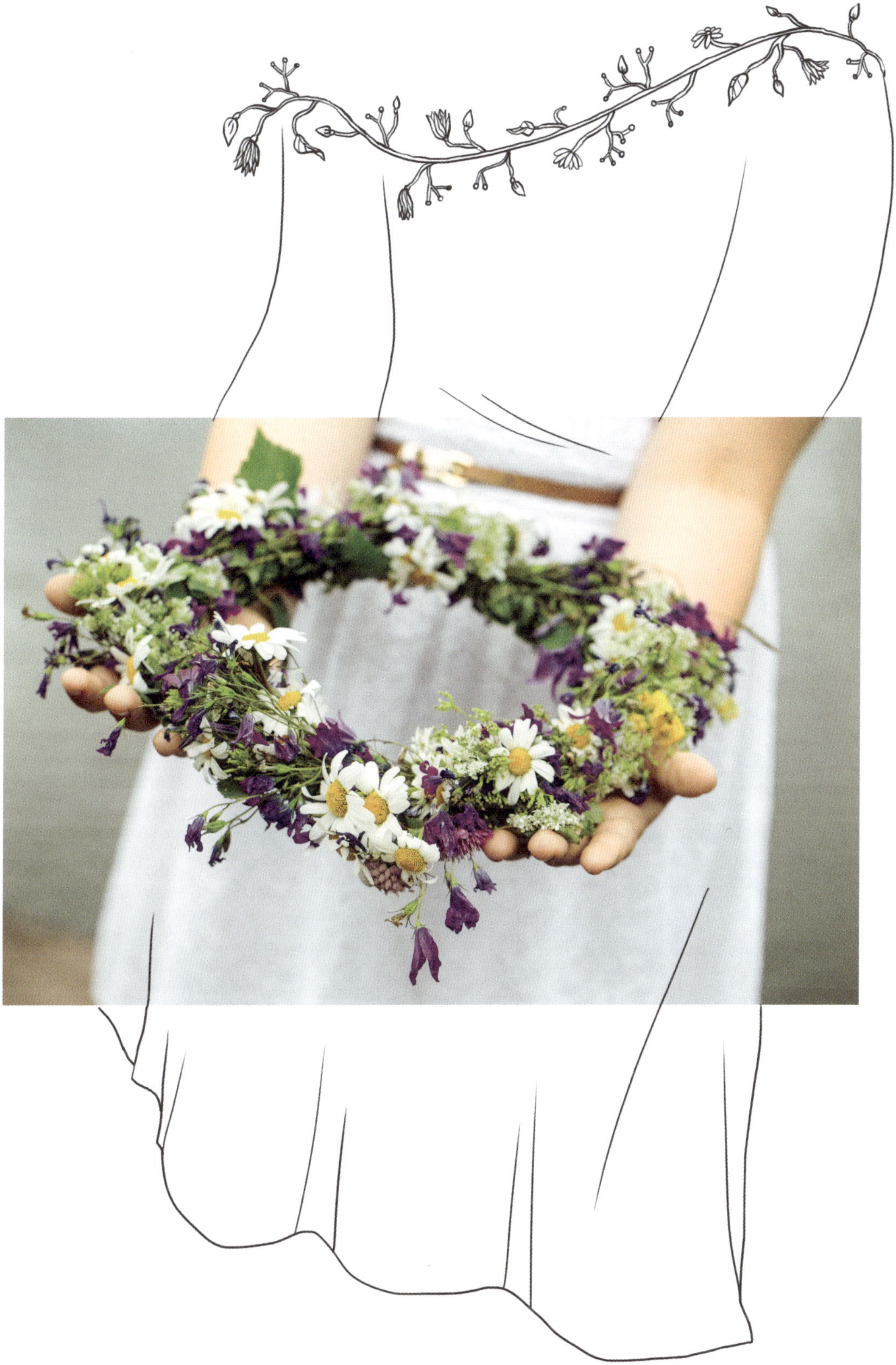

„In dir steckt ein Morgen, der darauf wartet, ins Licht hervorzubrechen.“

— RUMI

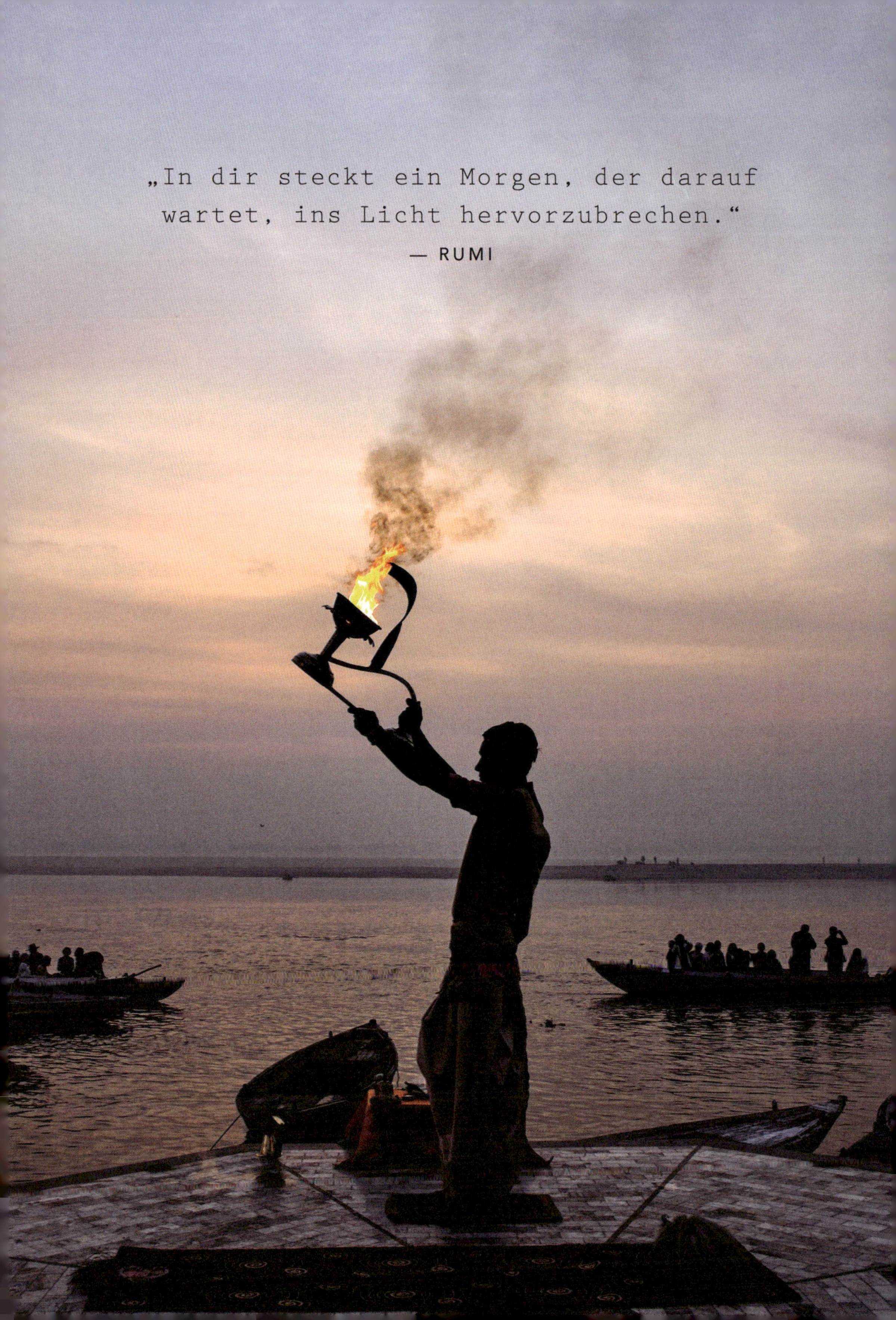

RITUALE ALS MITTEL ZUM ZWECK

Als ich 15 war, verbrachte ich einen Monat in einem christlichen Ferienlager. Jeden Morgen um sieben Uhr trafen wir uns vor dem Frühstück zum stillen Gebet in der Kapelle oder sangen ein Lied (oder gähnten - manche waren noch im Schlafanzug). Überall waren Kerzen und es wurde nicht geredet. Der Holzboden knarrte unter unseren Füßen. Es gab nicht genug Sitzlätze für alle, aber das machte nichts, wir saßen einfach auf dem Boden. Manche umarmten sich, manche schlossen die Augen. Ich weiß nicht, ob es dort eine göttliche Präsenz gab - für mich zumindest nicht -, aber es war auf jeden Fall ein Morgenritual, das der Seele guttat.

RITUALE IN MAGISCHEN, HEILIGEN RÄUMEN

In einem Podcast, den ich neulich hörte, sprachen zwei schwedische Volksmusiker über magische Räume – Kapellen, Klöster, Wälder, abgelegene Hütten und Schuppen. In manchen durften sich Frauen einfach gemeinsam aufhalten, ohne heiraten, Kinder bekommen oder einen Haushalt führen zu müssen: Nischen im Alltag, die Platz für etwas Heiliges, Magisches gewährten. Die beiden Musiker glaubten, dass alle Menschen zu allen Zeiten das Bedürfnis haben, solche magischen Orte für sich zu schaffen, um das Leben zu meistern.

RITUALE ALS ABSICHTSVOLLE LEBENSART

Ich glaube, dass die Vorstellung eines Rituals als Mittel zum Zweck für alte wie neue Rituale passt: Sie repräsentieren den bewussten Versuch, dem Leben einen Sinn abzugewinnen und einen Platz für sich zu beanspruchen. Es wäre einfach, Rituale, die ganze Gemeinschaften befolgen, als bloßen Herdentrieb abzutun. Doch sieh dir indigene Völker an, die auch in der modernen Welt an ihren Ritualen festhalten, Arbeiter, die noch immer marschieren und skandieren, obwohl das globale Wirtschaftssystem ihren Wert negiert, Gruppen von Leuten, die im nie endenden Lärm der Großstadt, der um sie herum tobt, meditieren. Das ist absichtsvolles Leben.

RITUALE ALS WIDERSTAND

Ich glaube, es stimmt, was manche Forscher behaupten: Rituale können ein Akt des Widerstands sein, eine kreative Antistruktur, die Weigerung, sich anzupassen, das Beharren darauf, dass ich mich selbst erschaffe und unter allen Umständen meine Wahrheit ausdrücken werde.

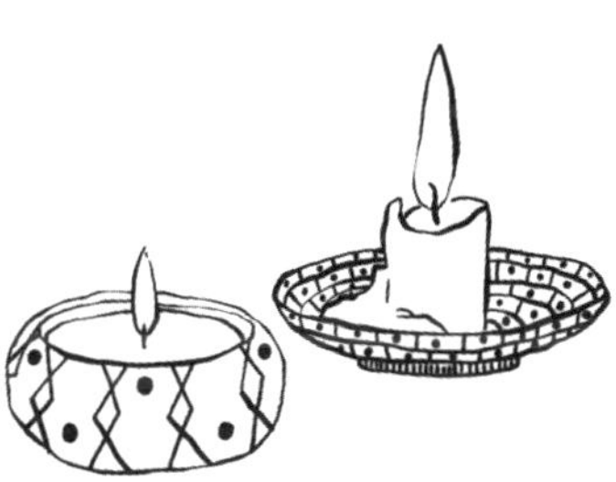

VERTRAUTE RITUALE

Schon immer dienten Rituale dazu, gemeinsame Werte auszudrücken und dem Leben in schwierigen Zeiten einen Sinn zu geben. Menschen scheinen vertraute, gewohnte Aktivitäten zu schätzen, um Gefühlen einen Kontext zu geben und eine Sprache zu finden, in der sie ihre Erfahrungen teilen.

RITUALE IM ALLTAG

Rituale können verschiedenen Zwecken dienen:

- Sie spenden **Vertrauen**, etwa mit einem Augenblick vor dem Spiegel oder beim Power Posing vor einer Rede oder Präsentation.

- Sie bringen **Glück**, wenn man sein Kind anfeuert, bevor es aufs Spielfeld läuft, wenn man in einer schwierigen Situation ein spezielles Kleidungsstück trägt oder einen Glücksbringer mitnimmt.

- Sie schaffen **Verbindung** – wie der Schlachtruf von Mannschaften vor dem Spiel.

- Sie spenden **Trost** und **Sicherheit**, deshalb singt man seinem Kind abends immer dasselbe Lied vor, deckt es zu und macht das Licht aus.

- Sie drücken **Widerstand** aus, wenn man zum Beispiel gemeinsam Protestgesänge skandiert.

- Sie sind unverzichtbar wie beim **Feiern** von Geburtstagen oder um **Freude** auszudrücken, wenn ein Tor gefallen ist.

All diese Handlungen tragen eine tiefere Bedeutung in sich. Ihre Vorhersehbarkeit schenkt uns Zuversicht und Vertrautheit. Vielleicht gibt uns eine Erfahrung, die wir kennen und der wir vertrauen, mehr Ruhe und Kraft? Das gilt bestimmt auch, wenn wir allein sind.

RITUALE ALS WERKZEUG

Stelle dir diesen magischen Ort vor, den Wald, deine Yogamatte, vielleicht dein neues Notizbuch. Genau wie wir Rituale in unserem Zusammenleben benutzen und so die Bedingungen für kollektives Wachstum in unserer Gesellschaft schaffen, so dienen sie auch der Verständigung mit uns selbst und der achtsamen Ausrichtung unseres inneren Kompasses. Wenn wir Rituale bewusst nutzen, um unsere Gefühle anzuerkennen, lernen, uns auszudrücken und neues Selbstvertrauen zu finden, sind sie auch heute so sinnvoll wie eh und je.

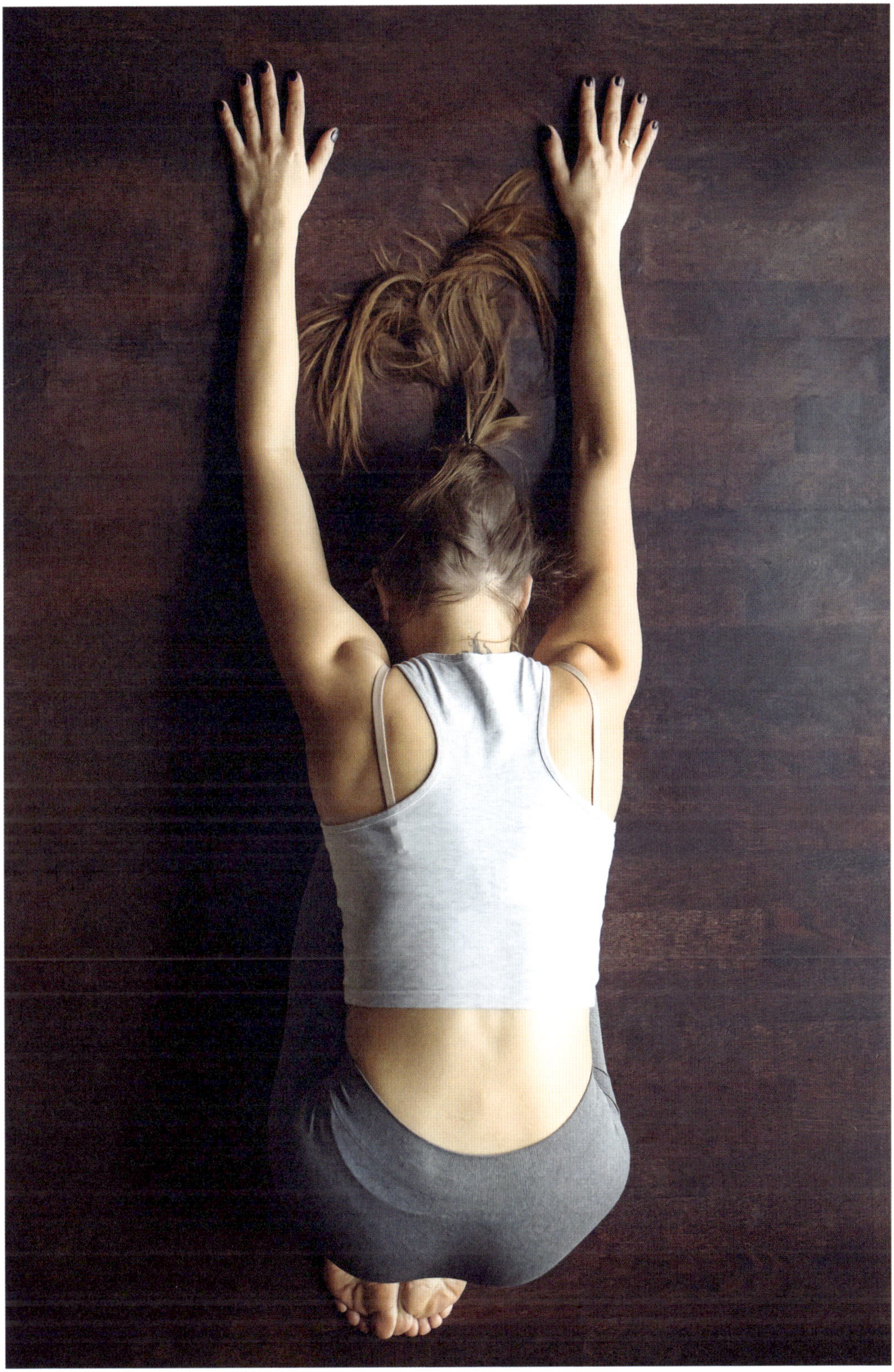

EINE PSYCHOLOGIN ÜBER RITUALE UND KLEINE SCHRITTE

Aisling Leonard-Curtin ist Psychologin, Co-Autorin des Buchs The Power of Small *und Co-Direktorin von ACT Now Purposeful Living. Hier spricht sie über die Bedeutung von kleinen, aber regelmäßigen Akten der Selbstfürsorge für einen nachhaltigen Wandel.*

DIE KRAFT DER KLEINEN SCHRITTE

„Wenn wir übermäßige Erwartungen an uns richten, gibt es zwei Möglichkeiten: Entweder finden wir die Aufgabe zu schwierig und beginnen, sie hinauszuzögern, oder wir starten mit Volldampf, überfordern uns und geben auf. Mit der Gründung von ACT Now Purposeful Living wollten wir Menschen dabei helfen, nicht in diese Falle zu tappen. Wir haben festgestellt – und das ist wissenschaftlich belegt –, dass die Chancen steigen, langfristige und bedeutende Änderungen in unserem Handeln zu bewirken, wenn wir sie in Häppchen unterteilen. So können sie mit der Zeit zu einem großen Wandel in unserem Leben führen."

NACHHALTIGER PSYCHOLOGISCHER WANDEL

„Die meisten Studien mit bildgebenden Verfahren zeigen noch keine signifikanten Veränderungen unserer Nervenbahnen, wenn wir uns kurzfristig gesunde Gewohnheiten zulegen. Die größeren Veränderungen werden sichtbar, wenn wir unser Verhalten über längere Zeit ändern. Der Ansatz von The Power of Small vergrößert die Chance auf einen dauerhaften psychologischen Wandel."

JEDEN TAG AUS DER ROUTINE AUSBRECHEN

„The Power of Small entstand letztlich aus dem, was wir 5-Minuten-Ausbruch nennen, einem Weg, der Menschen hilft, ihre Komfortzone zu erkennen und sie jeden Tag fünf Minuten lang zu verlassen. Mit diesem Ansatz wird die Komfortzone allmählich und dauerhaft erweitert, und wir führen ein erfüllteres Leben."

KONTAKT ZU UNSEREN WERTEN AUFNEHMEN

„Wenn wir etwas tun, was uns enger mit unseren Werten verbindet und uns Dinge aufgeben lässt, die uns von ihnen entfernen, steigt unser Gefühl der Zufriedenheit und Erfüllung langfristig. Manche dieser täglichen Gewohnheiten können zunächst unangenehm sein, auf die Dauer werden sie uns aber nützen und zu einem größeren mentalen Wohlbefinden, mehr Authentizität und Orientierung an unseren innersten Werten."

MACH DEN ERSTEN KLEINEN SCHRITT

„Die Übung auf der Seite rechts ist ein wunderbarer Anfang, wenn du deine Werte entdecken (oder vielmehr wiederentdecken) möchtest."

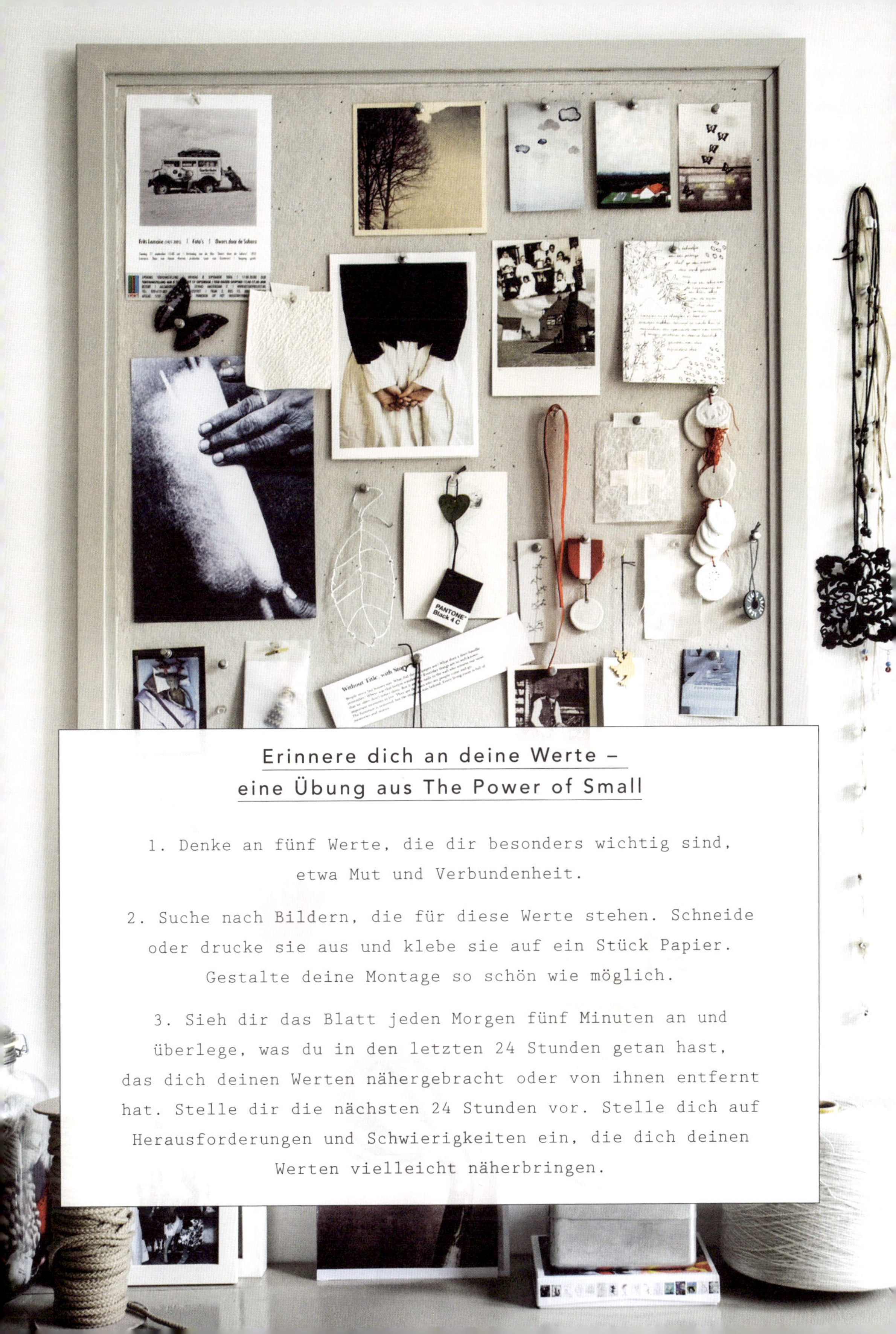

Erinnere dich an deine Werte – eine Übung aus The Power of Small

1. Denke an fünf Werte, die dir besonders wichtig sind, etwa Mut und Verbundenheit.

2. Suche nach Bildern, die für diese Werte stehen. Schneide oder drucke sie aus und klebe sie auf ein Stück Papier. Gestalte deine Montage so schön wie möglich.

3. Sieh dir das Blatt jeden Morgen fünf Minuten an und überlege, was du in den letzten 24 Stunden getan hast, das dich deinen Werten nähergebracht oder von ihnen entfernt hat. Stelle dir die nächsten 24 Stunden vor. Stelle dich auf Herausforderungen und Schwierigkeiten ein, die dich deinen Werten vielleicht näherbringen.

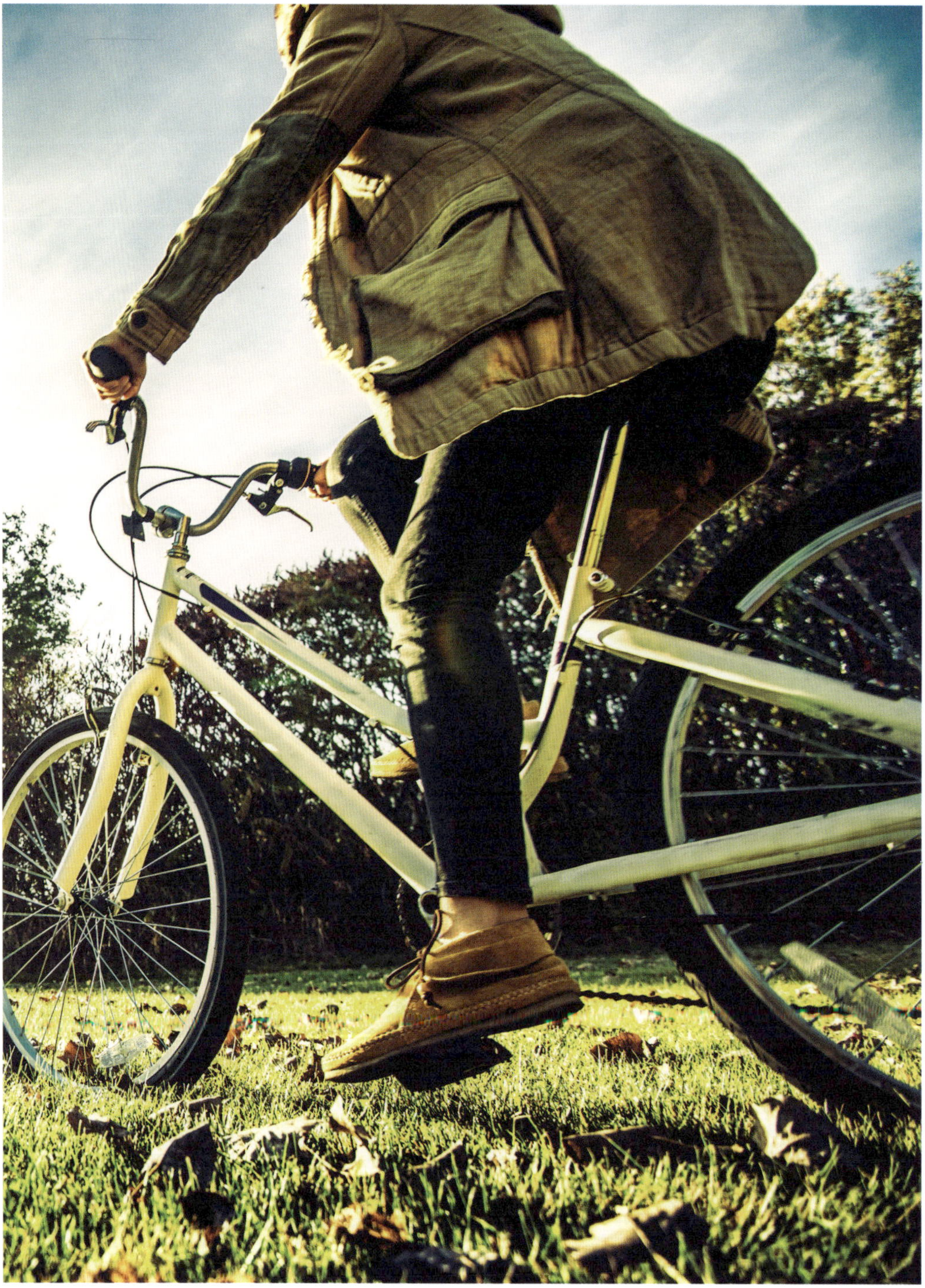

ROUTINE ODER RITUAL?

Wer andere nach Morgenritualen fragt, bekommt zur Antwort, dass nur wenige Menschen eines haben. Aber sie erzählen gern von ihren morgendlichen Gewohnheiten, etwa davon, wie sie sich waschen oder wie sie auf dem Weg zur Arbeit Kaffee trinken. Und das kann ihnen sehr wichtig sein. Die Frage ist: Wo endet die Routine und wo beginnt das Ritual?

GEWOHNHEITEN, DIE ETWAS BEDEUTEN

Für viele Menschen hat ein Ritual mit Bewusstsein und Hingabe zu tun – etwas, das du nicht aus reiner Gewohnheit tust, sondern weil es für dich bedeutend ist. Die Bedeutung, die mit einem Ritual verbunden wird, scheint besonders wichtig zu sein. Gibst du einer Handlung oder einem Ablauf einen Sinn oder beginnst du, eine tiefe emotionale Beziehung dazu zu entwickeln, kannst du wahrscheinlich schon von einem Ritual sprechen. Manchen erscheint die Vorstellung von einem Ritual zu prätentiös oder esoterisch. Egal, wie sehr sie an ihren frühmorgendlichen Gewohnheiten hängen, sie möchten sie als nichts weiter als ganz gewöhnliche Routine betrachten.

UMARME DEN HIPPIE IN DIR

Aber wir sind Gewohnheitstiere. Wir neigen dazu, uns an eine Bedeutung zu klammern, wenn wir sie gefunden haben. Historisch gesehen waren Rituale wichtig, um Identität zu formen und zu bestätigen, Gefühle wahrzunehmen und zu akzeptieren und eine Zukunftsvision zu entwickeln. Ich glaube, Alltagsgewohnheiten dienen immer noch dazu, für uns als Individuum und als Teil des großen Ganzen. Wenn dir danach ist, umarme ganz unvoreingenommen den Hippie in dir oder bleib zynisch und kümmere dich trotzdem sorgfältig um dich selbst. Bei den Menschen, die täglichen Ritualen folgen, handelt es sich meiner Erfahrung nach um Leute, die sich selbst ein bisschen Raum, ein bisschen Liebe und – wenn es schlecht läuft – auch mal eine geballte Faust in der Luft gönnen. Davon könnten wir alle etwas brauchen, oder?

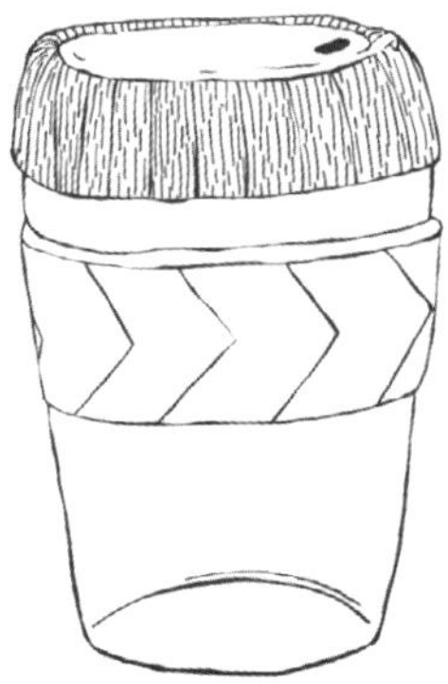

„Zuerst erschaffen wir unsere Gewohnheiten, dann erschaffen sie uns."

— JOHN DRYDEN

„Wo es Frieden und
Meditation gibt, da
herrschen weder Sorge
noch Zweifel.“

FRANZ VON ASSISSI

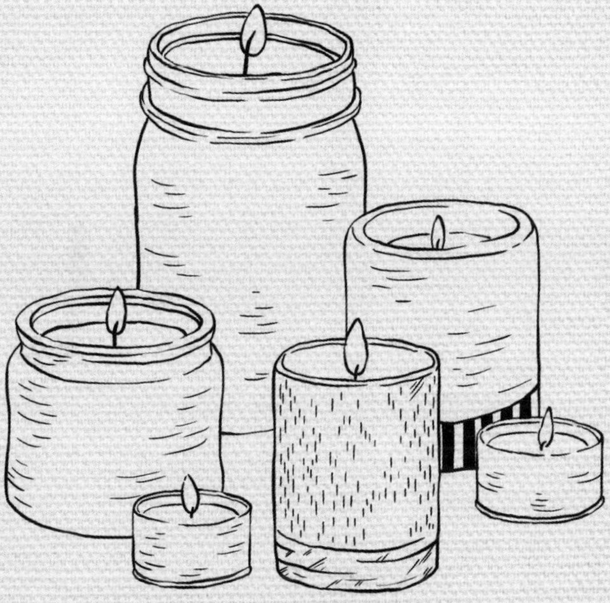

KAPITEL 2

ATMEN

Yoga- und Meditationsrituale

DIE MACHT DES ATEMS

Kaum jemand denkt an den Atem als ein Werkzeug. Eigentlich denken wir meistens gar nicht an ihn. Er ist immer da und läuft automatisch ab - ein nie endender Lebensrhythmus. Dennoch hat der Atem viel Macht, und zu lernen, sich seines Atems bewusst zu sein und ihn zu kontrollieren, steht schon seit Jahrtausenden im Zentrum östlicher Philosophien.

DER WEG DES PRANAYAMA

Beim Yoga heißt die Kontrolle und Beherrschung des Atems Pranayama. Praktisch bedeutet das: Man kann seinen Atem als Mittel der Selbsterkenntnis einsetzen und davon den ganzen Tag profitieren. Um das zu erreichen, müssen drei Fähigkeiten erlernt werden: Identifikation, Differenzierung und Integration – mit anderen Worten die Fähigkeit, den Atem zu beobachten, ihn zu verändern und ihn auf eine wohltuende Weise anzupassen.

NUTZEN DES ACHTSAMEN ATMENS

Es hat einen Grund, dass wir uns gegenseitig daran erinnern, tief durchzuatmen, wenn wir gestresst sind oder uns sammeln müssen, um uns auf etwas Beängstigendes vorzubereiten. Mithilfe achtsamen Atmens lassen sich erwiesenermaßen Angst und Stress reduzieren und geistige Gesundheit und kognitive Fähigkeiten werden gestärkt. Forscher konnten darüber hinaus Zusammenhänge zwischen kontrolliertem Atmen und niedrigerem Blutdruck sowie einem gesünderen Atemwegs- und Herz-Kreislauf-System feststellen.

RICHTIG ATMEN LERNEN LOHNT SICH

Als eine der effektivsten Methoden zur Stressbewältigung kann Pranayama helfen, alles Mögliche von Schlaflosigkeit bis Panikattacken zu vermeiden. Kurz: Wieder richtig atmen zu lernen, könnte das Beste sein, was du je getan hast. Um den Atem geht es auch bei Meditations- und Yogaübungen, über die du in diesem Kapitel mehr erfährst.

„Es gibt eine verschämte und enge Art des Atmens. Und es gibt eine andere Art: einen Atem der Liebe, der dich bis in die Unendlichkeit trägt."

— RUMI

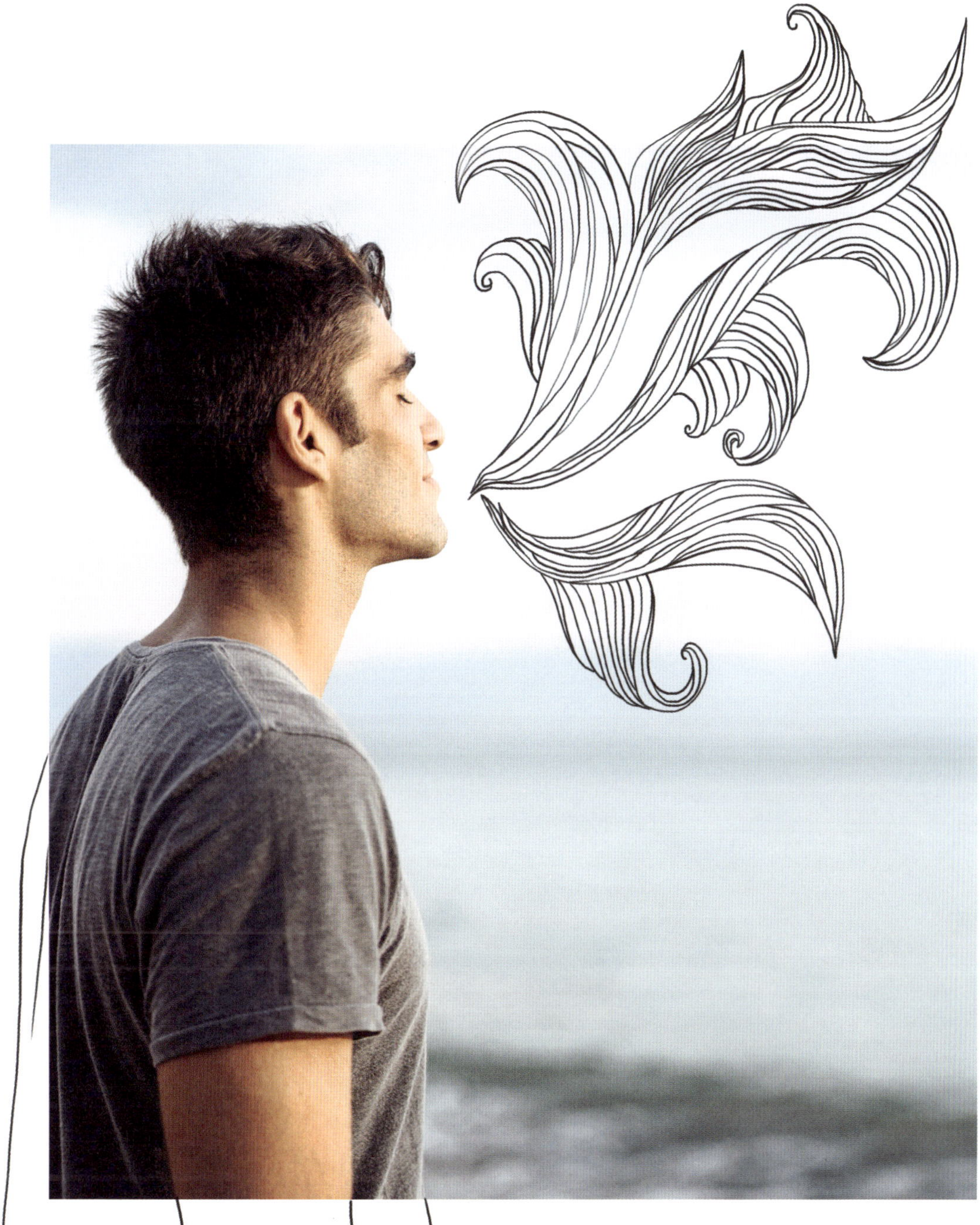

„Denn der Atem ist das Leben
und wenn du gut atmest, wirst
du lange leben auf Erden."

— SPRICHWORT AUS DEM SANSKRIT

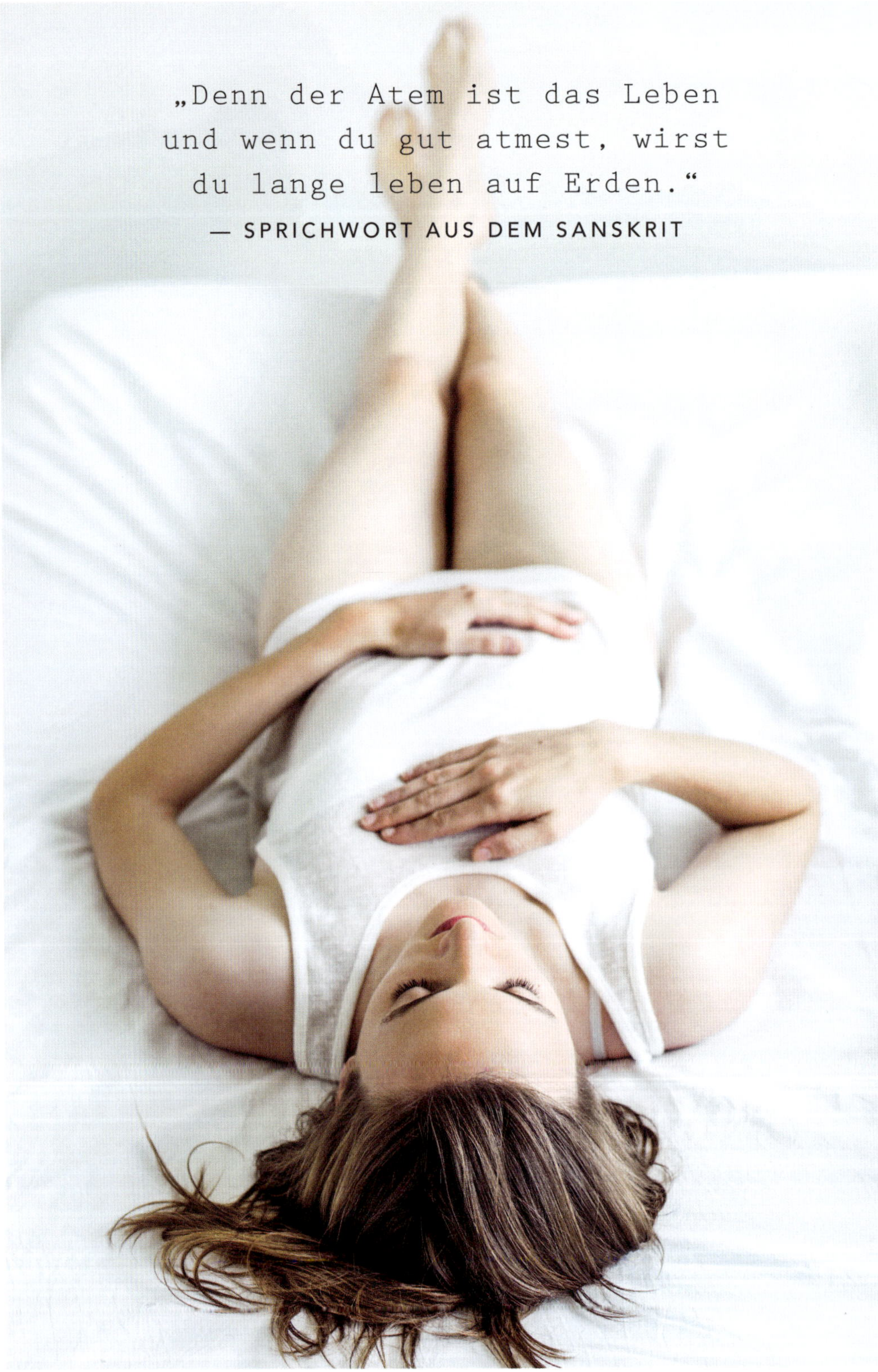

ENTSCHLEUNIGUNG

Manche Atemexperten und -lehrer glauben, dass unsere Atemfähigkeit unterentwickelt ist und schlechter wird. Die Tendenz, den Bauch einzuziehen, führt zusammen mit einer schlechten Körperhaltung zu flachem Atmen, das nur den oberen Teil unserer Lunge nutzt. Genauer gesagt, unser heutiger Lebensstil führt dazu, dass wir aus unserem Atemmechanismus nur ein Minimum herausholen. Wir verpassen dabei nicht nur die unglaublichen Vorteile, die uns die Beherrschung des Atems eröffnet, wir schaden uns sogar, wenn wir nicht richtig atmen.

EIN BISSCHEN BIOLOGIE
Das vegetative Nervensystem beherrscht den Sympathikus und den Parasympathikus – Ersterer ist für den Kampf-oder-Flucht-Impuls zuständig, Letzterer für den Ruhe-und-Verdauungs-Modus. Diese Systeme kontrollieren alles vom Puls über die Atmung bis hin zur Verdauung. Sie haben sich im Verlauf der Evolution als Überlebensmechanismen entwickelt, die es uns erlauben, schnell auf Bedrohungen zu reagieren und uns wieder zu erholen. Bei ängstlichen Menschen ist der Sympathikus allerdings zu schnell aktiv.

WARUM IST DAS HEUTE WICHTIG?
Unser Atemsystem sendet Signale an den Hirnstamm, um den Sympathikus zu aktivieren – je mehr Signale es sendet, umso schneller atmen wir. Wenn sich der Atem verlangsamt, hat der Parasympathikus wieder übernommen. Stelle dir vor, dass dein Atem grundsätzlich etwas zu flach und zu schnell ist – und dann musst du noch die moderne Realität mit Handynachrichten, Pop-up-Fenstern und Lärm meistern. Erkennst du, was sich ändern könnte, wenn du lernst, deinen Atem zu beherrschen?

Den Vagus massieren

Der Vagus, auch als zehnter Hirnnerv bekannt, verbindet den Hirnstamm mit Lunge, Herz und Darm und ist Teil des parasympathischen Nervensystems. Kontrolliertes Atmen hilft, diesen Nerv zu aktivieren. Das heißt, langsames tiefes Atmen stimuliert den Parasympathikus und wirkt so beruhigend. Der Atem kann also ein wichtiges Werkzeug für wirksame Meditation und tief greifende mentale wie körperliche Gesundheit sein.

LERNE DEINEN ATEM KENNEN

Wenn du Atemübungen in dein Morgenritual integrieren möchtest, bietet sich eine der folgenden Methoden für den Anfang an. Für die erste Übung musst du dich auf den Boden oder eine Yogamatte legen. Für die anderen drei wähle eine angenehme und aufrechte Sitzposition, vielleicht auf einer zusammengefalteten Decke oder Yogamatte.

ZWERCHFELLATMUNG

Bei dieser Technik wird das Zwerchfell aktiviert, der große Atemmuskel unterhalb deiner Lunge. Die Übung gilt als entspannend. Auch Sänger und Blasinstrumentalisten nutzen sie beispielsweise für einen längeren Atem.
Wie es geht: Lege dich auf den Rücken, eine Hand liegt unterhalb der Rippen auf dem Bauch. Achte beim Atmen darauf, wie dein Bauch sich hebt und senkt, und versuche, deinen Atem zu einem stetigen, aber entspannten Rhythmus zu verlangsamen. Schultern und Rippen bleiben fast bewegungslos, der Bauch unter der Hand bewegt sich am meisten.
Wann und wie lang: Übe jeden Morgen ein paar Minuten.

4-7-8-ATMUNG

Diese Atemtechnik hilft dir, dich zu entspannen und den Kopf freizubekommen. Sie soll auch bei Schlaflosigkeit wirksam sein.
Wie es geht: Lege die Zungenspitze hinter die oberen Schneidezähne an den Gaumen und atme langsam durch die Nase ein. Zähle dabei bis 4. Halte den Atem an, bis du bis 7 gezählt hast. Öffne nun den Mund, ohne die Zunge zu bewegen, und atme aus. Zähle dabei bis 8. Wiederhole die Übung viermal.
Wann und wie lange: Wann immer du willst, und wenn du dich beruhigen möchtest.

NADI-SHODHANA-ATMUNG

Aus Gründen, die sich im Folgenden erschließen, heißt sie auch Wechselatmung.
Wie es geht: Schließe die Augen, atme tief ein und sanft wieder aus. Wiederhole das, bis dein Atem sich voll und entspannt anfühlt. Halte deine rechte Hand in der sogenannten Vishnu-Mudra-Position, indem du Zeige- und Mittelfinger nach unten klappst, ihre Spitzen berühren die Handfläche vor dem Daumen. Alternativ kannst du Zeige- und Mittelfinger auch sanft an die Stirn legen (siehe Abbildung rechts). Halte mit dem rechten Daumen das rechte Nasenloch zu und atme sanft, aber vollständig durch das linke Nasenloch aus und dann wieder ein. Spüre den Atem an der linken Seite deiner Wirbelsäule aufsteigen. Halte nun das linke Nasenloch mit Ring- und kleinem Finger zu und lass das rechte Nasenloch los. Atme durch das rechte Nasenloch aus, pausiere und atme dann durch das rechte Nasenloch ein. Spüre nun den Atem rechts von deiner Wirbelsäule aufsteigen. Halte wieder das rechte Nasenloch mit dem rechten Daumen zu und atme links aus, um den Kreis zu schließen. Wiederhole dann gleichmäßig

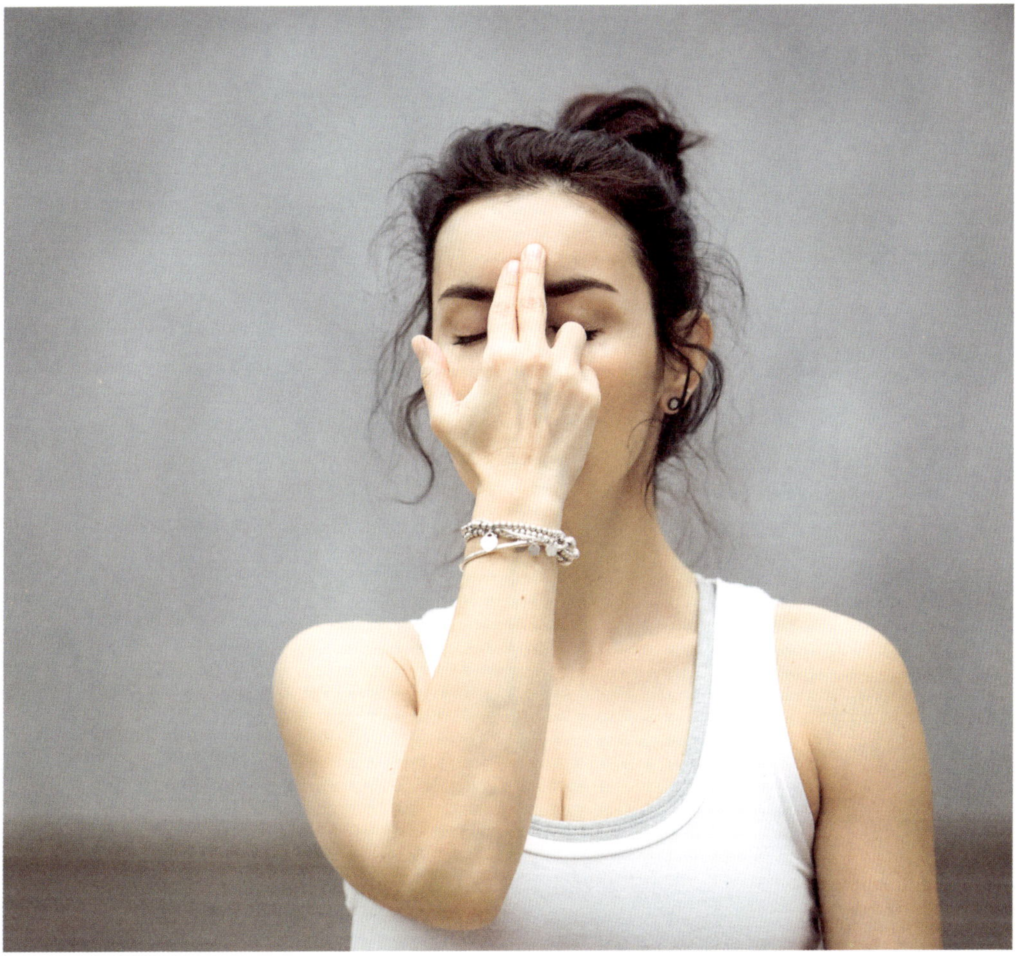

den Ablauf, indem du links ein- und rechts aus-, rechts ein- und links ausatmest, fünf- bis zehnmal.
Wann und wie lang: Die Übung machst du am besten mit leerem Magen am frühen Morgen. Das sollte nicht länger als zehn Minuten dauern.

KAPALABHATI-ATMUNG

Die Übung heißt auch Schädelleuchten oder Feueratem und gehört zu den sechs Reinigungspraktiken des Hatha-Yoga. Dabei wechseln sich kraftvolle, kurze, explosive Ausatemstöße und entspanntes, sanftes, kurzes Ausatmen ab.

Wie es geht: Lege deine Hand auf den unteren Bauch und achte darauf, dass dein Gesicht, Hals, Nacken und Schultern entspannt sind. Ziehe die Muskeln in deinem Unterbauch schnell an, um einen kräftigen Atemstoß aus deinen Lungen durch die Nase zu pressen. Entspanne dich sofort und lasse wieder Luft in deine Lungen strömen.
Wann und wie lang: Versuche, mindestens zehn dieser kurzen Atemzyklen hintereinander zu machen, und atme dabei einmal pro Sekunde. Mache eine Pause und wiederhole die Übung. Bleibe am Ende ruhig sitzen und lass deinen Atem wieder normal fließen.

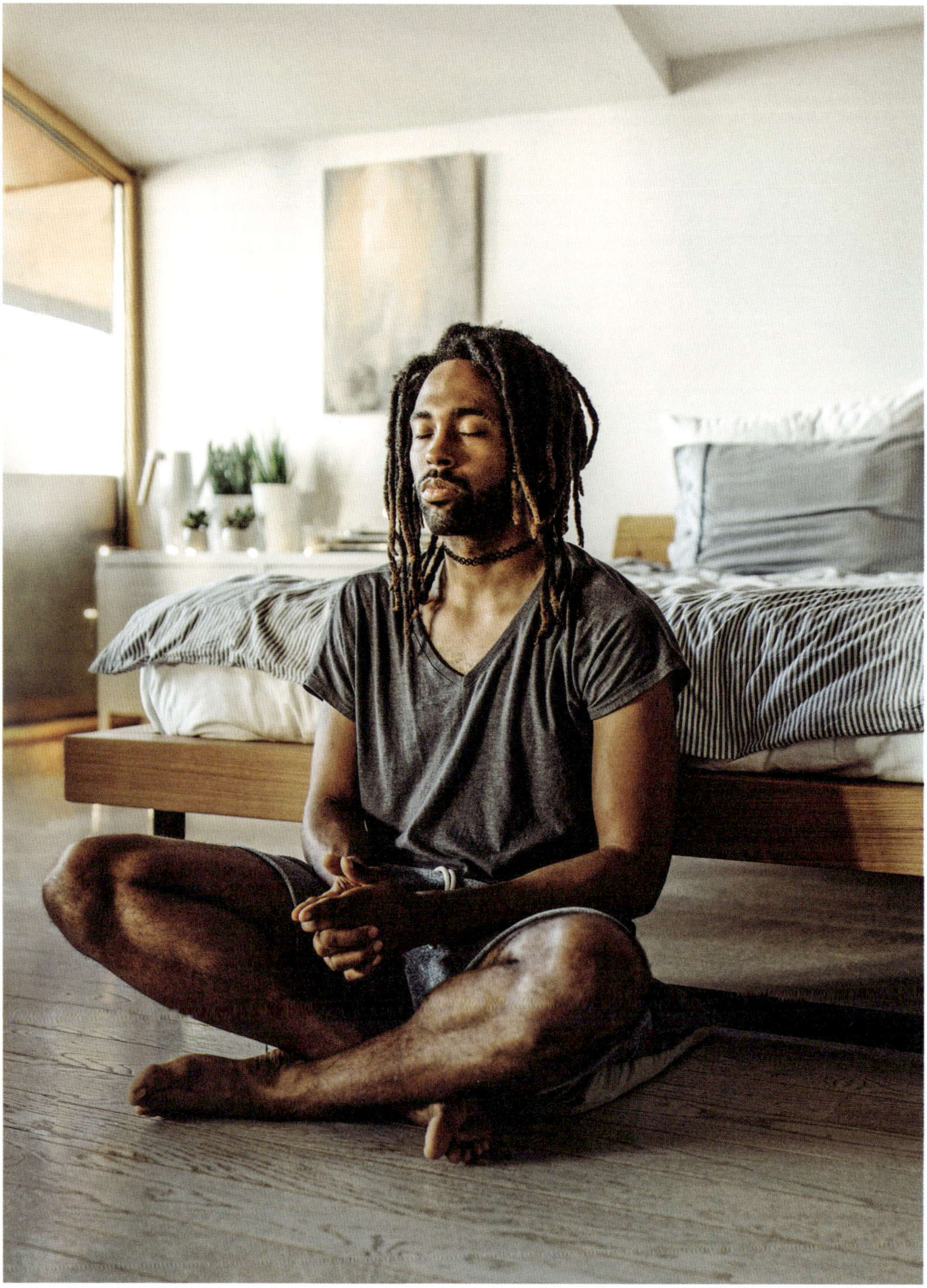

WAS IST MEDITATION?

Es gibt keine feste Definition für Meditation. Manche würden sagen, dass alles, was wir bewusst und mit ganzer Aufmerksamkeit tun, sogenannte informelle Meditation ist. Zur formellen Meditation gehört, bewusst Zeit zu investieren und sich zum Üben hinzusetzen. Das Ziel ist es, die Aufmerksamkeit von äußeren Ablenkungen wegzuführen, um den Geist zu fokussieren und das Gefühl der Ruhe zu stärken. Mit der Zeit gelingt es, sich unter das automatische Geplapper unserer Gedanken sinken zu lassen und den Ort des Mitgefühls für uns selbst und andere zu finden.

NEUE PERSPEKTIVEN GEWINNEN

Zu den vielen Vorteilen der Meditation gehören ein deutlich reduzierter Stresslevel, bessere kardiovaskuläre Gesundheit, erhöhte Achtsamkeit und Impulskontrolle sowie eine gesteigerte Zufriedenheit und Produktivität. Studien zeigen, dass Menschen, die regelmäßig meditieren, unter anderem weniger Schlaf brauchen und dass Schüler nach dem Meditieren deutlich bessere Arbeiten schreiben. Die Fähigkeit, einen Schritt zurückzutreten und seine Gedanken aus einer anderen Perspektive zu betrachten, hilft, sie besser zu verstehen. Man sollte jedoch beachten, dass diese Praktik nicht wie ein Antidepressivum oder eine schnelle Glücksdroge wirkt. Die erste Begegnung mit Meditation kann für viele Menschen sehr herausfordernd sein. Nicht nur im praktischen Sinn beim Versuch, Ablenkungen in Schach zu halten, sondern auch emotional. Denn wenn wir wirklich präsent sind, kann Meditation auch Trauer oder nicht überwundene Traumata ins Rampenlicht rücken.

RAUM FÜR SELBSTMITGEFÜHL

Wie kann genau das, was deine inneren Konflikte ans Licht bringt, dazu führen, dass du dich besser fühlst? Es gibt eine neurowissenschaftliche Erklärung: Während der Meditation steigt die Produktion von Serotonin und Dopamin (Neurotransmitter, die uns Wohlgefühl und Glück, Lust und Motivation empfinden lassen). Demgegenüber sinkt der Cortisolspiegel (ein natürliches Steroid, dass auch als Stresshormon bezeichnet wird) und damit auch der Stresslevel. Das Gehirn kann sich besser organisieren und anpassen, der Parasympathikus wird stimuliert und gibt uns das Gefühl von Ruhe und Entspannung. Das wirkt sich auf die Psyche aus: Hormonbalance und Stressreduzierung führen zu mehr Empathie und eröffnen Perspektiven. Du fühlst dich dir selbst näher und kannst die Höhen und Tiefen des Lebens auf besonnenere und mitfühlendere Weise bewältigen.

Ist die Aufmerksamkeit auf die Gegenwart gerichtet, können Angst und Unruhe kaum gedeihen. Es ist leichter, sich mit Schwierigkeiten auseinanderzusetzen, wenn man sie ruhig und unvoreingenommen betrachtet.

MEDITATIONSFORMEN

Es gibt viele Arten des Meditierens. Um die zu finden, die zu dir passt, musst du wahrscheinlich mehrere ausprobieren. Hier sind die acht bekanntesten und beliebtesten.

1. TRANSZENDENTALE MEDITATION
Die Beatles machten sie mit ihrem Guru Maharishi Mahesh Yogi in den 1960er-Jahren bekannt. TM hat ein spezifisches Ziel: die Erleuchtung. Beim Üben sitzt du im Lotussitz, singst ein Mantra und konzentrierst dich darauf, dich über Negativität zu erheben. Das lernt man am besten in einem Kurs oder Retreat. Eine YouTube-Anleitung reicht dazu schon deshalb nicht aus, weil dir jemand dein persönliches Mantra geben muss.

2. BODY SCAN
ist auch als progressive Muskelentspannung bekannt, und das beschreibt schon fast alles: Du suchst nach Verspannungen im Körper, um sie dann zu lösen. Typischerweise beginnst du an den Füßen und lässt dich von deinen Empfindungen leiten. Das funktioniert allein, mit Anleitung oder mithilfe einer App, die durch die Meditation führt.

3. MEDITATION DER LIEBENDEN GÜTE
Diese Meditation ist auch als Metta Bhavana bekannt und hilft, eine Haltung des Mitgefühls für sich selbst und andere zu entwickeln. Du atmest tief, öffnest dich dem Gefühl liebender Güte und sendest genau dieses Gefühl hinaus in die Welt. Das Mitgefühl, das durch wiederholtes Üben entsteht, kann helfen, Gefühle wie Wut, innere Konflikte, Ablehnung und Frustration in den Griff zu bekommen.

4. QIGONG
Diese alte chinesische Meditation (im Bild rechts) benutzt das ganzheitliche System von Atmung, Bewegung und Haltungen, um die Energie (Qi ist in der traditionelle chinesischen Medizin, kurzTCM, die Lebensenergie) durch den Körper fließen zu lassen, und sorgt für Ausgeglichenheit. Die Grundlagen lassen sich in einem Kurs lernen und dann zu Hause üben, um bewusst aufzustehen und in den Tag zu gehen.

5. GEHMEDITATION
Bei dieser Meditation steht die Empfindung beim Gehen im Mittelpunkt. Viele Menschen finden das einfacher als andere Meditationsformen, denn beim Üben können sie sich auf die Geräusche der Außenwelt oder den Wind konzentrieren. Sie lässt sich am besten draußen durchführen. Barfuß über Gras zu laufen und die erwachende Natur zu beobachten, ist eine sehr erdende Art, den Tag zu beginnen.

6. GEFÜHRTE VISUALISIERUNG
Diese Meditation dient der spirituellen Heilung, Stressbewältigung und Entspannung. Gemäß Buddhas Überzeugung, dass „der Geist alles [ist], und was du denkst, das wirst du", richtet sich das Visualisieren auf ein bestimmtes Ziel, auf die Vorstellung von positiven, entspannenden Erfahrungen. Dadurch produziert der Körper Hormone und Stoffe,

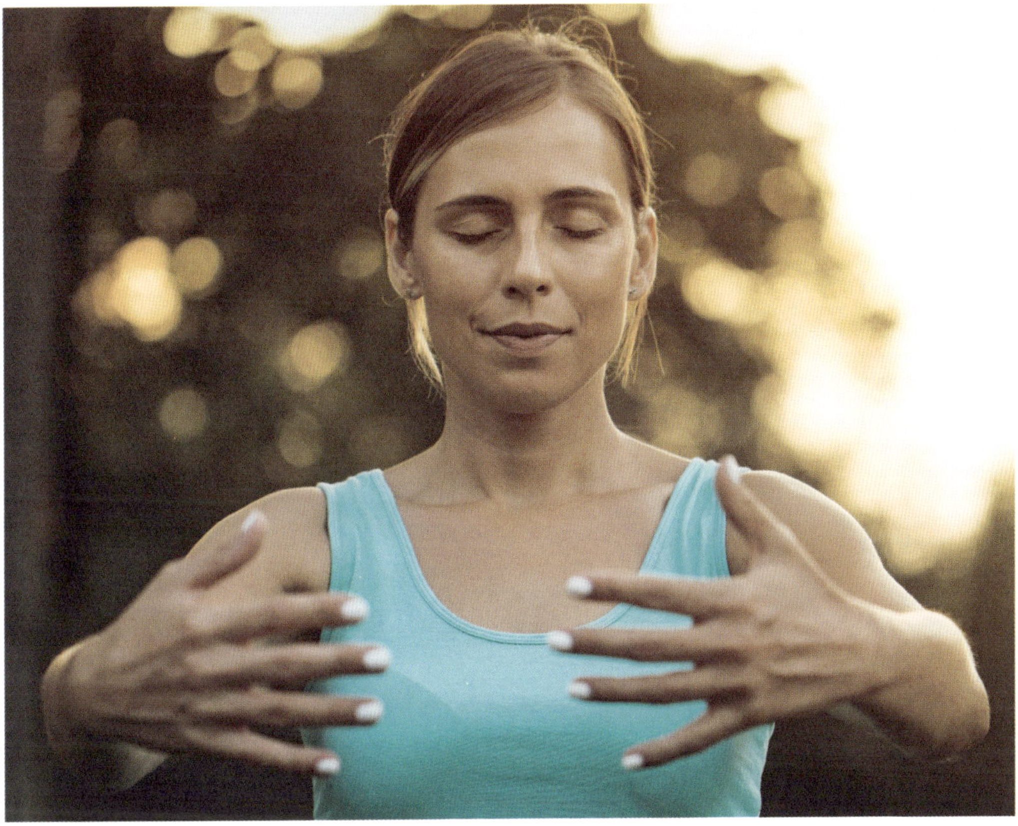

Auf dem Weg ins Reich der Träume?

Bei der Meditation müde zu werden, ist sehr verbreitet und auch nicht überraschend, denn die Meditation findet im Theta-Zustand der Hirnwellen statt. Dort befindet man sich im Unterbewussten, der Körper schläft und man verliert Zeit und Raum aus den Augen. Der Geist aber ist wach und bewusst. Bevor man dieses Stadium erreicht, bewegt man sich bei der Meditation vom Beta- zum Alpha-Zustand, in dem wir uns entspannen und nach innen wenden. Es braucht eine Menge Übung, um sich zwischen diesen Bereichen zu bewegen, ohne einzuschlafen, aber sei geduldig und freundlich mit dir. Bei geöffnetem Fenster zu meditieren, vorher genug zu trinken und gut geschlafen zu haben, kann helfen, dich wach zu halten.

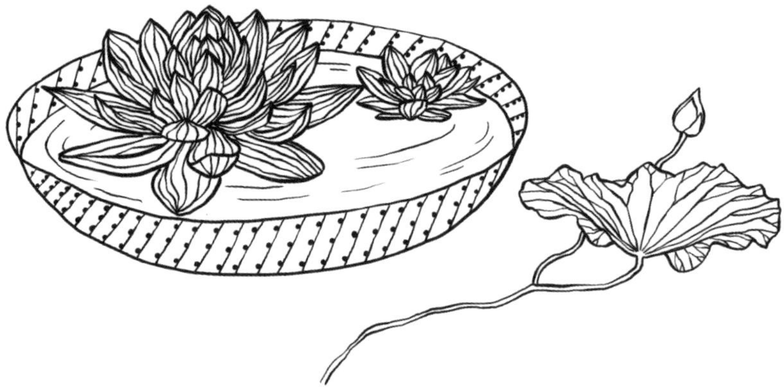

die solche Gefühle herbeiführen. Obwohl du das allein mit einer Audioanleitung schaffen kannst, ist es besser, die Visualisierung in einem Kurs zu lernen.

7. ACHTSAMKEITSMEDITATION
Achtsamkeit spielt in vielen Meditationsarten eine Rolle, aber speziell die Achtsamkeitsmeditation stammt aus der buddhistischen Tradition. Sie umfasst das nicht wertende Betrachten und Akzeptieren aller Gedanken und Gefühle, bevor man sie loslässt und sich wieder auf den gegenwärtigen Moment konzentriert. Diese Art der Meditation lässt sich fast immer und überall ausüben. Es hat sich gezeigt, dass sie wirkungsvoll Unruhe und Stress mildert und die Konzentration und das Gedächtnis verbessert.

8. ACHTSAMES ATMEN
Bei dieser Atemmeditation, die eine Art der Achtsamkeitsmeditation (siehe oben) ist, konzentrierst du dich auf deinen Atem, um dir bewusst zu machen, wie sehr deine Gedanken abschweifen. Sich einfach auf den Atem zu konzentrieren, hilft, dem jetzigen Moment die volle Aufmerksamkeit zu schenken, und vermittelt ein Gefühl der Ruhe. Du kannst allein üben, indem du immer wieder deine Achtsamkeit auf deinen Atem lenkst, oder du kannst die Übung auf Seite 47 machen.

Abgelenkt?

Versuche mal, mit verbundenen Augen zu meditieren. Der Melatoninspiegel im Körper sinkt beim Aufwachen und im Tageslicht ab. Beim Meditieren gleich nach dem Aufstehen kann eine Augenbinde helfen, den Spiegel hoch zu halten und nicht unruhig zu werden.

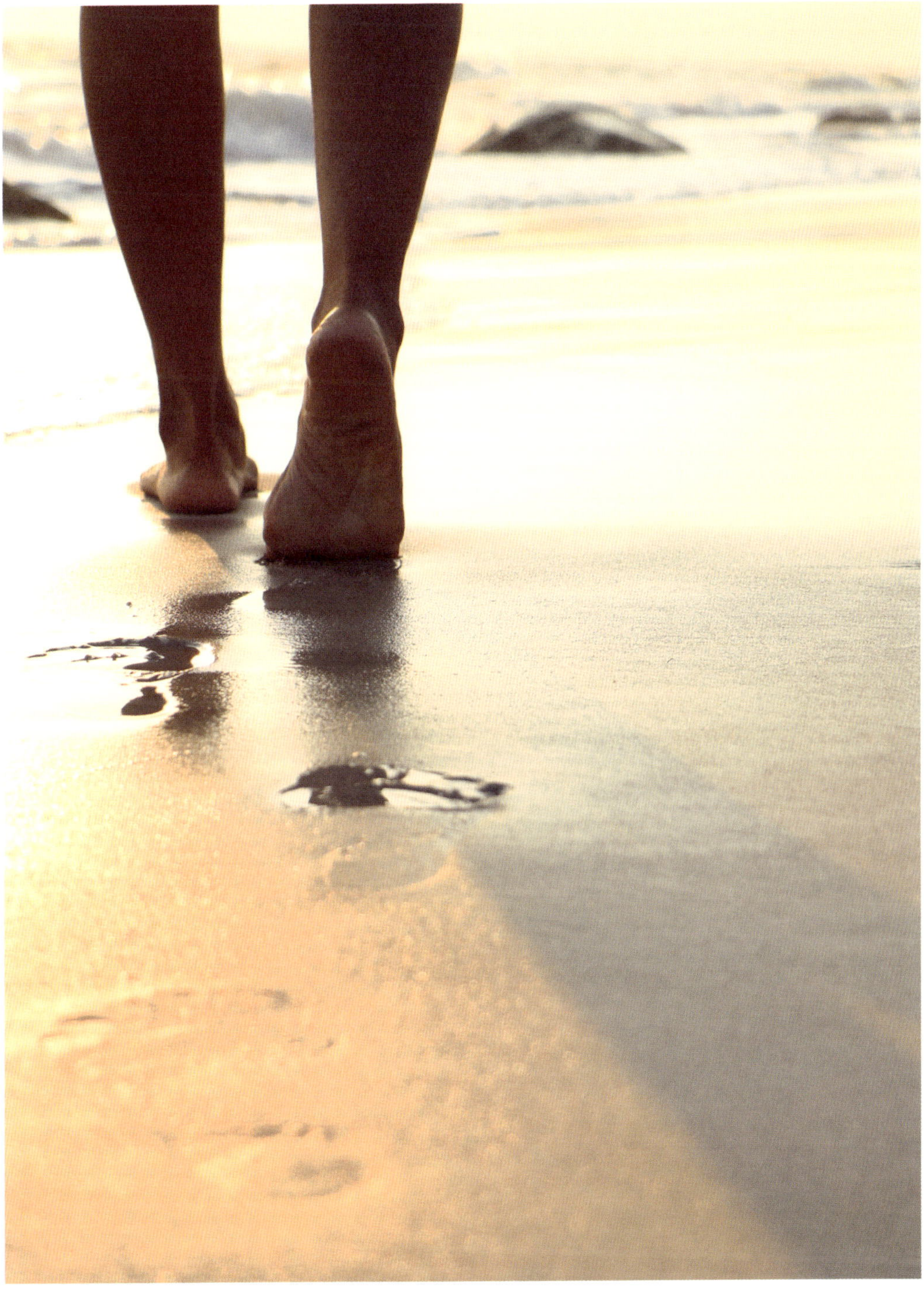

So gelingt das Meditieren

1. Finde eine für dich angenehme Sitzposition. Du kannst mit geradem Rücken und - ohne dich anzulehnen - auf einem Stuhl sitzen, die Füße stehen fest auf dem Boden. Oder du sitzt im Schneidersitz auf einem Kissen oder einer gefalteten Decke auf dem Boden. Dabei hältst du die Hände entweder in Gebetshaltung vor dem Herzen oder legst sie locker auf die Oberschenkel. Auf einem Yogablock kannst du die Seiza-Position einnehmen: Du sitzt im Fersensitz auf dem Block, die Hände liegen im Schoß.

2. Es ist ganz wichtig, nichts zu bewerten. Vermeide, deine Meditationssitzung als gut oder schlecht einzustufen.

3. Sei nachsichtig mit dir selbst und nimm dir nicht zu viel vor. Tiefe Meditation erfordert Zeit und selbst nach Jahren der Übung schweifen die Gedanken noch ab.

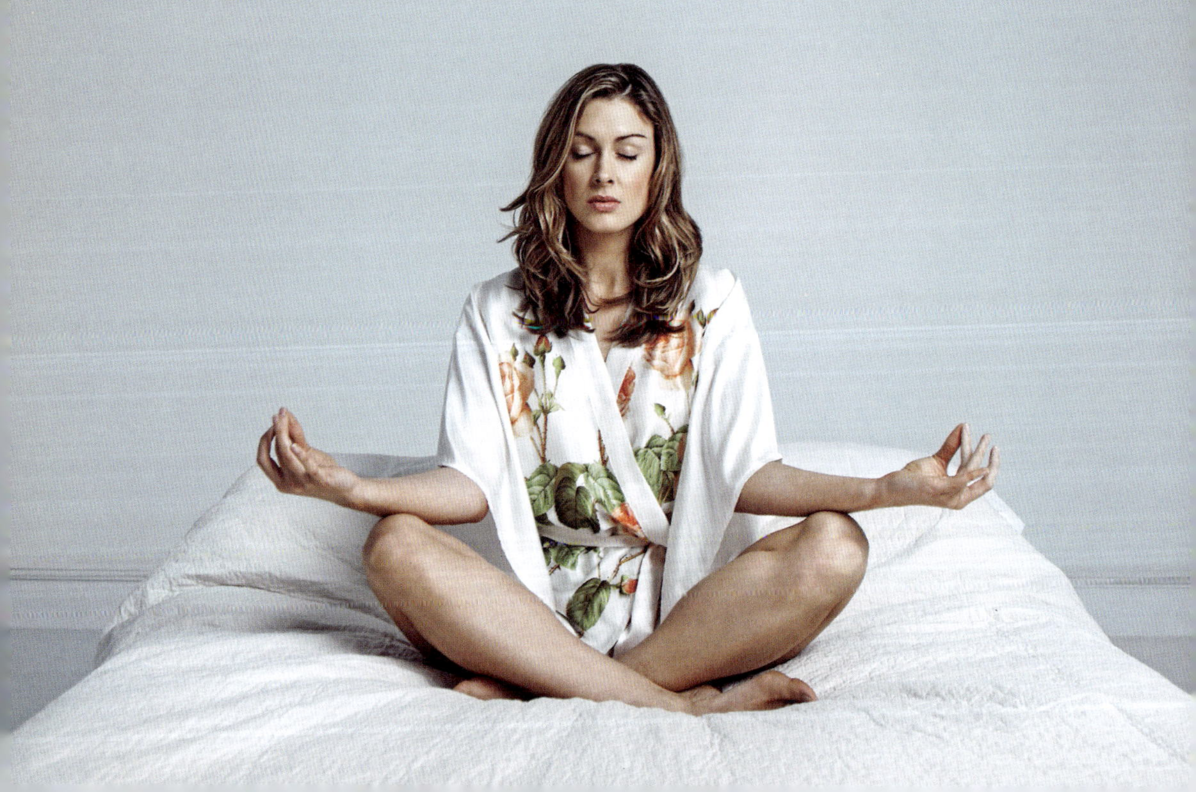

PROBIERE MEDITATION AUS

Einer der großen Vorteile des Meditierens ist es, dass du dabei völlig frei und flexibel bist. Du brauchst nur deine eigene Aufmerksamkeit und nimmst deine Übung überall mit hin.

Dennoch lohnt es sich, einen Blick auf einige erschwingliche und benutzerfreundliche Apps zu werfen. Sie können extrem nützlich sein, wenn sie dich zum Beispiel an deine tägliche Meditation erinnern und dir helfen, die Übung zu verstehen. Eine der beliebtesten Apps ist Headspace, die der Achtsamkeitslehrer Andy Puddicombe entwickelt hat und die Hunderte thematische Sitzungen unterschiedlicher Art und Länge enthält. Weitere beliebte Meditations-Apps sind Calm – mit Gutenachtgeschichten und Körperprogrammen sowie über 100 angeleiteten Meditationen – und BamBu bietet ein Einsteigerprogramm mit acht kostenlosen Sitzungen.

MEDITATIONSÜBUNG: ACHTSAMES ATMEN

- Setze dich bequem und in aufrechter Haltung hin. Stelle eine Eieruhr, wenn du ohne digitale Geräte auskommen willst, oder deinen Handywecker oder starte deine App. Beginne mit zehn Minuten. Du kannst die Dauer der Meditation jedes Mal weiter ausdehnen und so lange sitzen, wie es dir angenehm ist.

- Richte deine Aufmerksamkeit auf deinen Atem, schließe den Mund und lass deinen Atem natürlich durch die Nase ein- und ausströmen. Spüre, wie die Luft in die Nase gelangt, sich die Lungen weiten und verengen. Stelle dir vor, wie dein Atem entlang deiner ganzen Wirbelsäule auf- und abwandert.

- Lenke den Atem nicht, beobachte ihn nur.

- Mache dir Gedanken, die auftauchen, bewusst, ohne sie zu bewerten. Dann lasse sie los und richte deine Aufmerksamkeit wieder auf den Atem.

- Denke daran, freundlich zu dir zu sein. Deine Gedanken werden abschweifen – mach dir darüber keine Sorgen. Lenke deine Aufmerksamkeit einfach wieder auf deinen Atem, bis der Wecker klingelt.

WENN DU NUR EINE SACHE TUST:
Lade die kostenlose zehntägige Testversion von Headspace – eine der beliebtesten Apps unter den weltlichen Meditierenden – herunter. Diese angeleitete, schnörkellose Meditations-App eignet sich sehr gut für Anfänger.

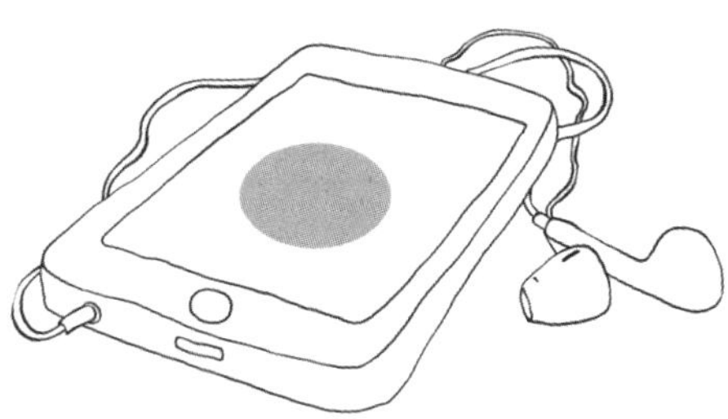

WAS IST YOGA?

Yoga scheint für das frühe 21. Jahrhundert das zu sein, was Aerobic für die 1990er-Jahre war: Es gibt Kurse in jedem Fitnessstudio und Yoga-Outfits in jedem Sportladen. Betrachtet man aber seinen Ursprung, stellt man fest, dass es um viel mehr als Fitness und den perfekten Kopfstand geht.

´Das Wort „Yoga" leitet sich vom Sanskritwort yuj her und wird oft als Einheit von Körper und Geist beschrieben. Das sagt viel über die ursprüngliche Praxis aus, die ebenso spirituell wie körperlich war. Wenn wir von Yoga sprechen, meinen wir gewöhnlich die Asanas – Körperhaltungen, die uns zu einem Zustand der Selbsterkenntnis führen, in dem willkürliche Gedanken keine Macht mehr haben und wir die Kontrolle übernehmen. Dieser Zustand sowie die Praxis, die uns diese Selbstentdeckung und Bewusstseinsverlagerung ermöglicht, sind die wahre Bedeutung von Yoga.

DAS GEHEIMNIS DES YOGA

Die Yogahaltungen sind der Gesundheit sehr zuträglich, wie zahlreiche Studien und Erfahrungsberichte beweisen. Die spirituelle und kognitive Reise ist aber auch der Meditation sehr ähnlich. Yoga benutzt die Lenkung des Atems, um die Achtsamkeit auf die Unterscheidung unserer automatischen Gedanken von unserem Sein zu richten, um zu erkennen und zu akzeptieren, dass das, was wir im Autopilotmodus denken, uns nicht definiert und kontrolliert. Ähnlich wie bei Meditation und Atembeherrschung ist dies das Geheimnis von Yoga.

Nasenspülung für eine verbesserte Atmung

Die Nasenspülung ist bei Yogis sehr beliebt, aber gewöhnungsbedürftig. Für Pranayama-Fans ist sie auf jeden Fall einen Versuch wert. Stelle eine Lösung aus einen halben Teelöffel Salz in 125 Milliliter abgekochtem und auf lauwarm abgekühltem Wasser her. Beuge dich vor und drehe den Kopf zur Seite. Mit einer Nasenspülkanne schüttest du etwas von der Lösung ins obere Nasenloch. Sie fließt durch die Nasengänge und kommt aus dem anderen Nasenloch wieder heraus. Putze deine Nase und wiederhole den Vorgang beim anderen Nasenloch.

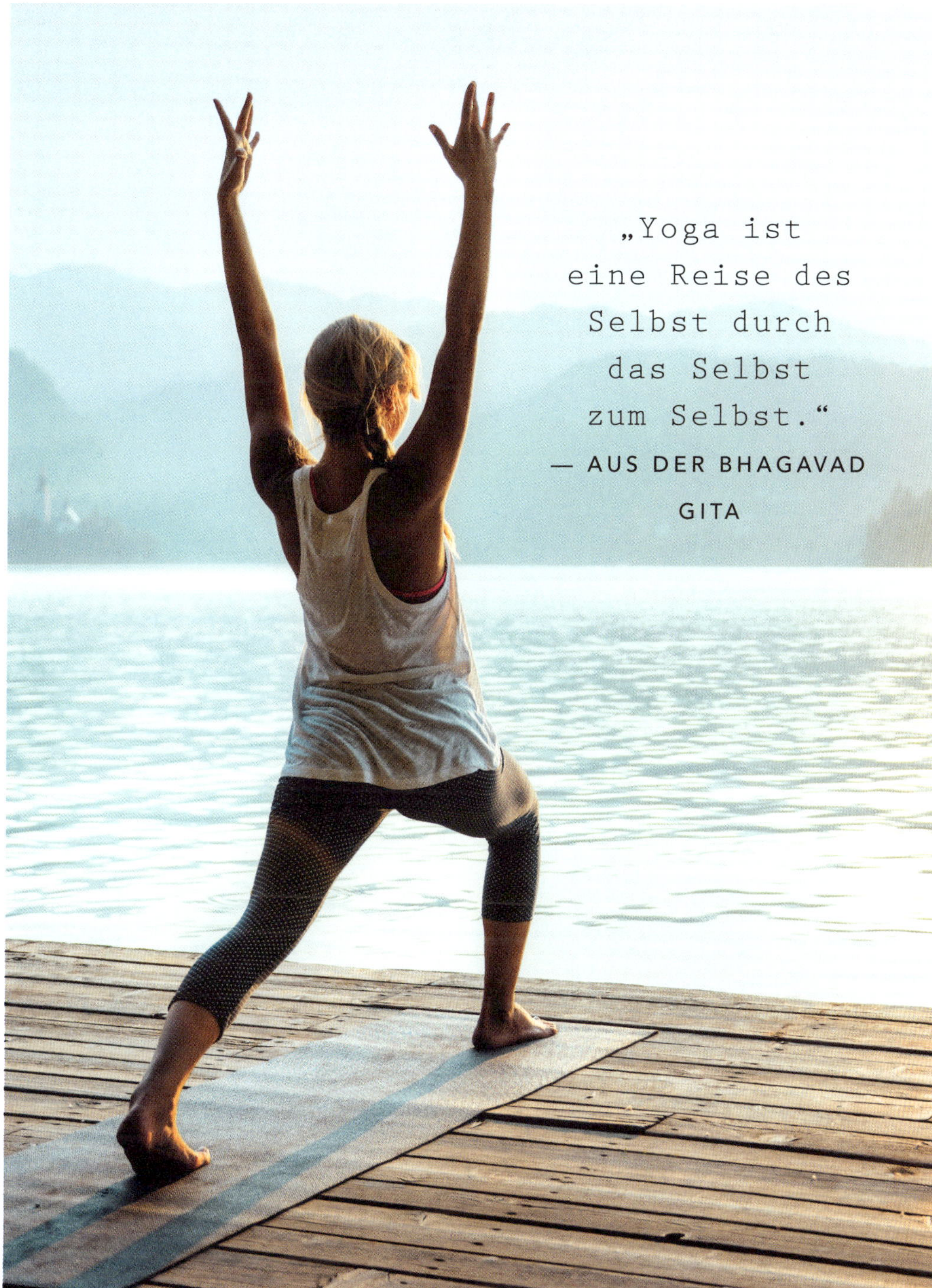

„Yoga ist
eine Reise des
Selbst durch
das Selbst
zum Selbst."

— AUS DER BHAGAVAD GITA

BETT-YOGA AM FRÜHEN MORGEN

Aisling Twomey ist tagsüber Bankerin und abends Yogi. Sie unterrichtet Yoga unter ihrem Markennamen Ióga by Aisling. Sie findet, dass jeder Yoga machen kann. Morgens ist Yoga toll, um den Körper zu strecken und zu bewegen, bevor man in den Tag startet. Mit diesen Anfängerflows von Aisling muss man noch nicht einmal aus dem Bett aufstehen.

Viele Menschen führen sich beim Aufwachen steif und verspannt. Ein paar Dehnübungen im Bett dauern nur wenige Minuten, zeigen aber enorme Wirkung. Schieb das Bettzeug zur Seite - dabei geht es nicht darum, ordentlich zu sein, es muss nur aus dem Weg. Natürlich kannst du dich auch auf einer Matte auf dem Fußboden strecken, wenn dir das lieber ist.

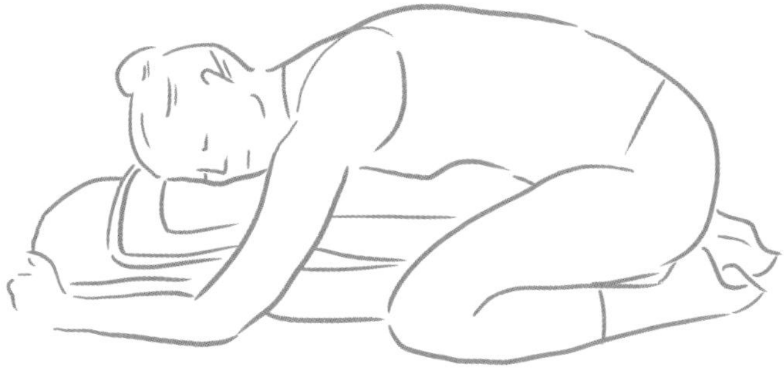

1. SALAMBA BALASANA (KINDHALTUNG MIT HILFSMITTEL)
Nimm zwei Kissen (oder mehrere Decken) und leg sie übereinander. Lege dich mit Brust und Bauch darauf, die Knie weit auseinander, die Füße zeigen zueinander, den Kopf zur Seite gedreht auf die Kissen, die Arme daneben oder darunter. Schließe die Augen und lenke deine Achtsamkeit auf den Atem. Spüre ein paar Minuten lang, wie du ein- und ausatmest. Spüre die leichte Dehnung in deinen Hüften.

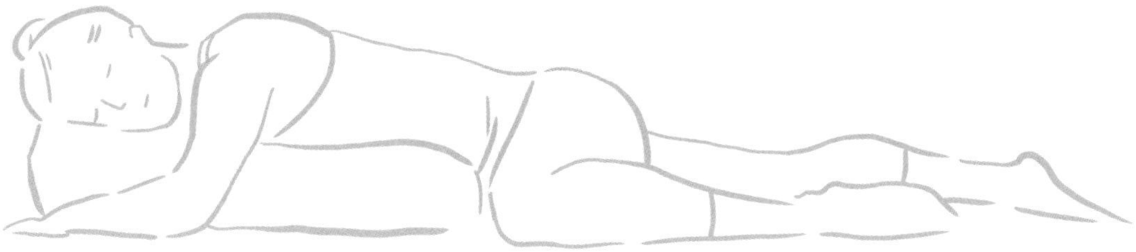

2. ARDHA BHEKASANA (HALBER FROSCH MIT UNTERSTÜTZUNG)

Bleibe auf dem Bauch und ziehe eines der Kissen unter dir weg. Schiebe ein Bein zur Seite und beuge das Knie zu einem rechten Winkel. Strecke das andere Bein auf dem Bett aus. Lege den Kopf so ab, dass du zum gebeugten Bein siehst. Lenke deine Aufmerksamkeit wieder auf den Atem und atme zehnmal. Danach wiederholst du die Haltung auf der anderen Seite, damit beide Körperseiten gleichmäßig gefordert sind.

3. BHARMANASANA (VIERFÜSSLERSTAND)

Schiebe alle Kissen zur Seite und drücke dich auf alle viere, mit Händen und Knien auf dem Bett, hoch. Die Knie sind hüftbreit auseinander, die Handflächen sind genau unter den Schultern. Die Fingerspitzen zeigen nach vorn. Verlagere das Gewicht auf Hände und Knie und strecke deine Wirbelsäule, indem du die Schultern von den Ohren wegziehst und dein Steißbein und dein Scheitel in entgegengesetzte Richtungen streben. Achte auf deine Rumpfmuskulatur und dein Becken, damit dein Rücken gerade bleibt.

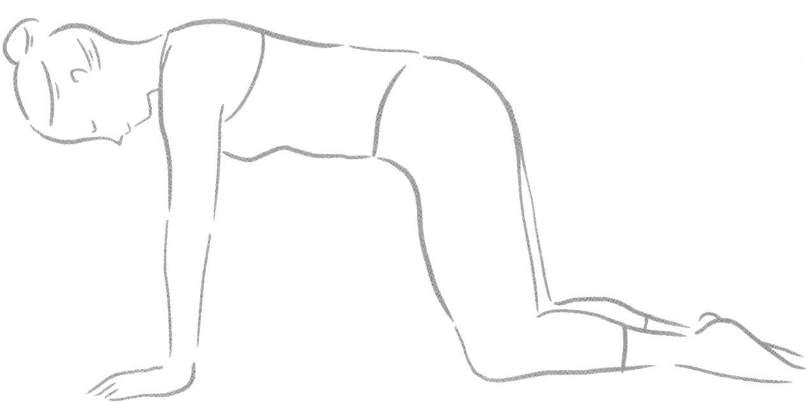

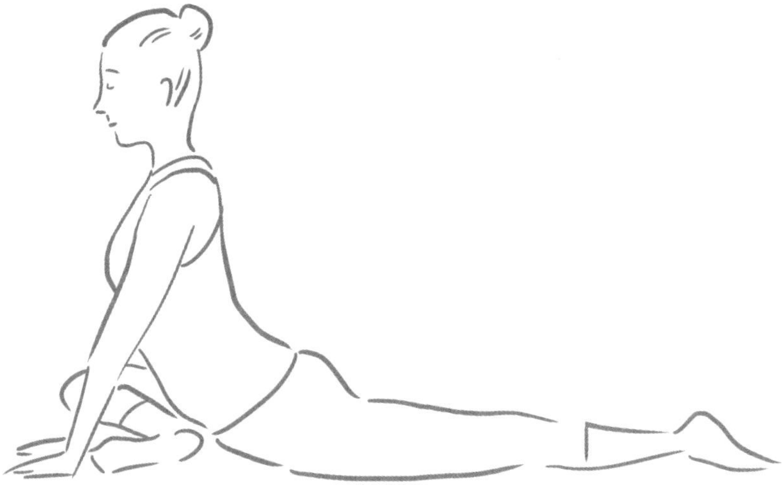

4. EKA PADA RAJAKAPOTASANA (TAUBE)

Schiebe aus dem Vierfüßlerstand das rechte Bein nach vorn, sodass das Knie hinter dem rechten Handgelenk liegt. Das Schienbein diagonal ablegen, den rechten Fuß vor der linken Hüfte. Strecke das linke Bein nach hinten. Lasse die Hände auf dem Bett oder, wenn du die Dehnung vertiefen willst, schiebe die Hände weiter nach vorn. Beuge dich vor und leg den Kopf auf die Hände. Nach zehn Atemzügen gehst du wieder in den Vierfüßlerstand und wiederholst die Haltung zur anderen Seite.

5. SUPTA BADDHA KONASANA (LIEGENDER WINKEL)

Lege dich auf den Rücken. Bringe die Fußsohlen zusammen und beuge die Knie nach außen. Wenn die Knie sich nicht bis auf die Matratze ablegen können, lege unter jedes von ihnen ein Kissen. Wenn nötig, falte das Kissen zusammen. Hier geht es vor allem um eine gute Unterstützung. Du kannst dir auch ein Kissen unter den Kopf schieben, wenn du möchtest. Nimm dir den Platz, den du brauchst. Lege die Arme zur Seite mit den Handflächen nach oben ab. Schließe die Augen und atme tief durch.

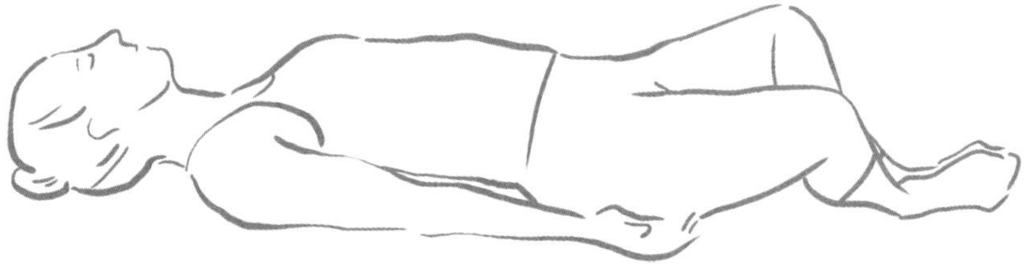

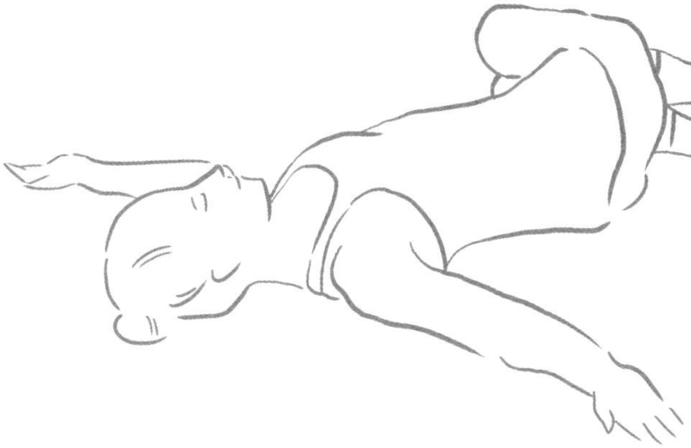

6. KROKODIL MIT UNTERSTÜTZUNG
Du liegst noch immer auf dem Rücken. Stelle die Füße auf und lasse nun beide Knie nach links fallen. Wenn dir das hilft, schiebe ein Kissen zwischen die Oberschenkel. Versuche, den unteren Rücken auf dem Bett liegen zu lassen und eine leichte Drehung im Körper zu erreichen. Strecke die Arme auf Höhe der Schultern aus, die Handflächen zeigen nach oben , der Blick geht zur Decke oder leicht zur rechten Seite. Genieße ein paar Atemzüge lang die Dehnung in der Körperseite. Schließe die Augen. Wenn du bereit bist, die Seite zu wechseln, richte die Beine vorsichtig auf und bleibe hier einen Moment, bevor du sie nach rechts fallen lässt und den Kopf nach links drehst.

7. GANZKÖRPER-STRETCH
Nach deiner Morgen-Yoga-Session lege dich flach auf den Rücken und lasse genug Platz hinter dir. Atme tief ein und strecke die Arme über den Kopf nach hinten. Strecke dich genüsslich und hingebungsvoll aus. Spüre die Dehnung von den Fingerspitzen bis in die Zehen , besonders auch in den Seiten des Körpers. Beim Ausatmen ziehst du die Knie zur Brust und umarmst deine Beine. Nimm dich in den Arm. Genieße diesen Moment der Ruhe, bevor du aufstehst. Formuliere eine Absicht (siehe Seite 57) für den Tag, der vor dir liegt, und verbringe einen Augenblick in Dankbarkeit (siehe Seite 96). Vielleicht kannst du danach einen Kräutertee trinken und ein paar entspannte Minuten genießen.

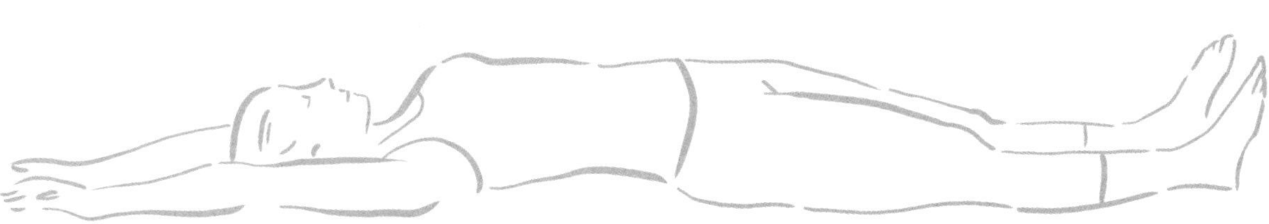

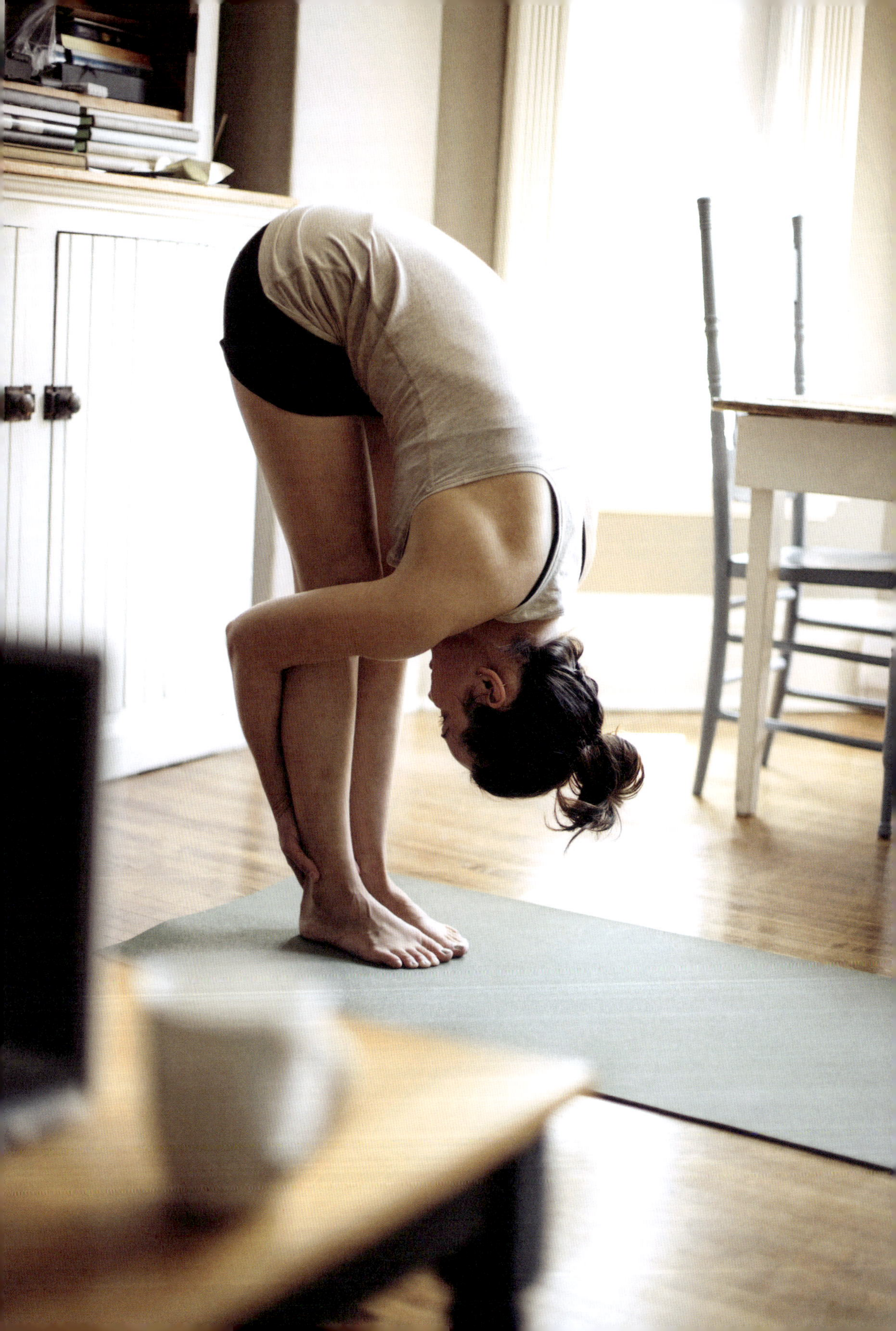

TIPPS UND QUELLEN FÜR MORGEN-YOGIS

Lasse dir Zeit. Wie die Meditation wird auch deine Yogapraxis mit der Zeit immer selbstverständlicher. Beim ersten Mal fühlst du dich vielleicht noch weit entfernt von jeder Art von Selbsterkenntnis. Doch wenn du die Haltungen verstehst und tiefer in sie hineingehen kannst, ohne dich zu sehr auf alles zu konzentrieren, was dein Lehrer sagt, wirst du dich stärker und entspannter fühlen. Sei geduldig. Es geht nicht um Perfektion.

Ignoriere die Instagram-Kultur und die schicken Yogaklamotten. Trage, worin du dich wohlfühlst, und denke nicht an schwierige Asanas und einen flachen Bauch. Wenn du willst, wirst du da irgendwann hinkommen. Versuche, im Augenblick zu bleiben statt in den sozialen Medien.

QUELLEN FÜR ANFÄNGER

Onlinekurse: Adriene Mishler von Yoga mit Adriene hat zahllose Preise für ihre Videostunden bekommen, die alles von 30-Tage-Plänen bis zu Tutorials für jede einzelne Haltung umfassen. Es gibt für Yogis aller Stufen unendlich viele Programme auf Englisch. Teste ein paar Gratisstunden auf YouTube oder melde dich an und werde Teil ihrer wachsenden Community.

Yoga online auf Deutsch: Mady Morrison bietet eine tolle Mischung aus Yoga und Spiritualität mit einer Prise Fitnesstraining. Ihre zahlreichen Videos auf YouTube sind auf alle Bedürfnisse zugeschnitten, für Anfänger und Fortgeschrittene, es gibt eine Morgen- und Abendpraxis, Nacken- und Schulterflows und sogar eine 30-Tage-Challenge.

Gemeinschaftssinn: Wenn du ein Yogastudio in deiner Nähe hast, nutze die persönliche Anleitung. Selbst wenn du eigentlich nur morgens allein einige Übungen machen möchtest, lohnt es sich, ein paar Stunden zu nehmen, denn dort können dir Experten mit der Ausrichtung deiner Asanas helfen.

WAS DU BRAUCHST

- Wenn du glaubst, dass du dabeibleiben wirst, ist eine Yogamatte eine erschwingliche Investition, die Gold wert ist. Ich habe schon Yoga auf Dielen und Parkett gemacht und es ist einfach kein Vergleich.
- Manche Leute benutzen gern einen Yogablock als Hilfsmittel für bestimmte Haltungen, aber man braucht keinen – ein dickes Buch tut es zumindest am Anfang auch.
- Yogaleggings sind toll, aber nicht wichtig. Zieh einfach keine zu weite Kleidung an, in der du dich verwickeln könntest. Barfuß stehst du sicherer, kannst nicht ausrutschen und kannst leichter die Zehen für einen besseren Stand spreizen.

FÜR WEN IST YOGA GEEIGNET?
Yoga ist perfekt für Leute, die mentale Freiheit suchen und an ihrer Achtsamkeit arbeiten, dabei aber auch sanft Sport machen und mal den Puls hochtreiben wollen. Dafür musst du nicht sofort fit sein – fang einfach an und arbeite dich in deinem eigenen Tempo vor.

Yoga ist gut für Menschen, die gern meditieren würden, aber Konzentrationsprobleme haben. Man kann kein Yoga machen, ohne präsent zu sein. Es ist schwierig, im Kopf eine E-Mail zu formulieren und sich dabei auf einem Bein in der Baum-Haltung auszubalancieren.

Vielleicht gefällt dir der eine Yogastil besser als der andere. Wenn dir nach dynamischen Bewegungen und einer höheren Pulsfrequenz ist, versuch es mit Ashtanga-Yoga. Geht es dir um Präzision und Ausrichtung, könnte Iyengar-Yoga das Richtige sein. Beim Yin-Yoga geht es um eine langsamere, meditativere Übungspraxis.

Mitgliedschaften in Yogazentren sind oft teuer, aber du kannst Yoga auch praktizieren, wenn du pleite bist, und zwar zu Hause. Außerdem hast du Yoga immer dabei – im Hotel auf der Dienstreise oder im Urlaub am Strand.

WENN DU NUR EINE SACHE TUST:
Teste Mady Morrison. Sie ist supersympathisch und holt dich mit ihrem umfangreichen und kostenlosen Programm auf YouTube ab, wo du gerade in deiner Yogapraxis bis – ob Anfängerin oder Fortgeschrittener. So kannst du ausprobieren, ob Yoga etwas für dich ist.

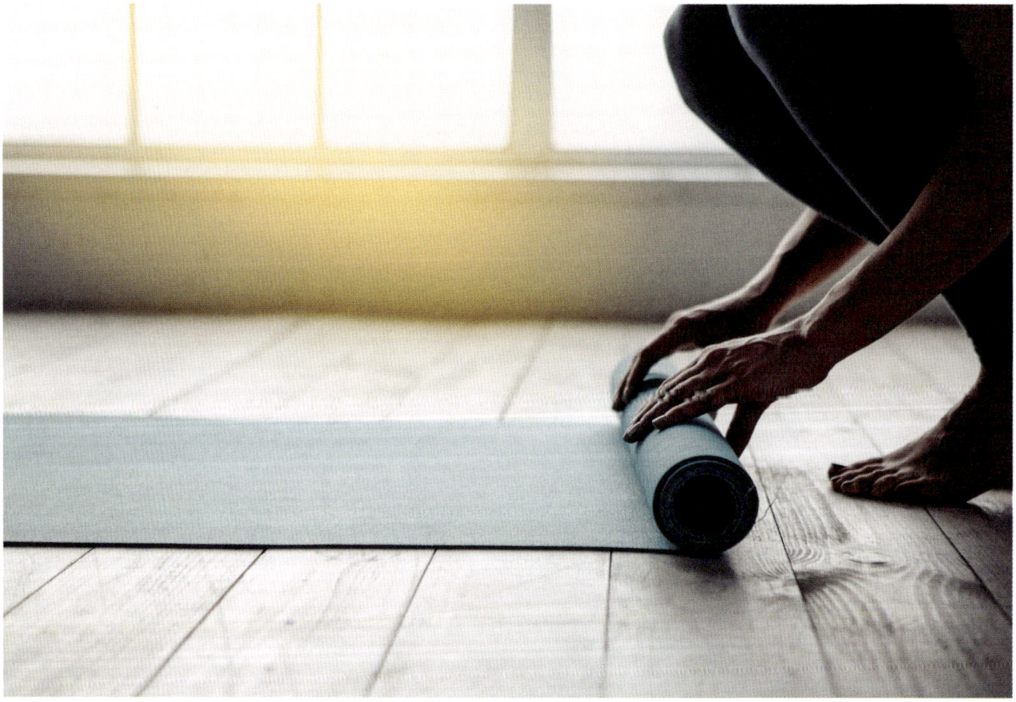

EIN WERKZEUGKASTEN

Für Meditierende, Yogis und andere Selbstentdecker gibt es eine Reihe von Ressourcen, mit deren Hilfe man das meiste aus seiner Praxis herausholen kann.

ABSICHT

Das Wörterbuch definiert eine Absicht als „einen mentalen Entschluss, eine Handlung durchzuführen oder ein Ergebnis zu erzielen". Absichten werden oft in der Selbstfürsorge- oder Produktivitätspraxis als Ziel für eine angestrebte Verfassung oder eine Daseinsart formuliert. Man sagt: „Es ist meine Absicht ...", und danach kann alles kommen; von „meine Interaktionen mit Kollegen positiv zu gestalten" bis zu „integer und meinen Werten gemäß zu handeln". Mit Absichten lässt sich auf unterschiedlichste Art arbeiten. Man kann sie aufschreiben und jeden Tag überdenken, man kann sie nach jeder Meditation laut aussprechen. Oft erfordert es Zeit, Planung und Selbsterkundung, um eine Absicht zu formulieren, die jetzt gerade passt. Sie kann dann eine Woche oder auch Monate gelten, bevor sie ersetzt wird.

AFFIRMATIONEN

Während Absichten auf die Zukunft gerichtet sind, ist eine Affirmation eine Aussage über etwas, das in diesem Moment wahr ist – und von dem du willst, dass es wahr ist. Affirmationen beginnen üblicherweise mit „Ich bin ..." und können Stärke, Ehrlichkeit, Konzentration oder alles dazwischen erklären, zum Beispiel „Ich bin ruhig", wenn man vor einer beunruhigenden Aufgabe steht, „Ich bin mit mir im Reinen", wenn man sich von destruktiven Gewohnheiten oder Gedanken lösen will, oder „Ich bin stark", wenn man sich auf etwas Schwieriges vorbereitet. Manche Leute bevorzugen Absichten, weil sie authentischer sind und gerade bestehende Zweifel oder Ängste nicht überspielen. Andere finden Affirmationen wirkungsvoller, weil sie unmittelbar und genau sind.

MIND MOVIE

Ein Mind Movie ist ein kurzes Video, das deine Vorstellung von einem perfekten Leben zeigt und dir die Möglichkeit gibt, es jetzt zu erleben. Es kann Bilder von wunderbaren Orten enthalten, von Dingen, die dich inspirieren, oder Bilder, die dich bei etwas zeigen, was du gern tust. Dazu kann dein Lieblingslied laufen und vielleicht die eine oder andere Affirmation. Es gibt zahllose Apps und Widgets zum Thema Mind Movie.

Ein Toolkit-Tipp

Beende eine Meditation oder Yogasitzung, indem du dein Mind Movie ansiehst. Du bist dann ruhig und aufnahmefähig und kannst deine Ziele und Affirmationen verinnerlichen, bevor dein Alltag beginnt.

VISIONSTAFEL
Visionstafeln sind extrem beliebt, vielleicht, weil sie die Vorteile von Absichten und Mind Movies mit Kreativität verbinden – eine Mischung aus Collage und Sammelmappe. Sie bestehen aus Bildern aus Zeitschriften, Fotos, Zeichnungen und motivierenden Worten. Zusammen stehen sie für deine Vision von der Zukunft oder fangen eine Stimmung ein, auf die du in den kommenden Wochen oder in der nächsten Saison hoffst. Die Tafel sollte in einem relativ privaten Bereich einen gut sichtbaren Platz haben, vielleicht auf deinem Hausaltar (siehe Seite 165).

GEBET
Wenn du einer Religion angehörst, hast du vielleicht die vorangegangenen Beschreibungen gelesen und gedacht, dass für so etwas eigentlich Gebete da sind. Das ist natürlich ganz individuell. Es hängt von unserem Glauben ab, ob wir überhaupt beten und wie. Vielleicht bittest du im Gebet um Führung oder Stärke in schweren Zeiten oder um Segen für etwas, was du tun oder erreichen möchtest. Wenn das Gebet dir Hoffnung und Vitalität gibt, ist es vielleicht das einzige Werkzeug, das du brauchst.

„Sage morgens als Erstes, noch bevor du aufstehst, dreimal laut: ‚Ich glaube.'"

— OVID

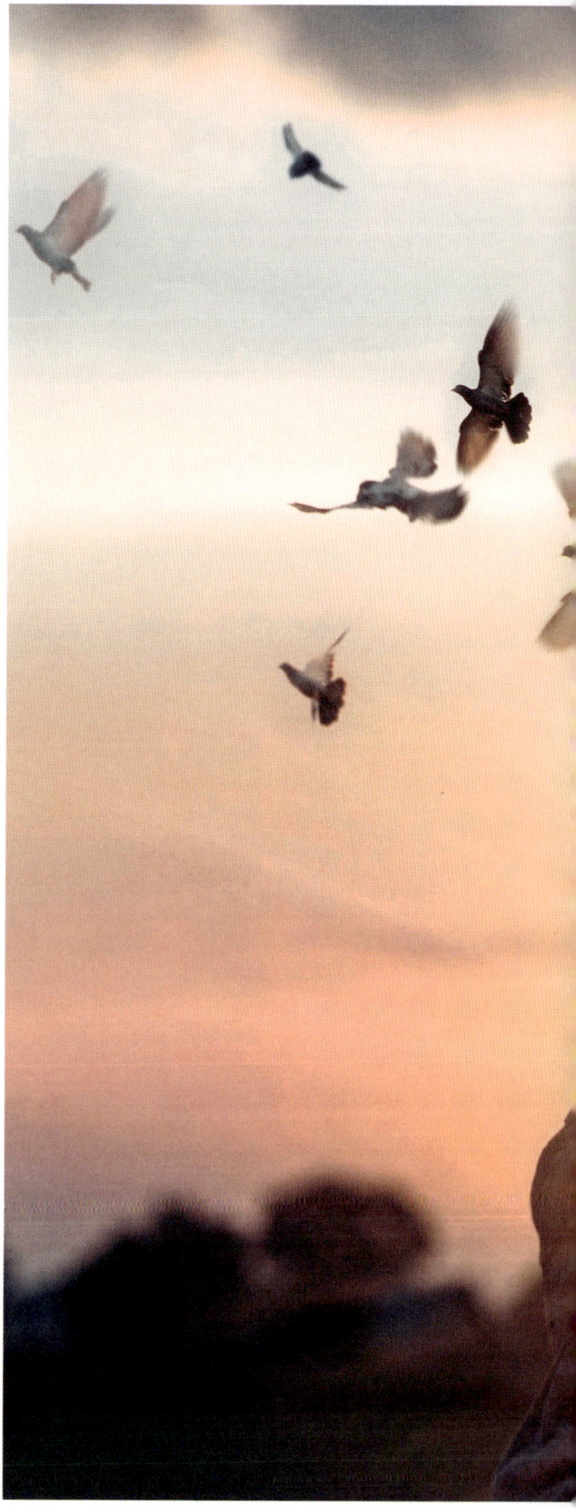

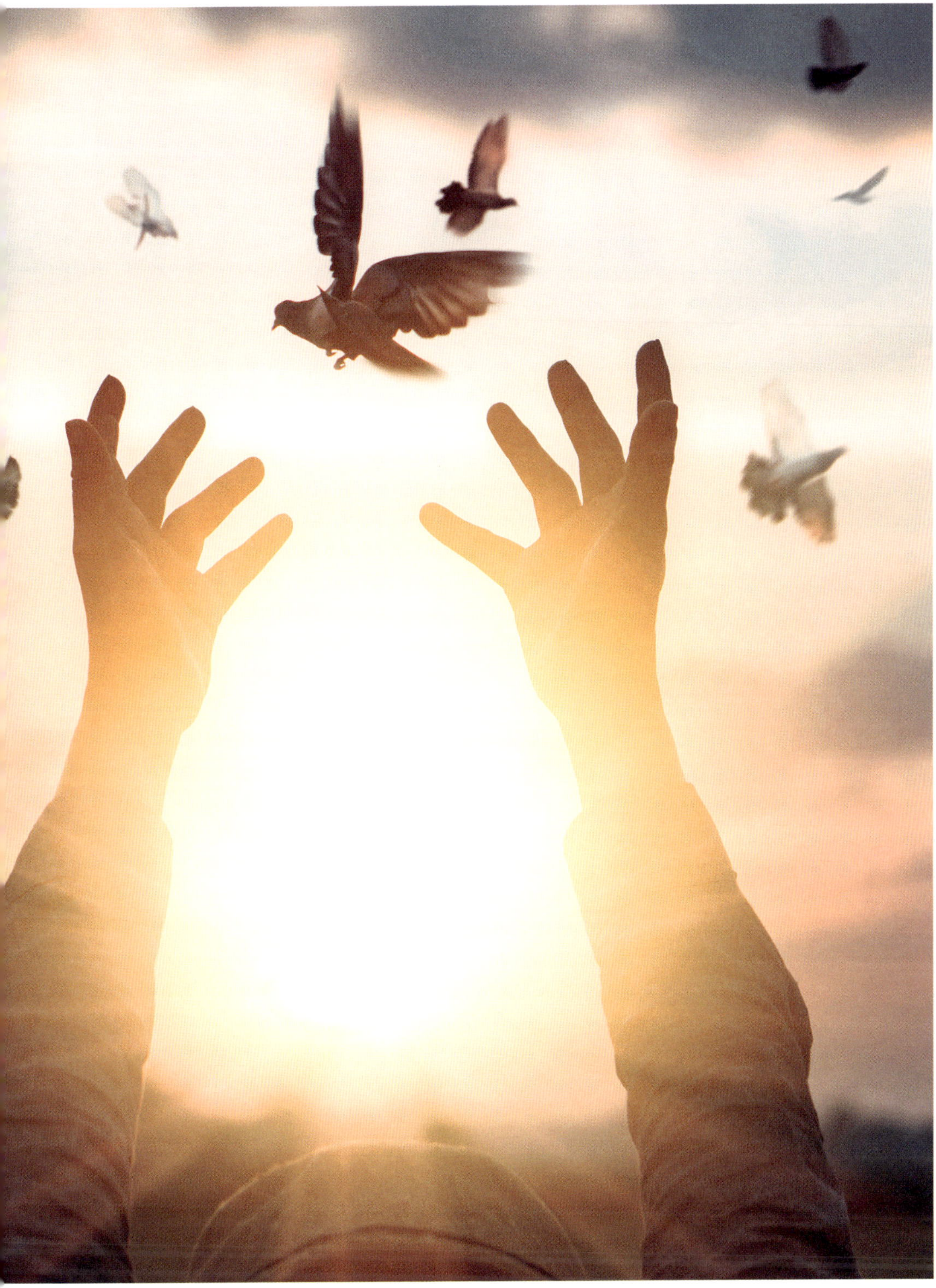

ATMEN – VORSCHLÄGE FÜR RITUALE

Atme dich zu einem ruhigen, fokussierten Start

Nutze deinen Atem, um Verspannungen zu lockern und den Körper aufzuwärmen. Gestalte eines der Rituale nach deinen Bedürfnissen, so kannst du deinen Tag bewusst beginnen.

RITUALE FÜR EILIGE

– Steh früh auf.

– Wiederhole viermal die 4-7-8-Atmung (siehe Seite 38), während du darauf wartest, dass das Teewasser kocht.

– Trinke ein Glas warmes Zitronenwasser (siehe Seite 110).

– Dusche und ziehe dich an.

– Nimm ein gekochtes Ei und eine Handvoll Nüsse fürs Frühstück unterwegs mit (siehe Seite 115).

– Wenn du zur Arbeit, zur Bushaltestelle oder zum Bahnhof zu Fuß gehst, nutze den Weg für eine Gehmeditation (siehe Seite 45).

RITUALE FÜR MENSCHEN MIT ZEIT

– Stehe vor Sonnenaufgang auf.

– Strecke deinen Körper beim Bett-Yoga (siehe Seite 50).

– Mache es dir auf dem Balkon, im Garten oder am offenen Fenster gemütlich und genieße eine Tasse Kräutertee, während du den Sonnenaufgang betrachtest.

– Nimm ein Bad in ätherischen Ölen und mach dabei eine Body-Scan-Meditation (siehe Seite 42).

Genieße eine Schüssel mit Haferflocken und frischen Beeren (siehe Seite 115), bevor du das Haus verlässt oder mit der Arbeit beginnst.

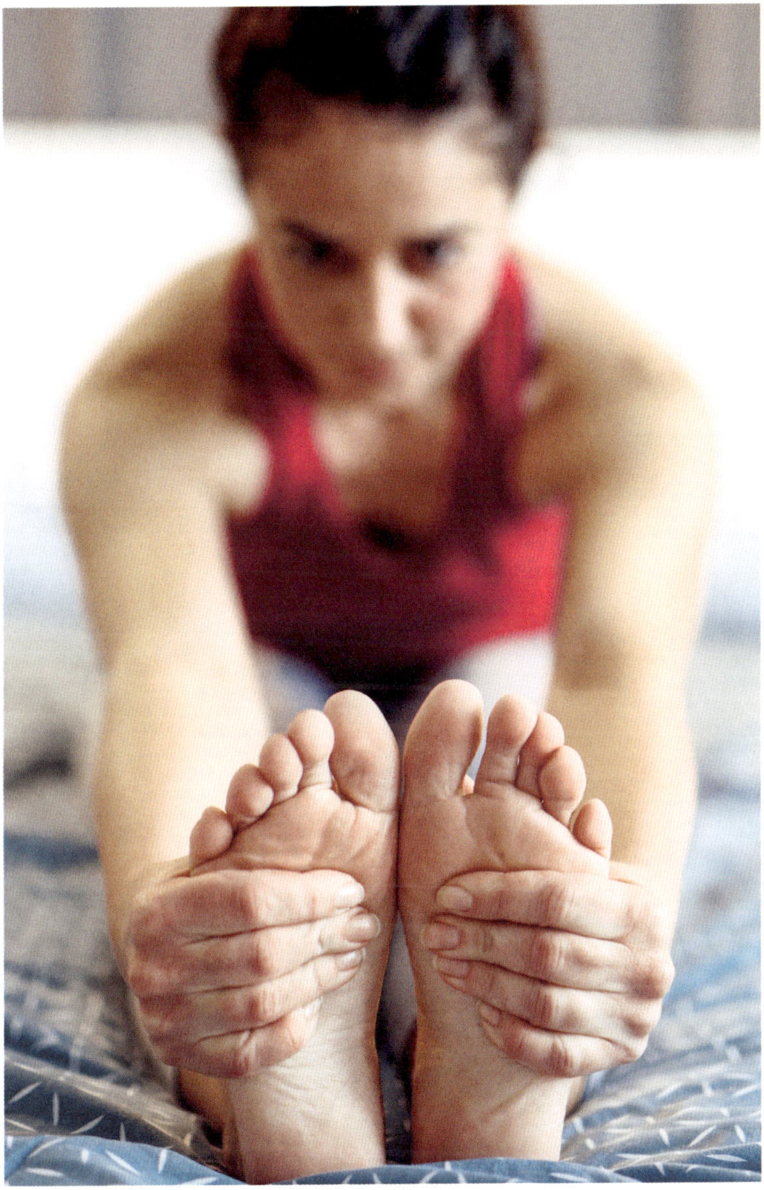

„Sobald ich meine Beine
bewege, beginnen meine
Gedanken zu fließen.“

— HENRY DAVID THOREAU

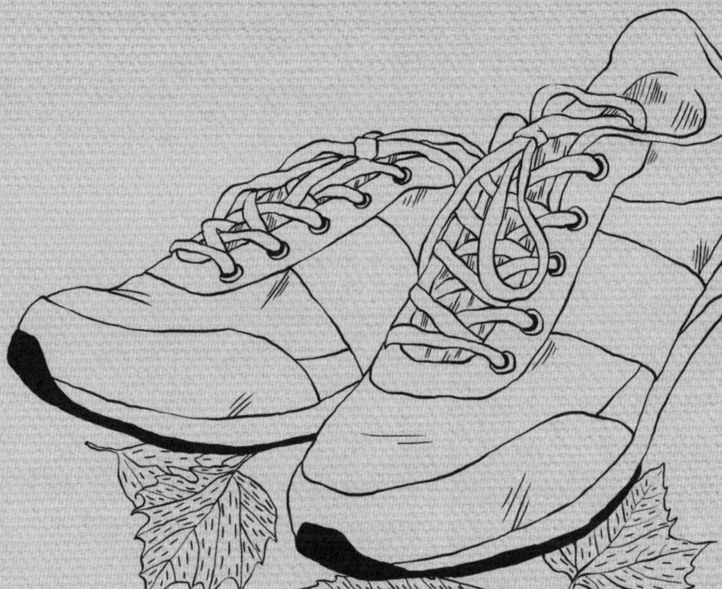

KAPITEL 3

AUFWACHEN

Energie tanken mit Work-outs

WAS PASSIERT, WENN DU SPORT TREIBST?

Jedes Mal, wenn ich gelaufen bin, erfüllt mich dasselbe Gefühl: eine Art glückselige Ekstase und das Erstaunen darüber, dass das Glück so leicht zu haben ist. Ich will der Welt sagen: „Lauft, lauft, lauft." Dieses Glücksgefühl ist als Runner's High bekannt - neurowissenschaftlich formuliert: die Ausschüttung von Endorphinen. Diese Neurotransmitter interagieren mit den Rezeptoren im Gehirn, die unser Schmerzempfinden reduzieren und zugleich für eine positive und euphorische Stimmung sorgen.

WAS IST EIN RUNNER'S HIGH?
Dieses Hochgefühl kennen nicht nur Läufer, es kann bei allen Arten von Work-outs und Sport auftreten. Neben der hübschen Dosis Endorphine kommen dabei auch noch jede Menge andere großzügiger Neurotransmitter ins Spiel, darunter Serotonin, Dopamin und Oxytocin, die alle für Glück sorgen, aber jeweils auch mit Bedeutung und Wichtigkeit, Lust und Trieb und Vertrauen und Intimität in Verbindung stehen.

Sport hat aber noch einige weitere Vorteile, etwa die Reduzierung von Stress, Unruhe und Depressionen, einen besseren Schlaf, wachsendes Selbstvertrauen, die Verbesserung kommunikativer und kognitiver Fähigkeiten sowie ein Gehirn, das leichter neue Neuralverbindungen anlegt. Das Hirn arbeitet dann mit höchster Leistungskraft, was zur Vermehrung und Stärkung der Nervenzellen beiträgt. Neue Blutbahnen bilden sich, der Blutdruck sinkt ebenso wie die Herzfrequenz.

WIE VIEL UND WIE OFT?
Vom Hirn über den Verdauungstrakt bis zu den Gelenken und Knochen – Sport ist gut für dich. Und stelle dir vor: Jeden Tag ein bisschen zu machen, trägt mehr zu Gesundheit und Wohlbefinden bei als längere Sportaktivitäten dreimal die Woche.

Schon 20 Minuten reichen aus, um dein Gehirn Informationen und Erinnerungen besser verarbeiten zu lassen. Dann vervielfacht sich der Nutzen mit der Zeit: Schon nach der ersten sportlichen Aktivität verbessert sich die Hirnfunktion, nach einer Woche mit regelmäßigem Sport steigt der Energielevel, wovon die Zellen profitieren. Einen Monat später hast du deine Muskelmasse erhöht und deinen Stoffwechsel angeregt. Nach sechs Monaten ist dein Herz größer und kräftiger geworden. Und von jedem Tag, an dem du Sport treibst, profitiert auch deine geistige Gesundheit.

„Ein schwacher Körper schwächt die Seele.“

JEAN-JACQUES ROUSSEAU

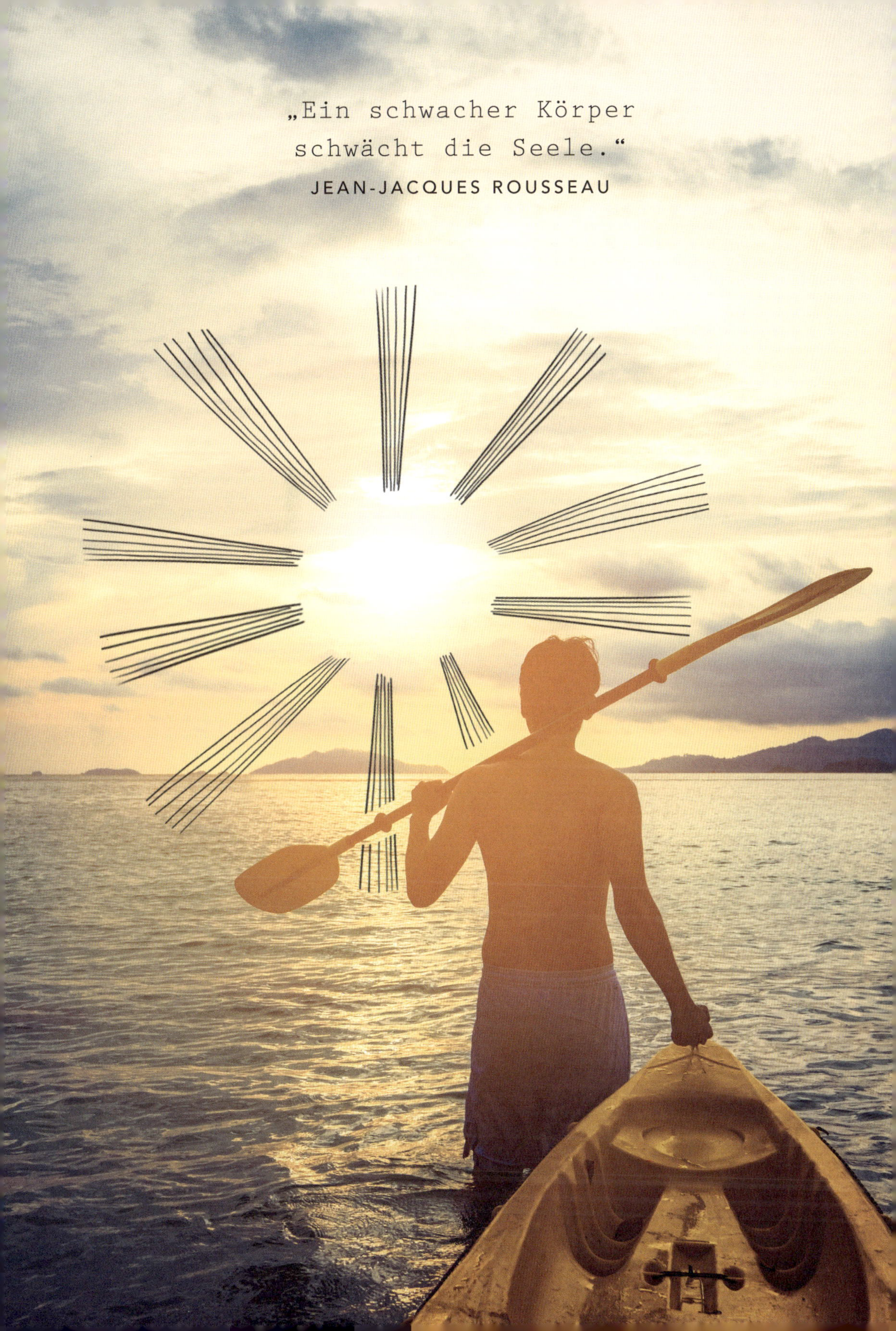

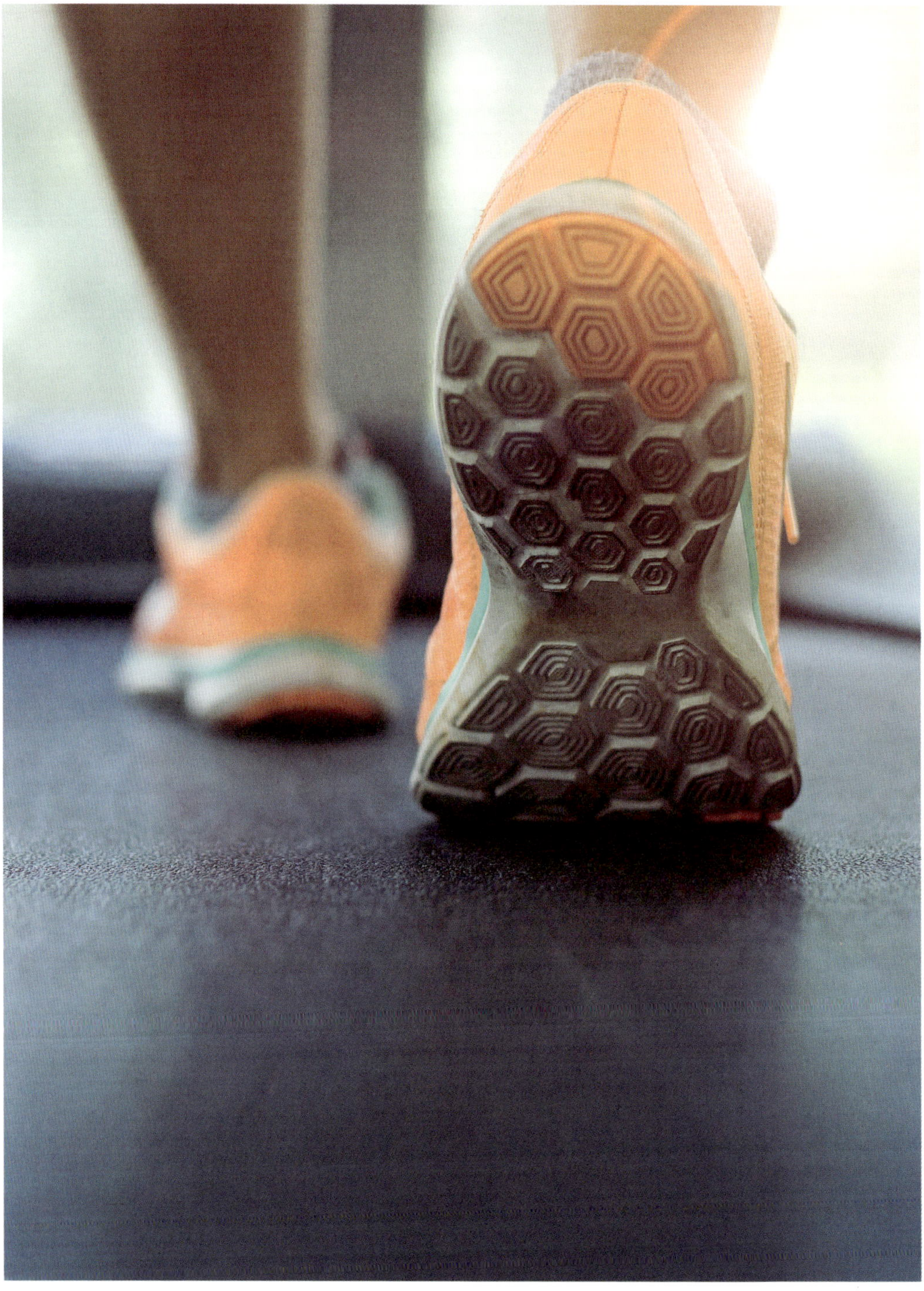

WARUM SPORT AM MORGEN?

Gibt es, abgesehen von persönlichen Vorlieben, einen Grund, warum Sport am Morgen besonders gut ist?

START MIT ENERGIESCHUB

Studien zeigen, dass Frühsport offensichtlich den Nachtschlaf fördert. Wenn ich mein Runner's High zu spät am Abend auslebe, komme ich nicht so schnell wieder zur Ruhe. Frühsport ist auch gut, um den Stoffwechsel in Gang zu bringen. Und – und das ist vielleicht das überzeugendste Argument von allen – Menschen, die morgens Sport treiben, bleiben am häufigsten dabei. Es überrascht nicht, dass man abends eher etwas findet, was einen vom Sport abhält. Das liegt oft auch daran, dass ein morgendlicher Energieschub fehlt und man abends einfach zu müde ist.

EINEN SCHRITT VORAUS SEIN

Viele Menschen trainieren morgens, weil sie „es dann hinter sich haben". Das ist vermutlich keine besonders erstrebenswerte Einstellung, aber sie ist verständlich. Als Erstes am Morgen Sport zu treiben sorgt den ganzen Tag über mehr Energie und dank der Endorphine und der erhöhten Serotonindosis auch für einen guten Start. Die Welt in ihrem friedvollsten Zustand zu begrüßen, ist eine wunderbare, erdende Erfahrung. Wenn man das mit einer Runde Sport tut, beginnt man den Tag in dem Wissen, dass man schon etwas geleistet und sich etwas Gutes getan hat. Laut einer Studie der Universität Bristol kann sich die Konzentration um bis zu 21 Prozent verbessern, wenn man morgens Sport treibt, und die Produktivität steigt um rasante 41 Prozent an. Zugleich sinkt die Gefahr, ein Burn-out zu erleiden.

POWER FÜR DIE SELBSTDISZIPLIN

Stelle dir deinen Sport am Morgen als eine Absicht vor, den Tag so zu beginnen, wie er auch weitergehen soll. Das erklärt, warum für manche Möhren ein attraktiverer Vormittagssnack sind als ein Stück Kuchen. Die Selbstdisziplin überträgt sich auch auf andere Aspekte deines Lebens und du gibst dir damit am Morgen das Versprechen, dich um deinen Körper zu kümmern. Dann kannst du auch den Rest des Tages über gut und freundlich zu dir selbst sein.

„Ein Morgenspaziergang ist ein Segen für den ganzen Tag."

— HENRY DAVID THOREAU

FRÜHSPORT-INSPIRATIONEN

Im Morgengrauen zu laufen, kann süchtig machen, aber wen zieht es an einem feuchten Wintermorgen schon nach draußen? Laufen mit anderen Sportarten zu kombinieren kann die Lösung sein. Ein Work-out mit Gewichten bewirkt einen wunderbaren Energieschub in den eigenen vier Wänden. Aber vielleicht haben die Mitbewohner etwas gegen die Geräuschkulisse um sechs Uhr morgens? Die Umstände und deine Vorlieben sind natürlich entscheidend, aber es gibt jede Menge Möglichkeiten. Hier sind ein paar davon:

LAUFEN

Laufen hat nicht nur unglaubliche mentale und körperliche Vorteile, es ist auch Kopfarbeit: Die Ausdauer aufzubauen bedeutet, dass der Körper gegen den Kopf arbeitet. Wenn du es schaffst, motiviert und mental stark zu bleiben, erkennst du schnell, wie gut dir das Laufen tut, und du bist wahrscheinlich infiziert. Laufen kannst du überall, du brauchst nur Laufschuhe – es sei denn, du willst dich dem Barfußläufertrend anschließen. In den vergangenen Jahren haben angesichts der wachsenden Laufbegeisterung viele Betriebe Duschen am Arbeitsplatz einbauen lassen. Was wäre also einfacher, als das Frühstück einzupacken, in die Laufschuhe zu springen und direkt bis zum Schreibtisch zu laufen?

Tipp für Laufanfänger

Stelle dir eine Playlist zusammen. Wechsle zwischen einer Liedlänge schnellem Gehen und einer Liedlänge Laufen ab. Beginne und ende mit Gehen. Versuche, das 25 Minuten durchzuhalten. Wenn du dich stärker und fitter fühlst, kannst du zwei Liedlängen laufen.

POWER WALKING

Um dem Herz ein gutes Work-out zu verschaffen, kann zügiges Gehen genauso wirkungsvoll sein wie Laufen. Und es kostet weniger Überwindung. Verletzungen oder gesundheitliche Probleme sprechen manchmal gegen das Laufen, oder dein Arbeitsweg lässt nicht zu, einen Lauf am Morgen einzubauen. Vielleicht musst du sowieso mit dem Hund raus oder gehst gerne spazieren? Um auch den Oberkörper zu trainieren und noch mehr für das Herz-Kreislauf-System zu tun, kannst du dir Nordic-Walking-Stöcke zulegen. Ein guter Podcast sorgt für zusätzliche Inspiration. Beginn den Tag mit zuversichtlichen und kraftvollen Schritten.

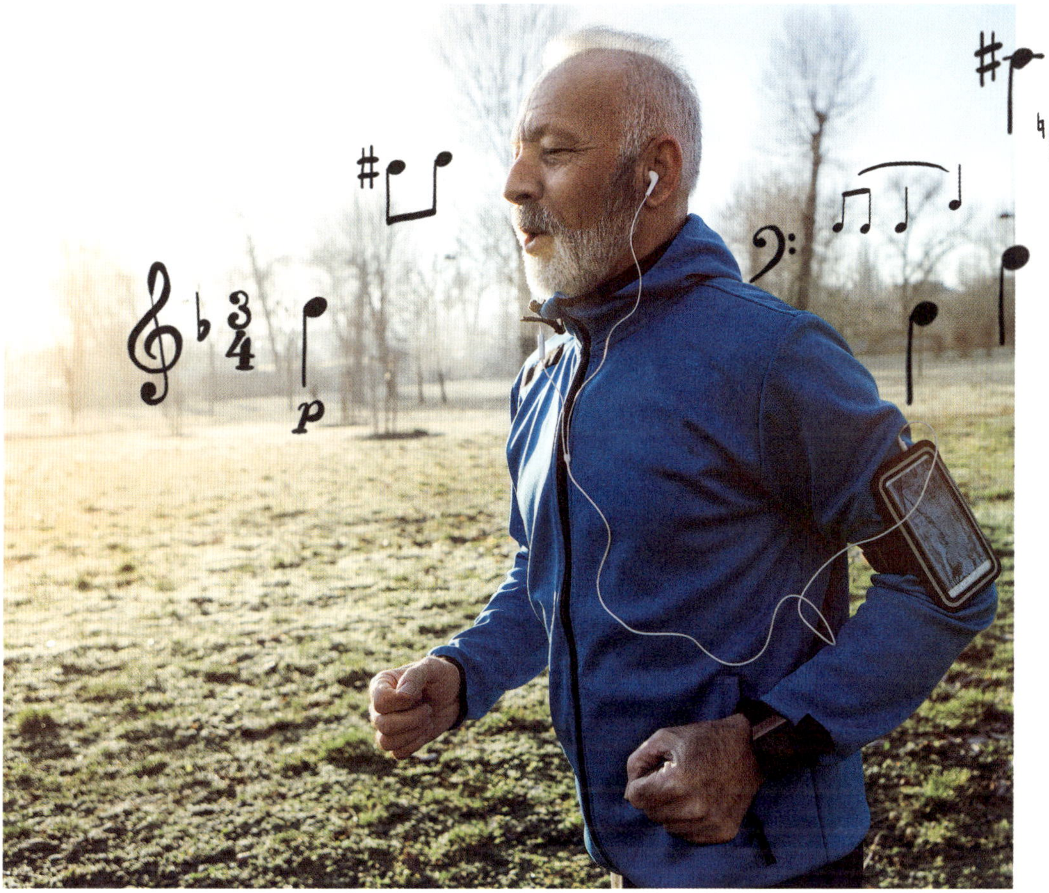

KETTLEBELLS

Um Kraft- und Herz-Kreislauf-Training zu verbinden, bieten sich Kettlebells oder Kugelhanteln an. Sie sprechen die Muskeln von Kopf bis Fuß an, sogar solche, die man bei traditionellen Work-outs schnell mal übersieht. Das individuell passende Trainingsprogramm findest du in einem der zahllosen Onlinetutorials.

FITNESSSTUDIO UND TRAINING IN DER GRUPPE

Im Studio trainiert man nicht allein, man spornt sich gegenseitig an und hält sich bei der Stange. Du wirst mit einem Lächeln begrüßt, wenn du jeden Morgen kommst, und kannst dich über deinen Fortschritt austauschen. Es gibt eine große Auswahl an Geräten und Kursen, sodass du dir deine Übungen ganz nach Geschmack zusammenstellen kannst. Eine Studiomitgliedschaft ist nicht billig, aber für manche ist genau das die Motivation hinzugehen. Es ist wie ein Vertrag mit dir selbst, bei dem für dich Fitness und Gesundheit herausspringen.

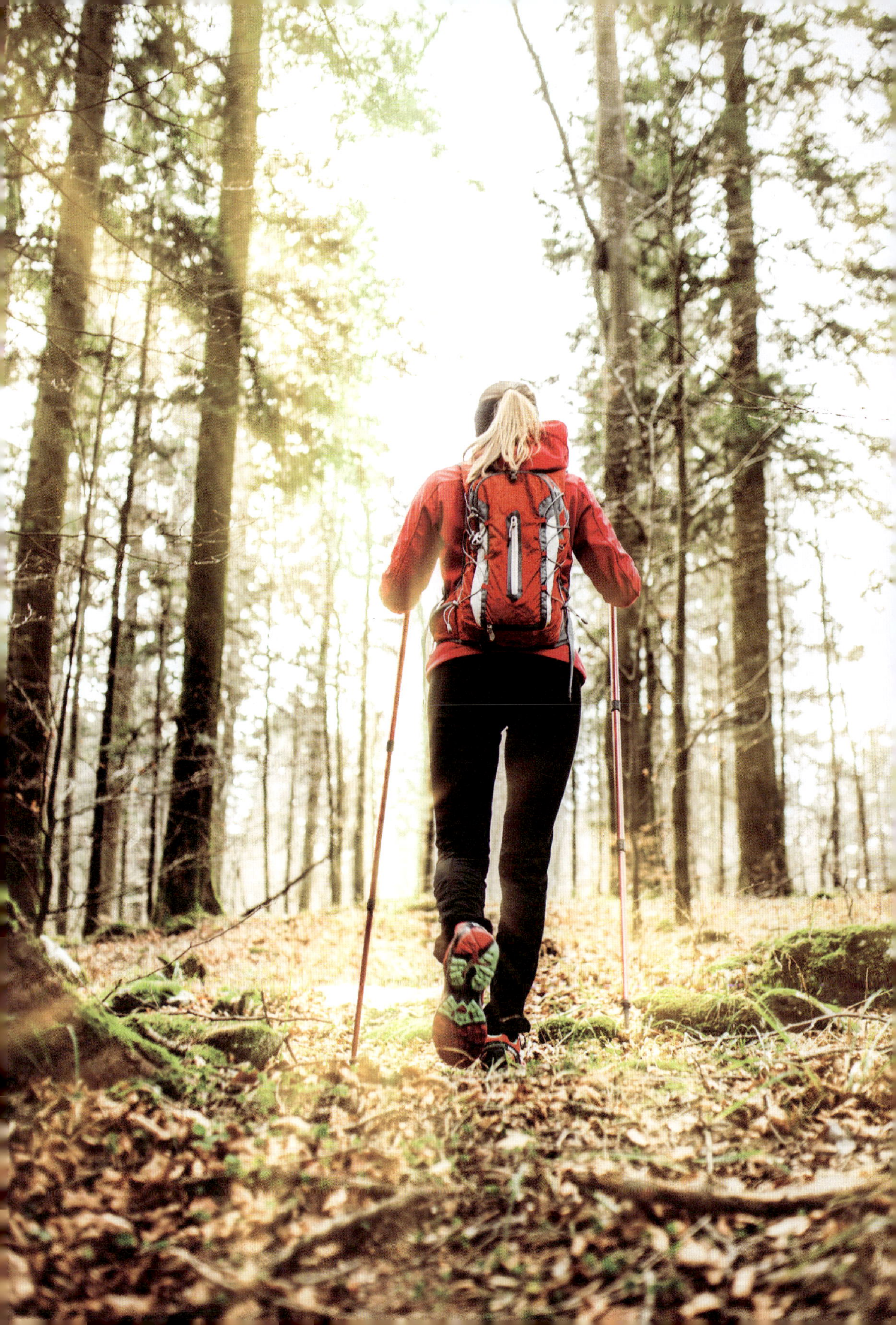

EINE PHYSIOTHERAPEUTIN ZUM THEMA FRÜHSPORT

Sara Pettersson ist Physiotherapeutin und treibt seit ihrer Kindheit begeistert Sport. Hier verrät sie ihre wichtigsten Tipps für effektives, vernünftiges Training am Morgen und erzählt, wie man motiviert bleibt.

WORAN MAN DENKEN MUSS
„Wenn der Körper stundenlang geruht hat, ist es wichtig, ihn zunächst sanft und langsam zu bewegen, um Gelenke und Muskeln sowie den ganzen Körper ohne schnelle oder erzwungene Bewegungen wach werden zu lassen. Ist er aufgewärmt, kann man loslegen und den Körper stärker fordern."

MOTIVATIONSTIPPS FÜR ANFÄNGER
„Mache es nicht zu kompliziert und überfordere dich nicht, sondern setze dir klare Ziele, von denen du meinst, dass sie dich herausfordern, die aber erreichbar sind. Das ist wichtig für die Motivation.

Wenn du dir nicht sicher bist, frag jemanden, der sich auskennt, und such vielleicht jemanden, der mitmacht. Dann könnt ihr euch gegenseitig motivieren und anfeuern, wenn es mal nicht so toll läuft."

WAS SPRICHT FÜR SPORT AM MORGEN?
„Ich liebe es, morgens zu laufen, wenn ich gut geschlafen habe. Das ist einfach toll, um den Tag zu begrüßen, wenn alles ruhig und friedlich ist, bevor der Verkehr und die Leute es hektisch werden lassen. Den Tag mit diesem wunderbaren Gefühl – sowohl körperlich als auch mental – zu beginnen, ist so befriedigend und wirkt sich positiv auf die Stimmung und die Energie aus, die man dann für alle anderen Aktivitäten des Tages hat. Und praktisch ist es auch, wenn man sein Sportpensum schon morgens erledigt hat und sich den Rest des Tages anderen Dingen widmen kann."

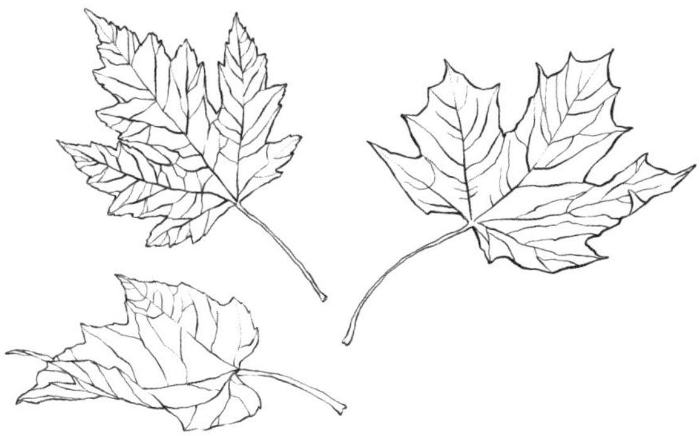

GANZKÖRPER-WORK-OUT ZU HAUSE

Sara Petterson (siehe Seite 71) hat ein Work-out-Programm für den Morgen zusammengestellt, mit dem du anfangen kannst. Bewege dich vorsichtig, aber stetig und wiederhole jedes Set dreimal. Wenn du gerade erst anfängst, geh es langsam an und wiederhole die Sets vielleicht zunächst nur zweimal, bis du kräftiger wirst.

Tipps für ein achtsames Workout

1. Achte auf Verspannungen im Körper. Konzentriere dich zunächst auf Becken und Rumpf und sorge dafür, dass dein unterer Rücken stabil ist. Entspann die Stirn und lass die Schultern sinken.

2. Vergiss nicht zu atmen. Die Luft bei den Übungen anzuhalten, ist ein verbreiteter Fehler. Der Atem muss fließen, damit alle Muskeln mit Sauerstoff versorgt werden. Am besten ist es, du atmest durch den leicht geöffneten Mund. Dabei sind Kiefer und Lippen entspannt.

3. Es ist immer schön, das Work-out mit einem Moment der Achtsamkeit zu beenden, entweder im Schneidersitz mit geschlossenen Augen oder im Stehen, wobei die Hände in Gebetshaltung vor dem Herzen liegen und das Kinn in Richtung Brust sinkt.

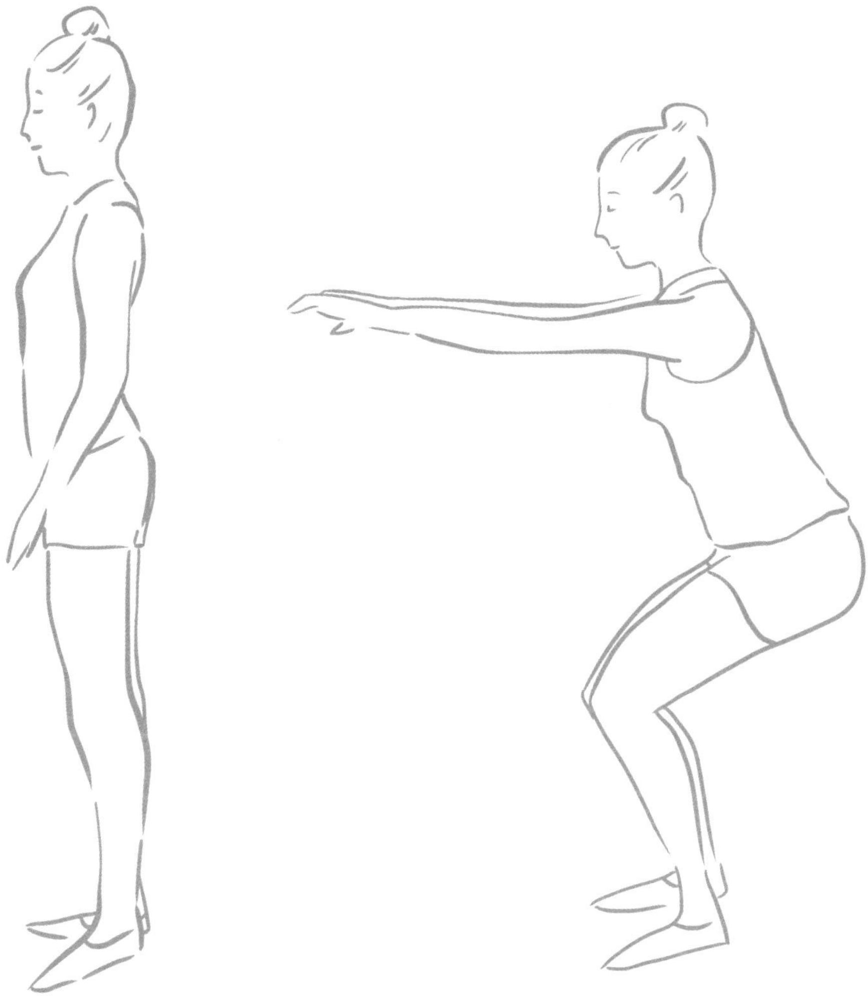

1. KNIEBEUGEN
Die Füße stehen hüftbreit auseinander, die Zehen zeigen leicht nach außen. Beug die Knie und geh in die Hocke, als wolltest du dich auf einen Stuhl setzen. Dabei sollen die Knie genau über den Füßen sein. Richte dich dann wieder auf. 15 Wiederholungen.

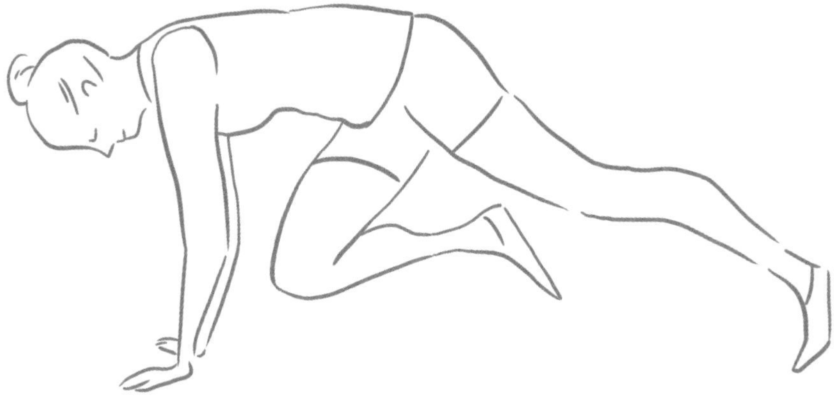

2. BERGSTEIGER
Stütze dich mit gestreckten Armen auf deine Hände und streck die Beine nach hinten, sodass dein Rücken gerade ist. Die Schultern sind über den Händen. Nutze deine Rumpfmuskeln, um deinen Rücken gerade zu halten. Beuge ein Knie und ziehe es zur Brust. Hebe das Gesäß dabei leicht an. Dann strecke das Bein wieder und wiederhole die Bewegung mit dem anderen Bein. 15 Wiederholungen pro Bein.

3. LIEGENDE KOBRA
Lege dich auf den Bauch. Die Arme sind neben dem Körper ausgestreckt, die Handrücken liegen auf dem Boden. Hebe den Kopf und ein wenig den Rücken an. Hebe auch die Arme und drehe sie so, dass die Handrücken nach oben zeigen. Ziehe die Schulterblätter zusammen. Lege dich wieder auf den Boden. 15 Wiederholungen.

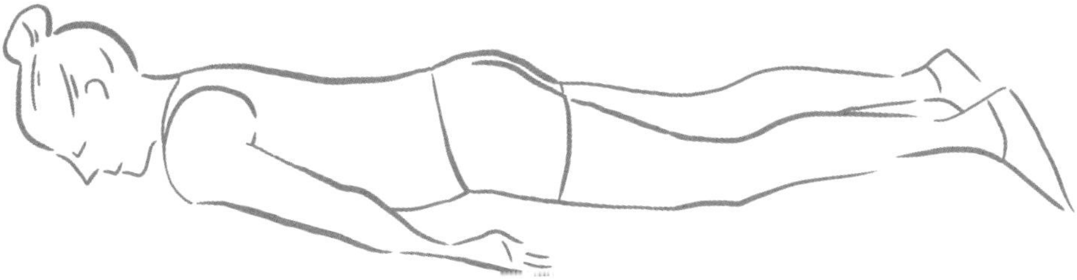

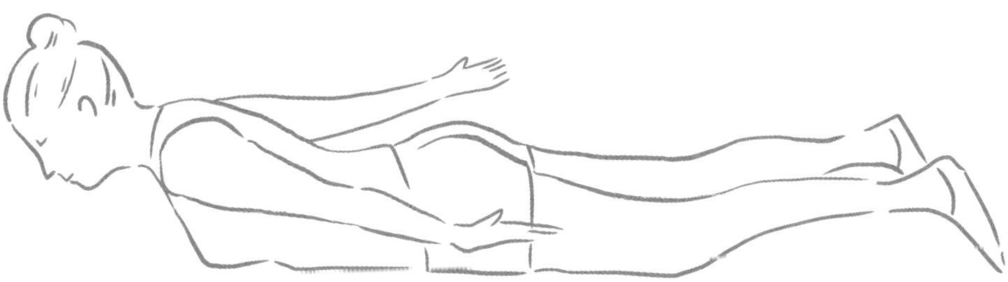

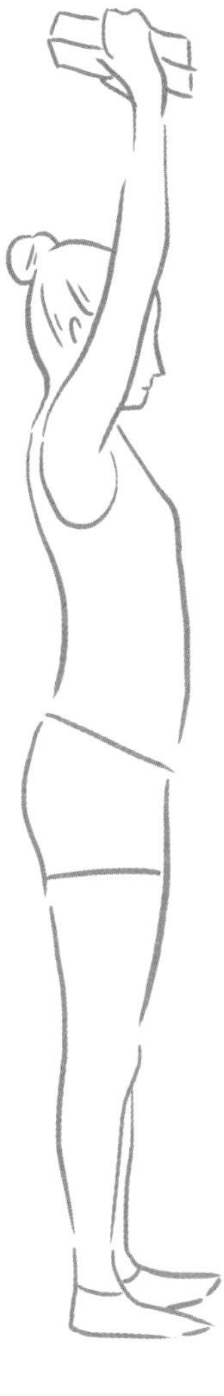

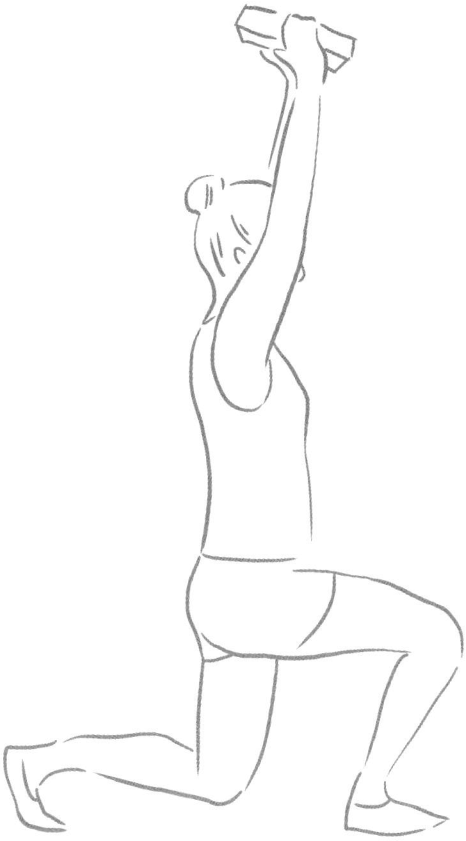

4. AUSFALLSCHRITTE
Stelle dich mit geschlossenen Beinen hin. Halte ein großes Buch oder etwas Ähnliches mit geraden Armen über deinen Kopf. Gehe mit dem rechten Fuß in einen Ausfallschritt: ein großer Schritt nach vorn, das rechte Knie beugen und den Körper senken; das linke Knie ruht auf dem Boden. Das rechte Knie sollte über dem rechten Fuß sein. Stehe in einer kontrollierten Bewegung wieder auf und bring die Füße wieder zusammen. Mache die Übung mit dem anderen Bein. 15 Wiederholungen pro Bein.

5. SCHULTERBRÜCKE

Lege dich auf den Rücken. Stelle beide Beine auf und hebe das Becken an, sodass der Körper von den Schultern bis zu den Knien eine gerade Linie bildet. Hebe ein Bein vom Boden und strecke es nach oben, stabilisiere dabei Rumpf und Rücken. Bleibe drei Sekunden so. Lege dich wieder auf den Boden und mache die Übung mit dem anderen Bein.
15 Wiederholungen pro Bein.

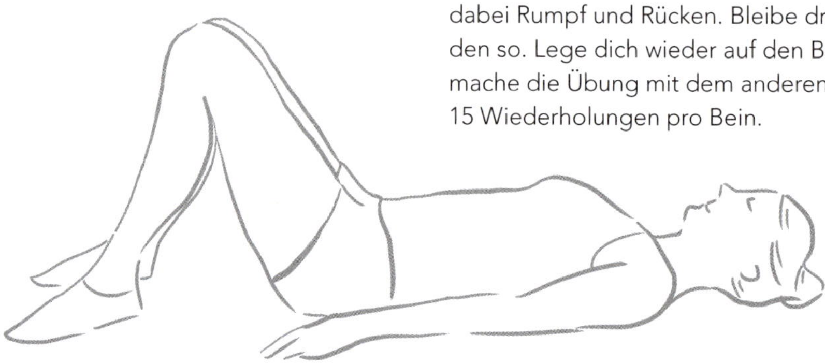

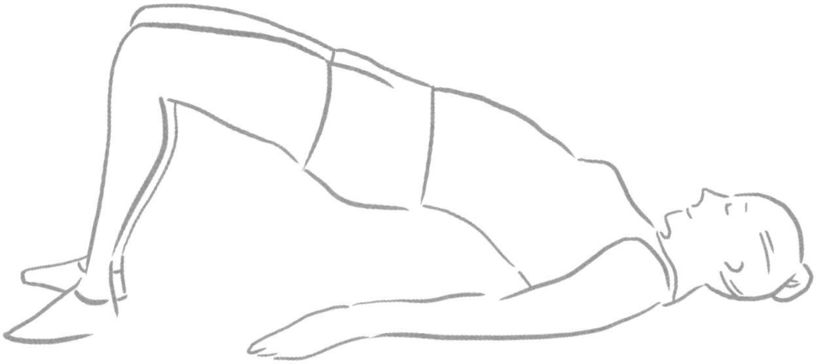

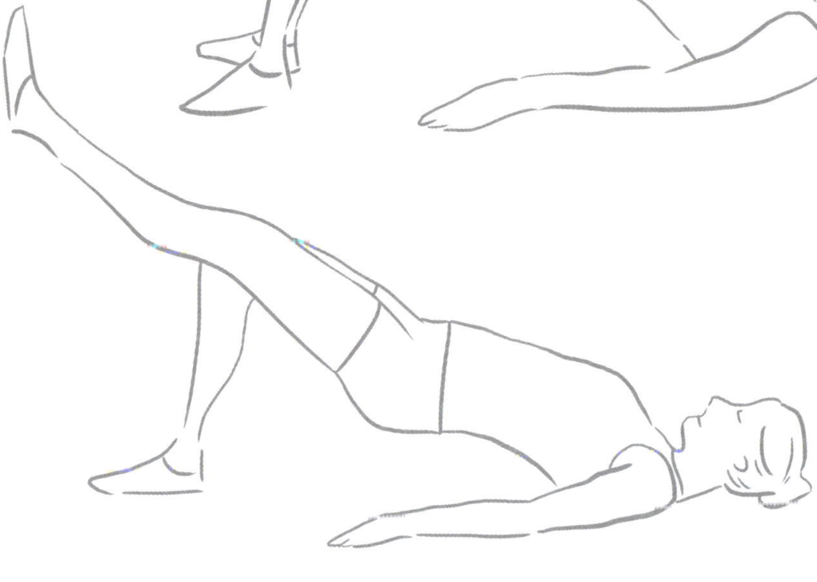

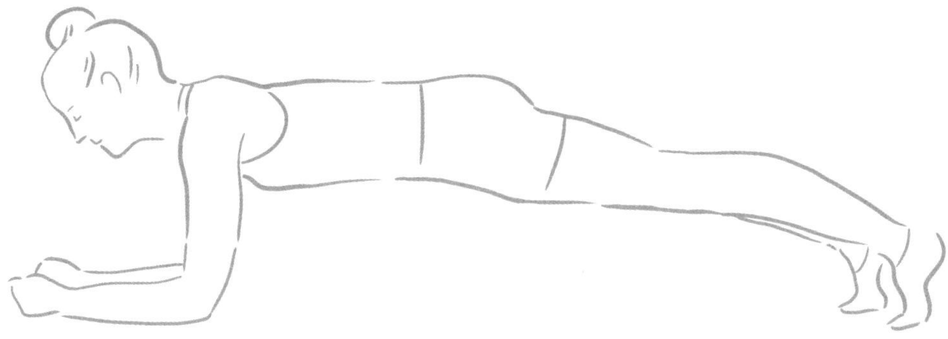

6. UNTERARMSTÜTZ

Beim Unterarmstütz liegen deine Unterarme auf dem Boden, die Schultern sind direkt über den Ellenbogen. Die Unterarme sind parallel zum Körper und die Beine gestreckt, ähnlich wie beim Bergsteiger (siehe Seite 74). Der Körper soll vom Kopf über den Hals, die Wirbelsäule und das Becken, Gesäß und Beine eine gerade Linie bilden. Der Kopf darf nicht hängen. Bleibe 15 Sekunden in dieser Haltung.

7. SEITLICHER UNTERARMSTÜTZ

Vom Unterarmstütz wechselst du in den seitlichen Unterarmstütz, indem du die Füße so drehst, dass einer auf dem anderen liegt und du auf dem rechten Ellenbogen ruhst. Die Schulter ist direkt über dem Ellenbogen. Lege die linke Hand auf die Hüfte. Hebe jetzt deinen Körper an. Das Gewicht tragen der rechte Arm und die Außenseite des rechten Fußes. Das Becken bleibt oben und der Körper bildet eine gerade Linie. Bleibe 15 Sekunden so. Lege dich wieder hin und wiederhole die Übung auf der anderen Seite.

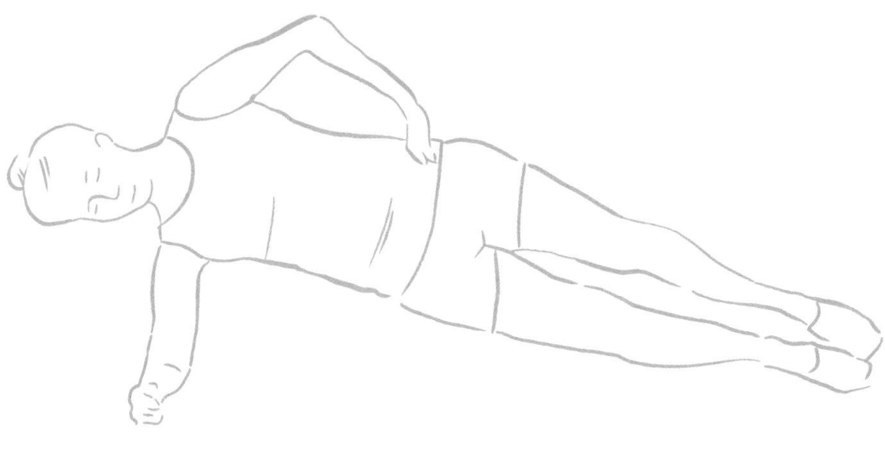

DIE HEILENDE KRAFT DES WASSERS

Viele Menschen lieben es, im Wasser zu sein und zu schwimmen, und es scheinen immer mehr zu werden. Während manche nur nach einer neuen Art suchen, sich zu erfrischen und zu regenerieren, nutzen andere das Wasser, um sich von Trauer oder Burn-out zu erholen. Manche Menschen treffen sich zum gemeinsamen täglichen Bad, während andere zu jeder sich bietenden Gelegenheit schwimmen. Allen ist gemein, dass sie sich für die unglaublich angenehme und heilende Kraft des Wassers begeistern.

HYDROTHERAPIE

Schon seit alters her dient die Hydrotherapie der Behandlung von Leiden. Im Wasser zu sein, kann ein Gefühl der Ruhe vermitteln, weil die Sinneswahrnehmungen dabei gedämpft werden. Man glaubt, dass der Druck des Wassers gegen die Brust den Blutfluss zum Hirn anregt. Studien haben gezeigt, dass die Floating-Therapie, bei der man in stark salzhaltigem Wasser mit Körpertemperatur auf dem Rücken liegend im Wasser treibt, hilft, die Symptome von chronischem Stress zu lindern.

ACHTSAMES TRAINING

Wenn du im Wasser trainierst, profitierst du von allen Vorteilen der Bewegung und wirst dabei vom Wasser getragen. Das ist sehr vorteilhaft, vor allem wenn du dich von einer Verletzung erholst oder aus anderen Gründen darauf achten musst, wie sehr du deinen Körper belastest. Beim Schwimmen als Freizeitsport kann man die Ausdauer, Fitness, Herz und Lunge sowie fast alle Muskeln trainieren, ohne die Gelenke zu belasten. Darüber hinaus wirkt es beruhigend und entspannend und verhilft zu besserer Körperhaltung, Beweglichkeit und Koordination. Darüber, ob man nach einer anstrengenden Sporteinheit einen Tag Ruhe braucht, gehen die Meinungen auseinander. Anders beim Schwimmen: Selbst wenn man sportlicher schwimmt, wird der Körper dabei nicht so stark beansprucht. Manche Anhänger anderer Sportarten nutzen ihren Ruhetag zum Schwimmen.

MIT DEM SCHWIMMEN ANFANGEN

Lebst du am Meer? Dann versteht es sich ja von selbst, wie dein Instagram-taugliches Morgenritual aussieht. Du hast nicht das Glück, in den Tropen zu leben? Dann lies die Tipps fürs Schwimmen im kalten Wasser (Seite 152/153). Auch am städtischen Hallenbad ist nichts verkehrt und das Wasser bestimmt wärmer. Außerdem profitierst du da eher von der Kameradschaft anderer Morgenschwimmer, als wenn du dich allein in die Wellen wirfst.

„Könnte ein Tropfen Wasser seine
eigene Geschichte aufschreiben,
würde er uns damit
das Universum erklären."

— LUCY LARCOM

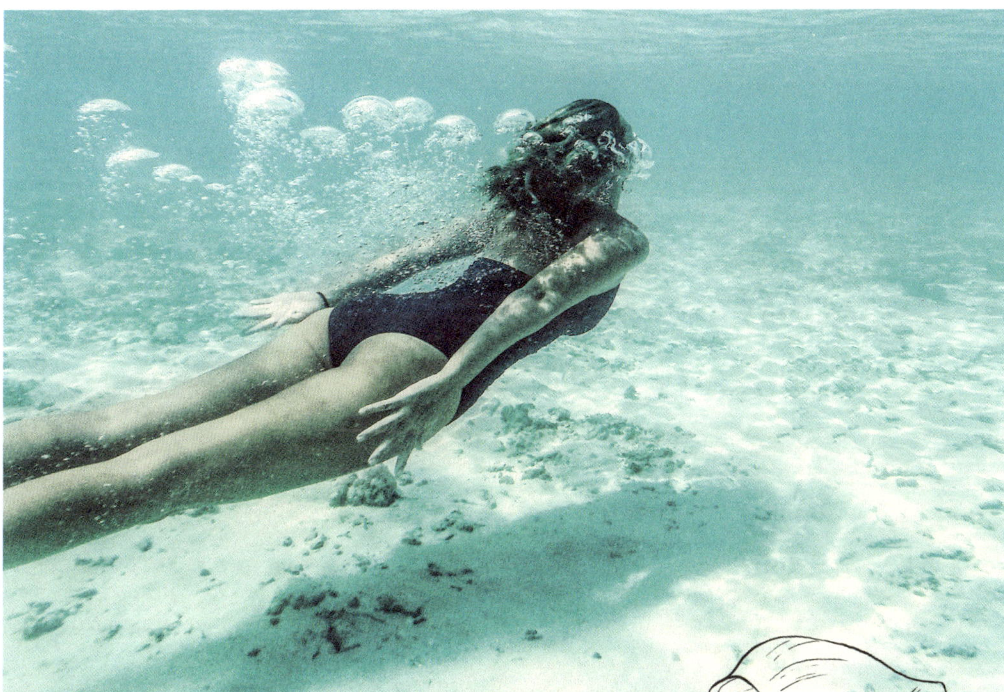

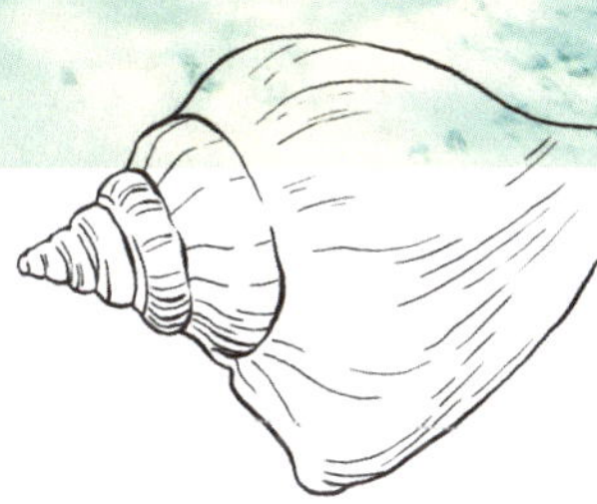

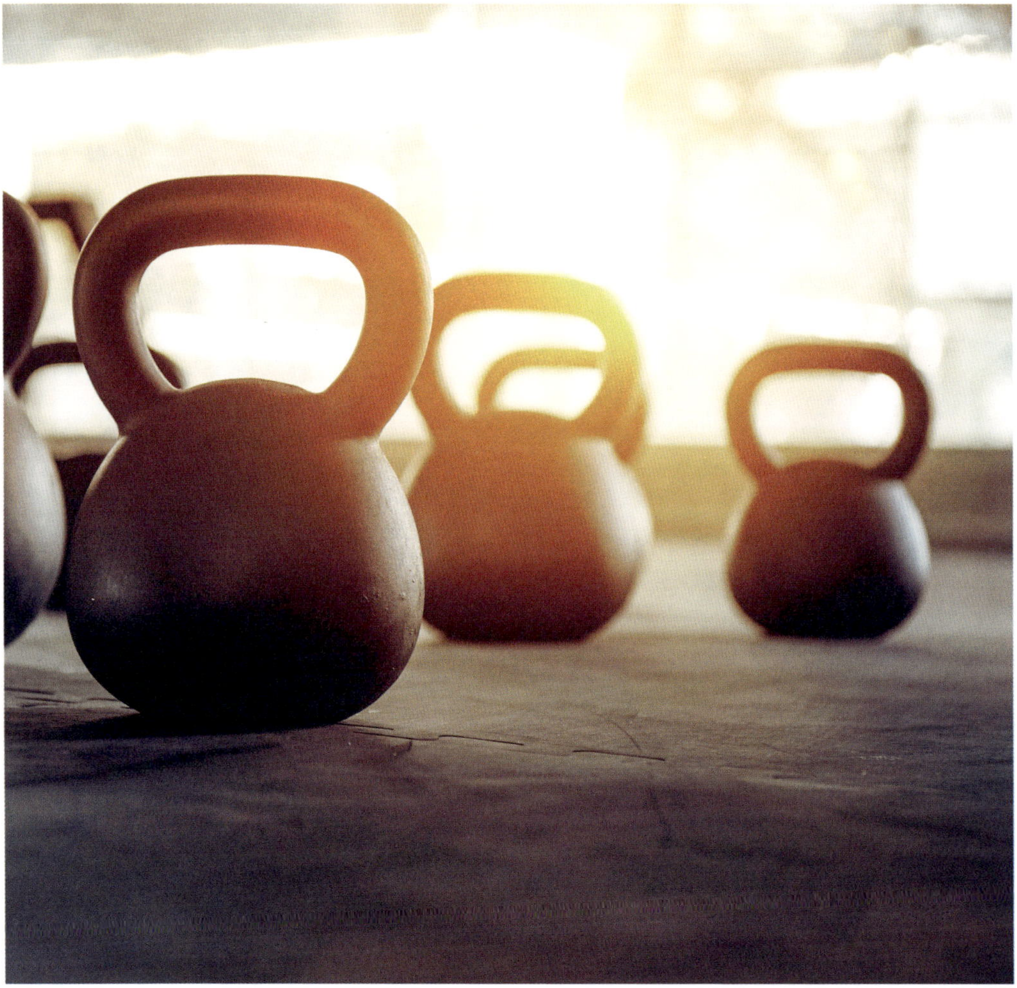

TIPPS FÜR DAS MORGEN-WORK-OUT

Du bist knapp bei Kasse, hast keine Erfahrung oder trainierst bereits zu anderen Tageszeiten? Das sollte dich nicht vom Morgen-Training abhalten. Selbst Neulinge begeistern sich für eine kurze, frühe Joggingrunde.

WAS DU BRAUCHST

Mit einem guten Paar Laufschuhe, Shorts und bequemen Leggings bist du für die meisten Trainingseinheiten gut gerüstet. Eine Smartphone-App, die deinen Lauf aufzeichnet oder dich an dein Sportprogramm erinnert, bringt dich noch einen Schritt weiter. Mit der Mitgliedschaft im Fitnessclub solltest du warten, bis du dir sicher bist, dass du bei deiner Morgenroutine bleibst. Ist das klar, kannst du dir einen Tracker zulegen, der alles vom Herzschlag über verbrannte Kalorien bis zur Anzahl der Etagen, die du zu Fuß gegangen bist, im Blick behält. Dann lohnt sich auch die Investition in Laufschuhe oder verschiedene Gewichte.

WENN DU NUR EINE SACHE TUST

Versuche es wenigstens einmal, um es zu spüren: Sport am Morgen kann ganz anders sein als am Abend, wenn wir von der Arbeitsenergie aufgeputscht sind. Gehe morgens laufen oder schwimmen oder versuche es mit einer Work-out-Einheit.

Tipps zum Dranbleiben

Manchmal wird es dir schwerfallen, dich aufzuraffen. Bereite dich auf diese Tage vor, indem du dir eine Aufgabe stellst oder dir eine Belohnung versprichst. Melde dich für ein Rennen an, starte einen Wettbewerb mit Freunden oder gönne dir einen Tag im Spa, wenn du einen Monat Frühsport geschafft hast. Hilft es dir, dich mit anderen über die Höhen und Tiefen des Sports auszutauschen, melde dich in einer Trainingsgruppe in den sozialen Medien an oder suche dir einen Challenge-Hashtag auf Instagram, etwa die 30-tägige #plankchallenge.

AUFWACHEN – VORSCHLÄGE FÜR RITUALE

Finde deinen Flow durch Aktivität und Bewegung

Den Tag mit erhöhtem Puls und schwitzend zu beginnen, kann dich auf Erfolgskurs bringen und den ganzen Tag über für Energie sorgen. Lasse dich von diesen Ritualen inspirieren.

RITUAL FÜR EILIGE

– Bereite dich am Abend auf einen Lauf vor, indem du frische Kleidung – und Unterwäsche – im Büro bereitlegst und zu Hause die Sporttasche packst.

– Ziehe sofort nach dem Aufwachen dein Laufzeug an.

– Wenn Sport auf leeren Magen für dich nicht geht, iss eine Banane als Energiespender oder mixe dir einen Green Smoothie (siehe Seite 114). Ansonsten frühstücke später (siehe die Seiten 108 und 121 und den Sporttipp auf Seite 122).

– Laufe oder jogge zur Arbeit (siehe Seite 68).

– Dusche am Arbeitsplatz, und du bist bereit für den Tag.

RITUALE FÜR MENSCHEN MIT ZEIT

– Stehe früh auf.

– Setze dich auf die Bettkante oder in einen anderen bequemen Sitz und nimm dir ein paar Minuten, um deinen Atem zu beobachten, formuliere dann deine Absicht für den Tag (siehe Seite 57).

– Mache das gesamte Ganzkörper-Work-out (siehe Seite 72) dreimal.

– Nimm eine eiskalte Dusche (siehe Seite 135).

– Denke beim Frühstück noch einmal über deine Ziele für den Tag nach (siehe Seite 114).

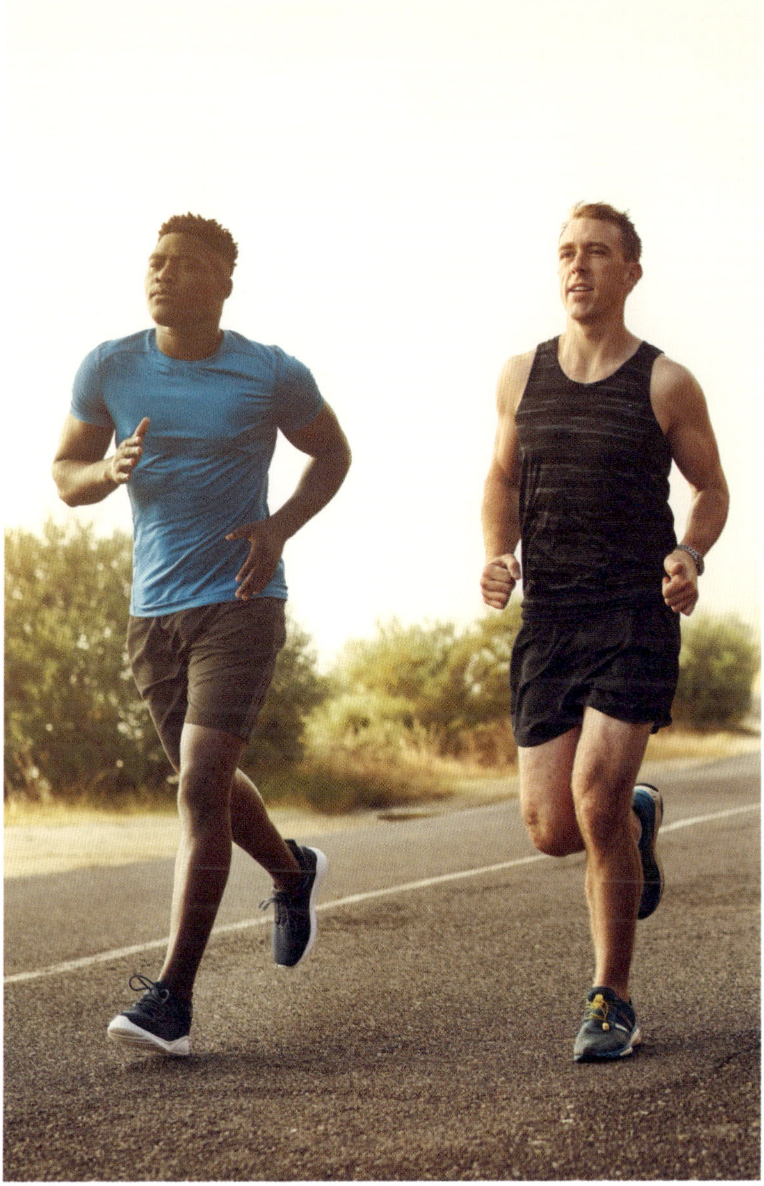

„… im Menschen [schlummern] tausend Gedanken […], von denen er nichts ahnt, bis er zur Feder greift und schreibt.“

— WILLIAM MAKEPEACE THACKERAY

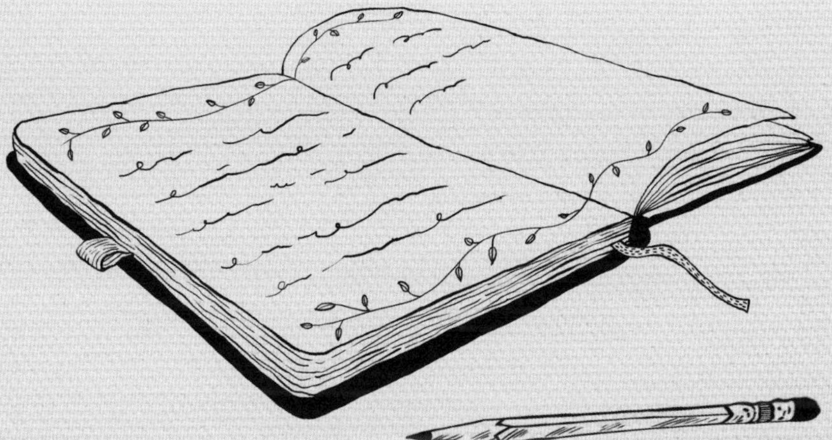

KAPITEL 4

KONZENTRIEREN

Rituale für einen klaren Geist

TRAINING FÜRS GEHIRN

Das Gehirn ist kein Muskel, aber es verhält sich oft wie einer. Im Prinzip kann es genauso trainiert werden. Das Gehirn ist müde, wenn du etwas Neues gelernt hast, so wie deine Muskeln nach einem harten Work-out schmerzen. Aber wenn man das Gehirn immer wieder fordert, entwickelt es sich und wird agiler.

POSITIVES DENKEN LERNEN

Das Gehirn hat eine merkwürdige Eigenschaft – an Negatives kann es sich gut erinnern. Das heißt Negativitätseffekt und ist sinnvoll. Denn das Gehirn ist darauf programmiert, uns zu schützen. Es ist immer auf der Hut vor potenziellen Gefahren. Positive Erfahrungen dagegen sind sicher und werden kaum registriert.

Die gute Nachricht ist, dass die Plastizität unseres Gehirns und positives Denken den Negativitätseffekt aufheben können. Hier kommen Meditation (siehe Seite 41) und Tagebuchschreiben (siehe Seite 89) ins Spiel. Setze dir Ziele, und du wirst ruhiger, schmiede Pläne, und du beginnst, dich zu entspannen, denke an die guten Dinge in deinem Leben, und dein Gehirn wird beginnen, sie sich zu merken.

ES IST NIE ZU SPÄT

Unsere Erfahrungen formen unser Hirn und programmieren es ständig neu. Es erscheint unfair, dass Menschen, die in einer ruhigen, sicheren und glücklichen Umgebung aufwachsen, automatisch gegenüber denen im Vorteil sind, die in ihrer Kindheit viel Angst und Unsicherheit erlebt haben. Aber die Tür ist immer offen und es ist nie zu spät, die Situation zu verbessern.

Meditation ermutigt dazu, die Achtsamkeit auf den jetzigen Moment zu richten statt auf Vergangenheit oder Zukunft. Tagebuchschreiben, Ziele setzen und Visualisierung helfen uns, auszuwählen und das Bewusstsein auf die Dinge zu lenken, die gut laufen. Zudem zeigen sie uns neue Möglichkeiten. Ein bisschen Gehirntraining am Morgen kann also nicht schaden.

„Das Gehirn ist weiter als der Himmel."

— EMILY DICKINSON

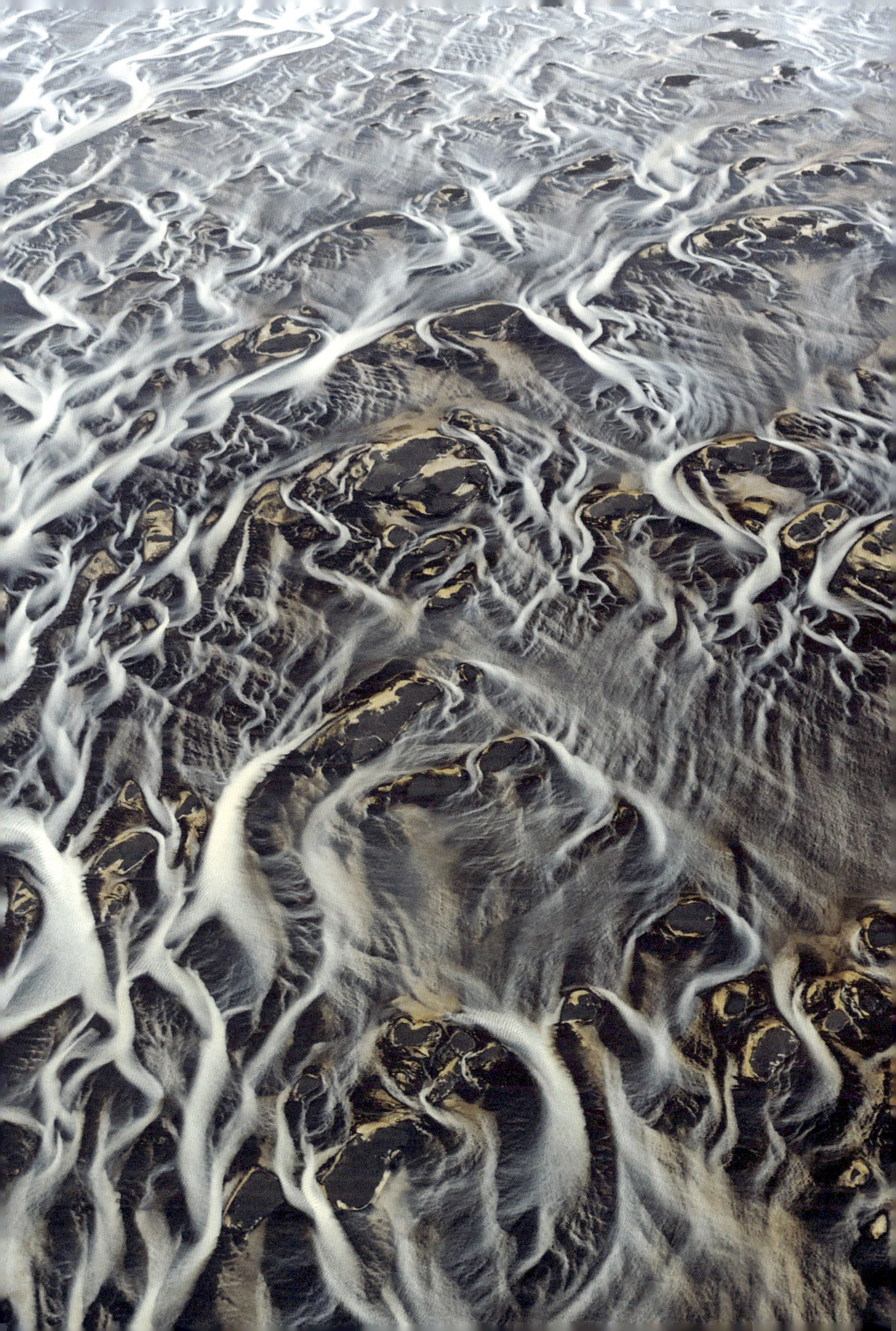

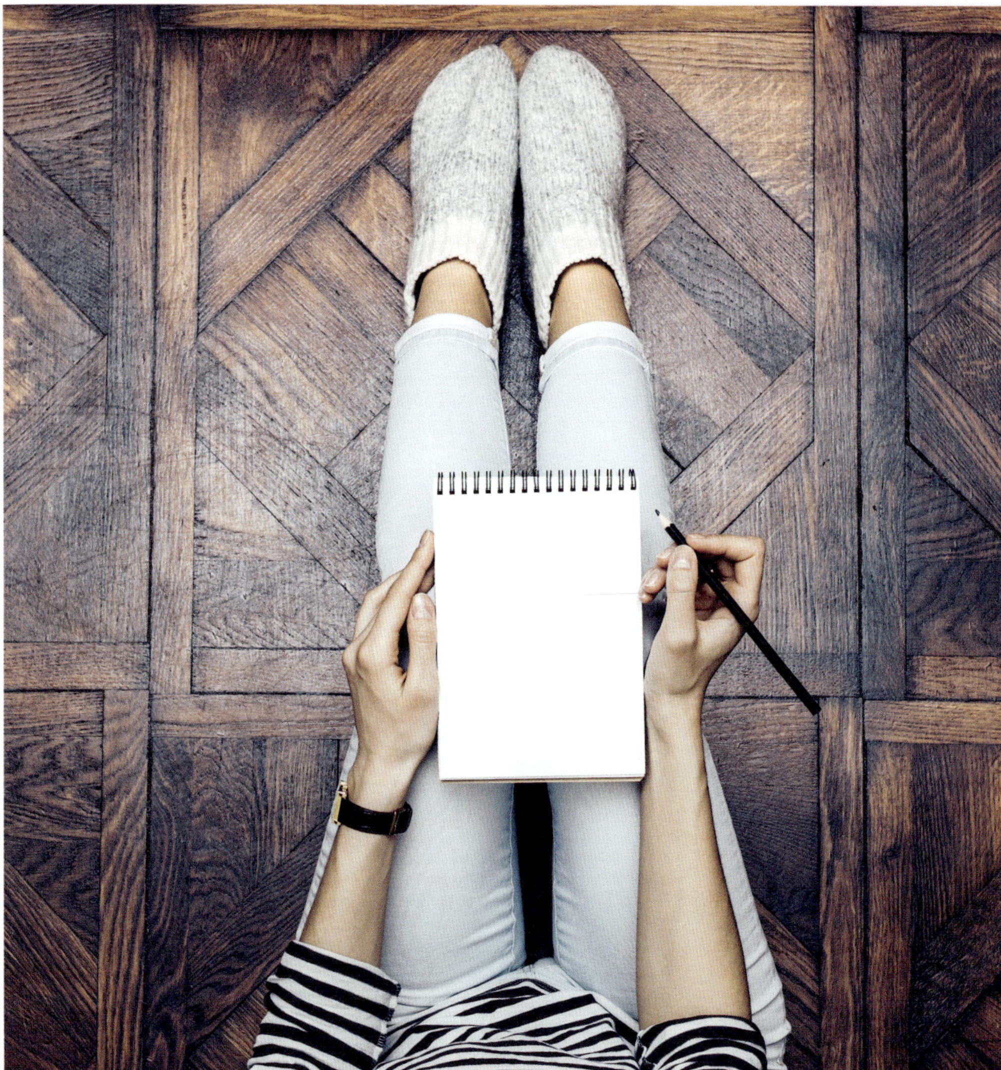

„Es ist so, als ob ich mir selbst etwas zuflüsterte und zugleich auf mich lauschte."

— MINA MURRAY IN BRAM STOKERS *DRACULA*

DAS VERSPRECHEN EINER LEEREN SEITE

Für viele ist ihr Morgenritual etwas, womit sie Kontrolle über den Tag übernehmen. Eine leere Seite ist ein schönes Symbol dafür: ein offener Raum voller Verheißung, ohne Einschränkungen und Zwänge. Wenn du die Seite mit Dankbarkeit, Absichten und Zielen füllst, räumst du deinen Geist auf.

Natürlich unterscheidet sich eine Form des Tagebuchführens sehr von der anderen. Schreiben hat sich als effektives Mittel im Bereich der positiven Psychologie erwiesen und steht auch bei den Produktivitätsgurus und Kreativen ganz oben auf der Liste. Hier sind einige der häufigsten Schreibtools für Frühaufsteher.

ZIELSETZUNG

Die Möglichkeiten, sich ein Ziel zu setzen, sind schier unendlich, aber hier geht es einfach um Klarheit und Konzentration. Alles, was nicht näher ans Ziel führt, ist Ablenkung und vermutlich Zeitverschwendung. Sich seiner Träume und Ziele bewusst zu sein, hilft, sich dementsprechend zu verhalten und Prioritäten zu setzen (siehe Seite 99).

MORGENSEITEN

In dem enorm erfolgreichen Buch Der Weg des Künstlers der Dichterin, Dramatikerin und Filmemacherin Julia Cameron gehören die Morgenseiten zum Werkzeug des Dichters. Es handelt sich um drei Seiten, auf denen man gleich nach dem Aufstehen seinen Gedanken freien Lauf lässt. Es gibt keine Regeln, keine Ziele und kein Publikum. Auf diese Gewohnheit schwören weltweit zahllose Schriftsteller und andere Kreative, denn so bekommen sie den Kopf frei und schaffen Platz für Kreativität.

TO-DO-LISTEN

Morgens über der To-do-Liste zu sitzen und festzulegen, was wichtig ist, ist nichts Neues. Aber vielleicht bleibt es gerade deshalb so beliebt. Aufzuschreiben, worauf man sich am Tag konzentrieren möchte, hilft, das Wesentliche zu erkennen. Außerdem hilft es zu wissen, dass alle wichtigen Aufgaben auf der Liste stehen. Das lässt Platz für anderes und bringt Ruhe, die man sonst nur schwer erreicht.

„BUJO"

Die vielleicht neueste und meist diskutierte Tagebuchtechnik ist das Bullet Journal oder BuJo, wie seine Anhänger es liebevoll nennen. Es ist ausgefeilter als die anderen Methoden, enthält durchdachte Layouts und Raster und spricht auch die an, die eine Schwäche für Designelemente wie Typografie haben. Abgesehen vom Aussehen sind viele vom Bullet Journal begeistert, wenn es um Planungen geht und darum, einen guten Überblick über tägliche Aufgaben und Routinen zu behalten.

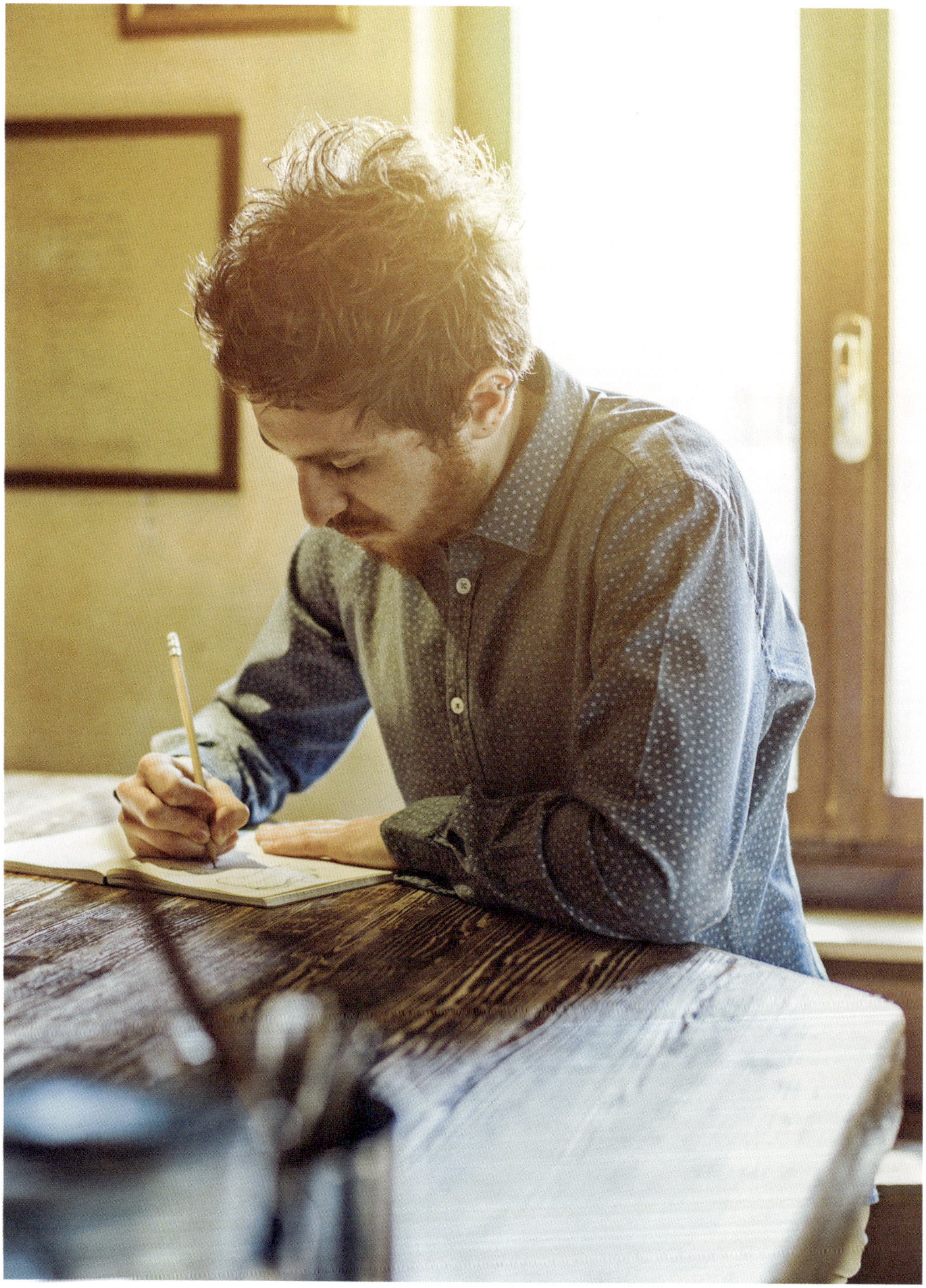

DANKBARKEIT BE-SCHREIBEN

Erinnerst du dich an das Spiel, das wir bei langen Autofahrten gespielt haben? Wer zuerst zehn gelbe Autos gesehen hat, hat gewonnen. Dabei hat aber niemand ein blaues Auto gesehen, weil wir uns nur auf die gelben konzentriert haben.

Das mag sehr vereinfacht klingen, ist aber gar nicht so weit hergeholt. Wenn wir uns mit Aufgaben und Sorgen herumschlagen, vergessen wir leicht, was direkt vor uns ist – all die Dinge, die wir als gegeben hinnehmen. Das ist nicht unbedingt ein Fehler, aber wenn wir uns das erst einmal bewusst gemacht haben, können wir es zu unserem Vorteil nutzen und unser Gehirn dahingehend trainieren, dass wir uns auf das Gute in unserem Leben konzentrieren.

BIST DU GLÜCKLICHER, ALS DU DENKST?

Antidepressiva regen Neurotransmitter wie Dopamin und Serotonin an, die für alles von Motivation bis zu emotionalen und kognitiven Funktionen zuständig sind und einfach gesagt zu unserem Wohlbefinden beitragen. Genau so wirkt es, über das in unserem Leben nachzudenken, wofür wir dankbar sind. Dabei geht es nicht darum, dem Gehirn Glück vorzugaukeln. Das Dankbarkeitstagebuch lässt uns erkennen, dass wir schon glücklich sind.

DREI DINGE GENÜGEN

In seiner einfachsten Form ist das Dankbarkeitstagebuch unglaublich zeiteffizient und erfordert nur wenige Minuten, in denen du drei Dinge aufschreibst, für die du dankbar bist. Der Effekt ist aber alles andere als unbedeutend – er verschiebt das Denken vom Mangelbewusstsein zum Bewusstsein von Fülle. Das fördert nicht nur das Glücksgefühl, sondern macht dich auch geselliger und trägt zu langfristigen Veränderungen bei.

Manche von denen, die morgens meditieren oder Sport treiben, schließen Dankbarkeit in ihr Morgenritual ein und widmen am Ende ihrer Übung einen Moment der Dankbarkeit. Begeisterte Schreiber dagegen schreiben vielleicht gleich seitenweise darüber, was sie jeden Morgen wieder dankbar sein lässt. Alle sind sich aber einig: Ein bisschen Dankbarkeit kann eine Menge bewirken und die Art, wie wir die Welt betrachten, grundlegend verändern.

„Wenn du am Morgen erwachst, denke daran, was für ein köstlicher Schatz es ist, zu leben, zu atmen und sich freuen zu können."

— MARK AUREL

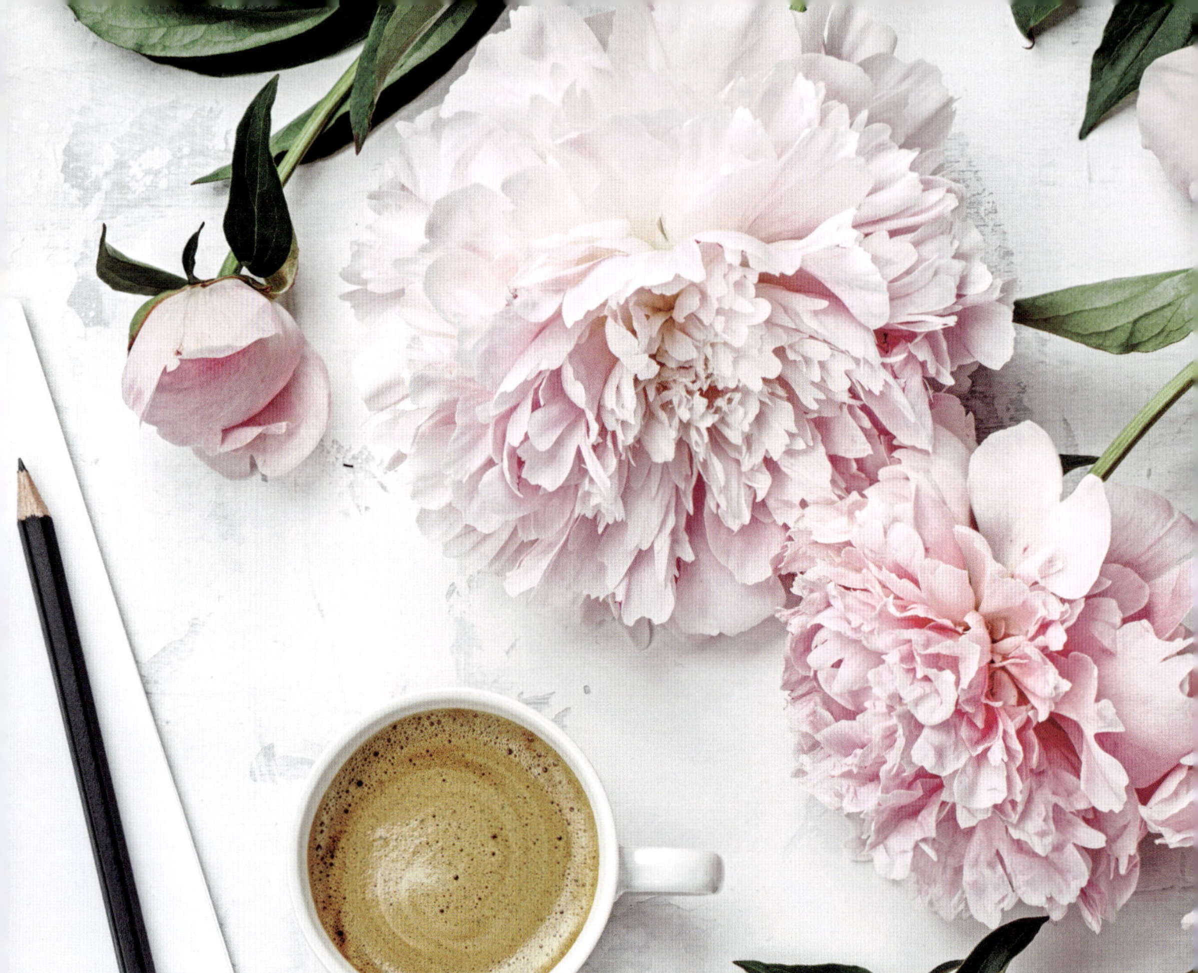

Mangel versus Überfluss

Wenn sich das Denken vor allem auf das konzentriert, was fehlt, können negative Gedanken das Leben bestimmen. Dahinter steckt die Angst, nicht genug zu haben. Sie betont das Gefühl, etwas zu vermissen oder nicht erreichen zu können. Eine Dankbarkeitspraxis kann helfen, die Denkweise auf das umzuleiten, was man hat. Dann erscheinen Herausforderungen wie Möglichkeiten, man schätzt die Menschen und Dinge, die einen umgeben, und nimmt eine proaktive statt einer reaktiven Haltung ein. Das wiederum führt zu mehr Großzügigkeit und der Fähigkeit, Erfolge und das Glück anderer zu feiern, denn man weiß, dass es in der Welt Liebe und Güte im Überfluss gibt.

EIN DANKBARKEITSTAGEBUCH FÜHREN

Vielleicht liegt dir die eine Tagebuchform mehr als die anderen. Höre auf dein Bauchgefühl und folge deiner Kreativität. Bevor du deinen persönlichen Schreibstil findest, hier ein paar Übungen zum Ausprobieren. Sei offen und sieh dir an, wohin sie dich führen.

WAS BRAUCHE ICH?
Wähle einen Stift, den du magst, und ein neues Notizbuch, das dich inspiriert. Wenn du lieber kein schönes Heft ruinieren möchtest, tut es auch einfach ein Blatt Papier.

WO SCHREIBE ICH?
Gib dir beim Aufwachen ein paar Minuten Zeit, bleibe noch ein bisschen unter der warmen Decke oder wickle dich in deinen Bademantel und setze dich in deinen Lieblingsstuhl. Stellt sich heraus, dass es dir guttut, mehr als bloß ein paar Minuten zu schreiben, setze dich lieber gleich an den Schreibtisch – vielleicht mit einer Tasse warmem Zitronenwasser (siehe Seite 110). Wenn du dich auch bei Musik konzentrieren kannst, stellst du dir vielleicht eine Playlist mit beruhigenden und aufmunternden Stücken zusammen, um damit jeden Tag zu beginnen.

WIE SCHREIBE ICH?
Schreibe mindestens drei Dinge auf, für die du heute dankbar bist, da kann von Sonnenschein bis zu guter Gesundheit alles dabei sein. Echte Dankbarkeit für nur wenige Dinge auszudrücken, hat oft eine viel größere Wirkung, als eine lange Liste zu erstellen – außerdem erhöht eine kurze Liste die Wahrscheinlichkeit, dass das Schreiben zum Ritual wird.

Denke daran, dass es nicht darum geht, wie du es tust, sondern dass du es tust. Damit lernt dein Gehirn, die guten Dinge zu bemerken und sich auf sie zu konzentrieren, und du wirst mit der Zeit immer mehr Gutes wahrnehmen.

FÜR WEN IST DAS GUT?
Das passt zu Leuten, die wenig Zeit haben, aber aufgeheitert werden müssten. Zwei Minuten jeden Morgen können schon reichen.

WAS HABE ICH DAVON?
Bei vielen Leuten verstärkt ein Dankbarkeitstagebuch das Glücks- und Zufriedenheitsgefühl, bei manchen auch die Produktivität, die Motivation und die Energie.

DIE KUNST DES POSITIVEN TAGEBUCHS

Mit einer Mutter und einer Schwester, die unter bipolaren Störungen litten, war es für Megan C. Hayes' Leben immer wichtig, ihre geistige Gesundheit zu erhalten. Sie studierte kreatives Schreiben und erkannte dabei, dass ihr das Schreiben half, ihre eigene mentale Fitness zu stärken, und dass das Schreiben für ihr Wohlbefinden entscheidend war. Das führte sie zu einer Karriere als Lehrerin und Forscherin in diesem Bereich. Hier gibt sie Tipps fürs Tagebuchschreiben und sagt, wie sich diese Gewohnheit auf die Gefühlswelt auswirkt.

ÜBER POSITIVES SCHREIBEN

„Schreiben – ob im Tagebuch oder Geschichten – kann die emotionale Intelligenz fördern. Mein Buch Write Yourself Happy konzentriert sich aufs Tagebuchschreiben, aber auch aufs kreative Schreiben als Weg zu Wohlbefinden. Tagebücher neigen dazu, zum Abladeplatz für unsere negativen Gefühle zu werden. Doch wenn wir Tagebuch führen, schreiben wir nicht nur über uns, wir lesen uns auch selbst. Und ständig wieder über düstere Stimmungen zu lesen, kann sich sehr negativ anfühlen.

Auf die verschiedenen positiven Gefühle zu blicken, hilft, die Feinheiten des Glücks zu beleuchten. Die Hoffnung entsteht in schlechten Zeiten, ist aber letztlich positiv. Heiterkeit ist ein positives Gefühl, aber viel leiser als zum Beispiel Freude. Ein Tagebuch kann uns helfen, diese Nuancen zu entdecken."

WARUM AM MORGEN SCHREIBEN?

„Alles, was ich morgens tue, bestimmt die Stimmung für den Tag. Das Tagebuch kann dazu dienen, uns auf uns selbst zu konzentrieren und die gewünschten positiven Gefühle hervorzuheben, etwa Hoffnung (siehe rechte Seite). So überlisten wir nicht nur die Erfahrung. Wir sind am Ruder und wissen, wohin wir wollen."

TIPPS FÜR TAGEBUCHANFÄNGER

- *„Mache es dir so angenehm wie möglich. Schreibe zum Beispiel im kuscheligen Bett. Wir werden von erfreulichen Dingen angezogen. Wird es zur Arbeit, werden wir nicht dabeibleiben. Konzentriere dich auf den Spaß dabei."*
- *„Versuche gar nicht erst, sauber und ordentlich zu schreiben. Fürchte dich nicht vor dem Chaos – dein Tagebuch ist nicht für Instagram bestimmt."*
- *„Zensiere dich nicht. Schreibe auf Blätter, die du zur Not wegwerfen kannst."*

„Hoffnung“ schreiben*

Schreibe in deinem Tagebuch darüber, wie sich Hoffnung anfühlt, wie sie aussieht, riecht oder schmeckt, und lasse dabei fantasievolle Details und Beschreibungen einfließen. Ist sie verführerisch silbern oder ein helles, sonniges Gelb? Schmeckt sie klebrig-süß oder pikant? Lasse all diese Bilder ein bisschen auf dich wirken und entscheide dann, welches treffend ist. Daraus kann durchaus ein größerer kreativer Text werden, etwa ein Gedicht. Es ist toll, wenn das klappt. Nachdem du auf diese ungewöhnliche Art die Hoffnung beschrieben hast, kannst du vielleicht über etwas Bestimmtes schreiben, das du für dein Leben erhoffst. Was tust du dafür? Wer hilft dir dabei? Welche persönlichen Ressourcen wie Mut oder Mitgefühl mit dir selbst stehen dir zur Verfügung?

**Nach einer Übung aus* Write Yourself Happy: The Art of Positive Journalling *von Megan C. Hayes*

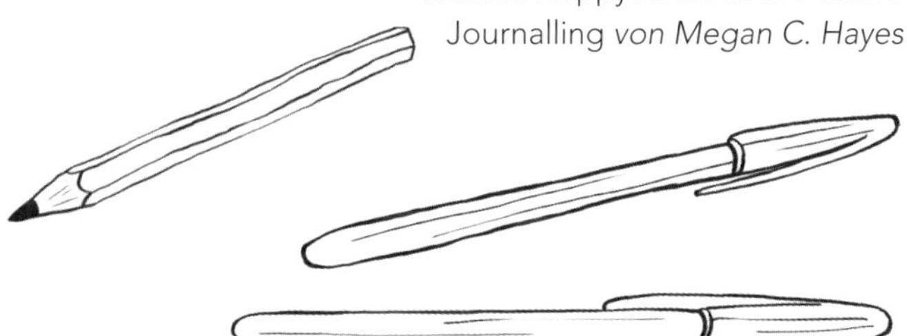

MINIRITUALE FÜR DAS GEHIRN

Wenn du dich mit dem Schreiben nicht anfreunden kannst oder deine Familie dich morgens zu sehr in Anspruch nimmt, heißt das nicht, dass du auf mentale Klarheit verzichten musst. Fange mit einer dieser schnellen kleinen Sachen an, um dich auf den Tag vorzubereiten, und baue sie in andere Morgenrituale an. Die kleinen Dinge haben es in sich.

DEINE WERTELISTE

Schreibe deine wichtigsten Werte auf eine Postkarte oder ein Blatt Papier und befestige sie in deinem Kleiderschrank. Lies jeden Morgen beim Anziehen einen oder mehrere dieser Werte laut oder leise für dich. Eine einfache Erinnerung kann reichen, um dich in die richtige Verfassung zu versetzen. Wenn du ein eher visueller Mensch bist, zeichne Symbole für die Gefühle, die deine Werte auslösen.

KLEBEZETTEL MIT AFFIRMATIONEN

Affirmationen (siehe Seite 57) sind ein bisschen wie Deklarationen, aber positiv und persönlich. Wenn du unter Druck stehst, hilft dir vielleicht eine Affirmation wie „Ich bin widerstandsfähig" oder „Ich bin ruhig", während nach einer Krankheit etwas wie „Ich bin stark" wirken kann. Du kannst dir auch mehrere Affirmationen zugleich aussuchen, aber sie sollten sehr genau und für dein Leben und deinen gegenwärtigen emotionalen Zustand wichtig sein. Schreibe sie auf Zettel und klebe sie dorthin, wo du sie jeden Morgen siehst, zum Beispiel auf den Nachttisch, an den Badezimmerspiegel oder dahin, wo du deine Schlüssel aufbewahrst.

DEINE DANKBARKEITSLISTE

Eine weitere Liste, die zu Hause zum Beispiel am Kühlschrank hängen könnte, ist eine einfache Art, Dankbarkeit ohne Tagebuch und großen Aufwand in den Morgen zu integrieren. Teile die Liste in Kategorien wie „Leute", „Materielles" und „Fähigkeiten" ein. Dann kannst du beim Frühstück oder Kaffee einfach eine aussuchen, auf die du dich konzentrierst. An einem Tag denkst du vielleicht an eine lange Freundschaft, an einem anderen an deine Gesundheit. So unbedeutend das auch erscheinen mag, so trainiert diese schnelle Übung dein Gehirn doch darauf, das wahrzunehmen, was du hast, anstatt sich in Stress und Sorgen hineinzusteigern.

WIRF DICH IN POSE

Stelle dich stolz hin, die Beine leicht gespreizt, die Füße fest auf dem Boden, Rücken gerade, Brust heraus und Kinn nach oben. Hebe die Arme zu einem V über deinen Kopf, ziehe die Schultern zurück und öffne die Arme weit zu den Seiten, als wolltest du jemanden umarmen. Atme tief ein. Lächle. Versuche, dich bei Bedarf im Lauf des Tages an dieses Gefühl zu erinnern.

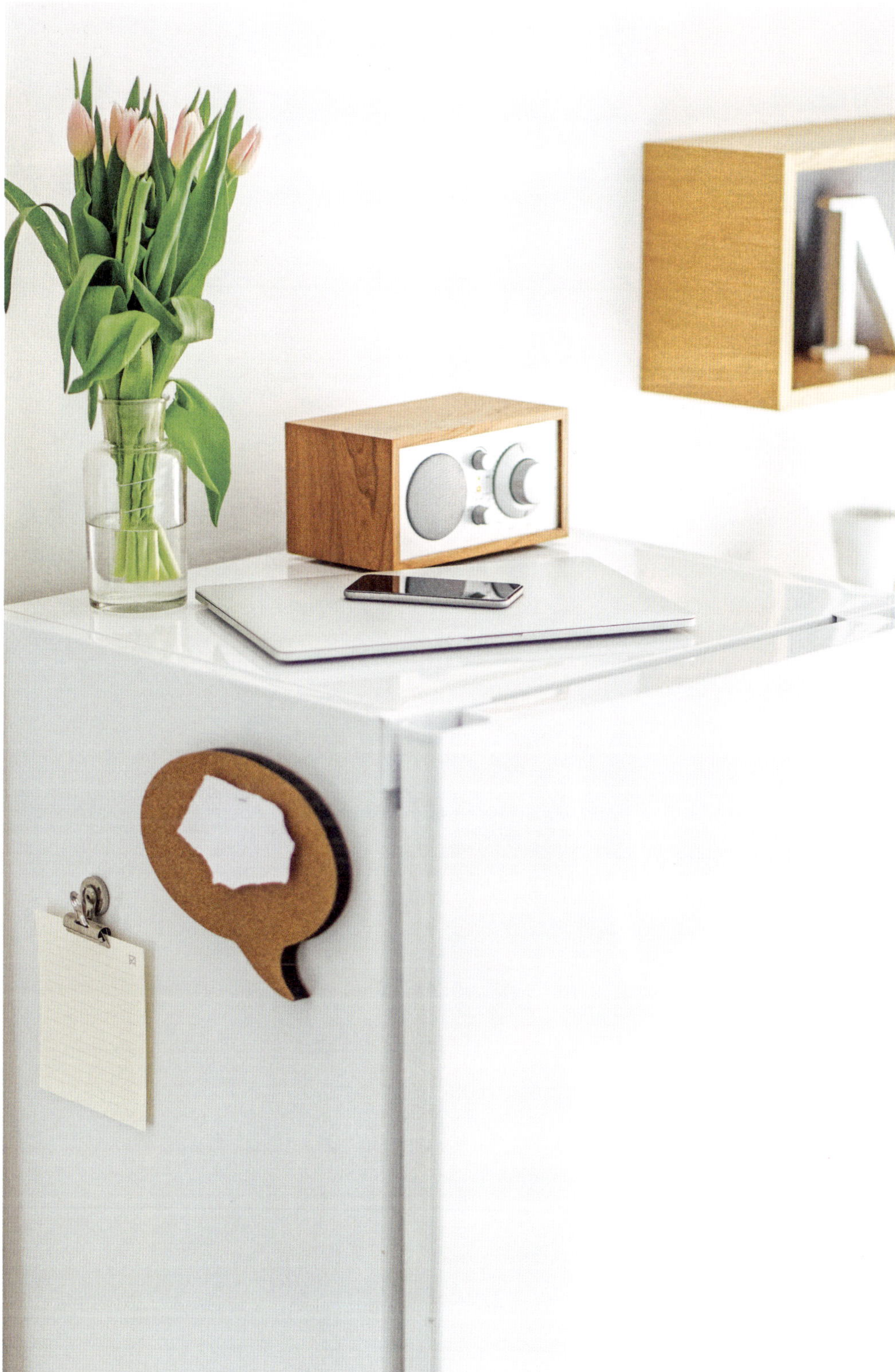

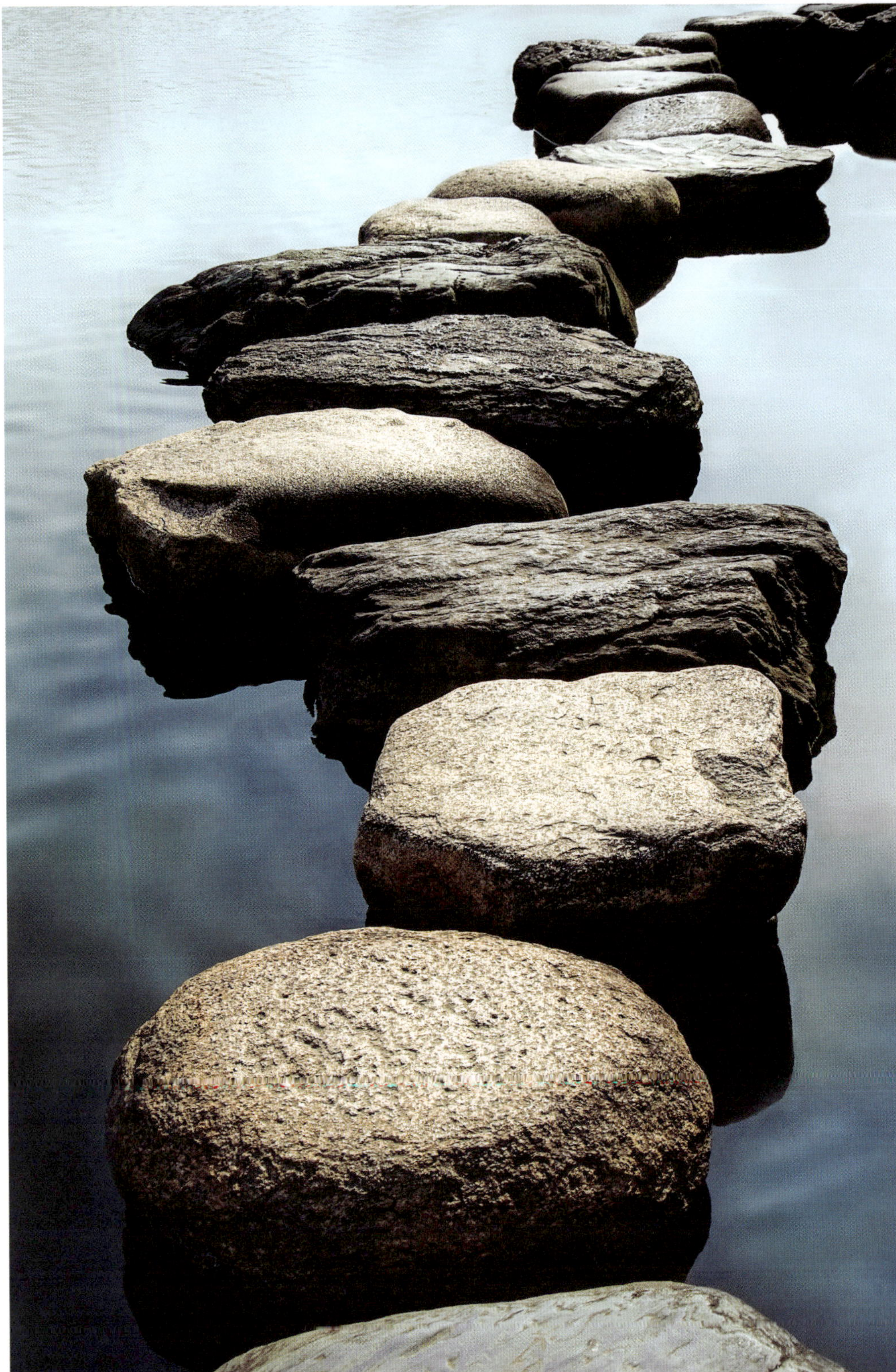

SETZE DIR EIN ZIEL – UND MEINE ES ERNST

Manche sagen, dass Dankbarkeitstagebücher deshalb so effektiv sind, weil sie uns zu Herzen gehen - sie bedeuten uns wirklich etwas. So solltest du es auch mit Zielsetzungen halten, wenn du wirklich einen Nutzen daraus ziehen willst.

Manche Leute halten Zielsetzungen für eine Art Eskapismus, bei dem man den Weg zum Ziel übersieht und weit in die Zukunft vorgreift. Dabei ist doch im Gegenteil der tägliche Sieg auf einem bedeutungsvollen Weg ein hervorragender Ort.

ZIELE FÜR DICH

- Wo soll man anfangen? Am besten weit in der Zukunft, in zehn Jahren.

- Wie soll es aussehen? Keine Frage, das ist viel Arbeit. Denk an die Familie, Arbeit, Fitness, einen gesellschaftlichen Beitrag und Lebenssinn – all die Dinge, die für dich wichtig sind und für die du echte Leidenschaft empfindest.

- Weißt du erst mal, wohin du möchtest, leg dir für den Weg dahin kleinere Ziele fest. Wo musst du in zwei Jahren sein, um dein Ziel zu erreichen, wo in sechs Monaten? Welche wöchentlichen Ziele brauchst du dafür?

- Während du diese Teilziele erreichst – eins nach dem anderen, Tag für Tag, Woche für Woche, Jahr für Jahr –, bringen sie dich näher an das jeweils nächste Ziel und an deine Vision.

SEI SMART

Jeder, der schon mal im Projektmanagement gearbeitet hat, weiß, dass Ziele immer SMART sein müssen: Specific (genau), Measurable (messbar), Attainable (erreichbar), Realistic (realistisch) und Timely (fristgerecht). Und hinter jedem Ziel stecken viele Aufgaben, Schritte, die unternommen und jeden Tag abgehakt werden müssen, damit man sein Ziel erreicht. Wenn dein Ziel wirklich SMART ist und du richtig motiviert bist, wirst du es auch erreichen.

Aber abgesehen davon, dass sie dich von A nach B bringt, spart dir eine gute Zielsetzung viel Zeit. Man kann viel tun, ohne etwas zu erreichen. Aber hat man die Ablenkungen erst einmal von den eigentlichen Aufgaben getrennt, kann man besser Prioritäten setzen und das Ziel im Auge behalten. Denke jeden Tag über deine Aufgaben nach, immer mit Blick auf das große Ziel.

Das Gehirn profitiert von Erfolgen – und das ist die beste Gelegenheit, es zu fördern. All die kleinen Ziele zu erreichen, ist jedes Mal ein Erfolg für sich mit dem zugehörigen Schub fürs Selbstbewusstsein und für neue Motivation.

STELL DIR VOR

Was meinem wir, wenn wir sagen, dass Ziele zu Herzen gehen sollen? Was dich davon abhält, ein Ziel aufzugeben, ist dieses nagende Gefühl im Magen, das dir sagt, es sei zu wichtig, um es loszulassen. Zu diesem Zweck wird die Visualisierung eingesetzt. Du kannst dich mit deinem Ziel verbinden, es sehen und fühlen, wissen, dass es wichtig ist, und spüren, dass du es erreichen kannst.

Visualisierung wird oft im Sport und von erfolgreichen Unternehmern eingesetzt, um einen klareren Blick und mehr Selbstvertrauen zu vermitteln. Sie hat sich auch für Schlaganfallpatienten mit Lähmungen bewährt. Sich vorzustellen, wie sich die Gliedmaßen bewegen, reduziert tatsächlich den Gewebeverlust in den betroffenen Arealen im Gehirn, denn die Neuronen unterscheiden nicht immer zwischen der Vorstellungskraft und der realen Handlung. Wenn man sich also vorstellt, etwas zu tun, wird der Teil des Hirns stimuliert, der für eine echte Aktion zuständig wäre. Stellt man sich immer wieder etwas vor, hält das Gehirn es für möglich.

Visualisierung fördert darüber hinaus die Motivation und regt das kreative Unbewusste an. Wie ein Dankbarkeitstagebuch die Aufmerksamkeit auf das lenkt, was im Leben gut ist, kann ein visualisiertes Ziel Gelegenheiten sichtbar werden lassen, die man wahrnehmen sollte.

Visualisierungstechniken zum Ausprobieren

1. Für die einfachste Art der Visualisierungsübung setzt du dich bequem hin, schließt die Augen und stellst dir sehr detailliert dein Ziel vor, als hättest du es schon erreicht. Das geht am besten früh am Morgen, wenn du am entspanntesten bist.

2. Mithilfe von Bildbearbeitungsprogrammen kannst du Bilder von dir in deinen Traumszenarien schaffen, zum Beispiel dass du dort den Doktorhut einer bestimmten Universität trägst oder vor deinem perfekten Zuhause an deinem Lieblingsort stehst. Stelle eines für jeden Aspekt in deinem Leben her und sieh sie dir morgens an.

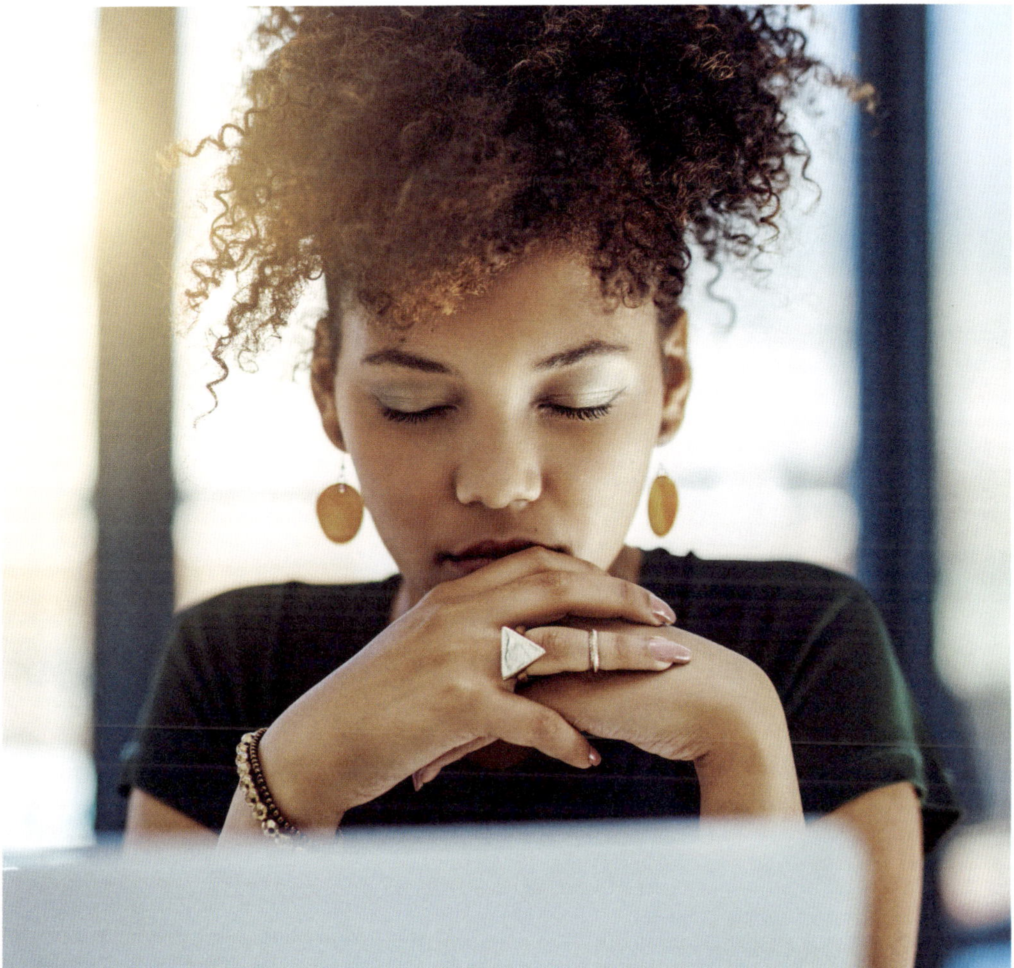

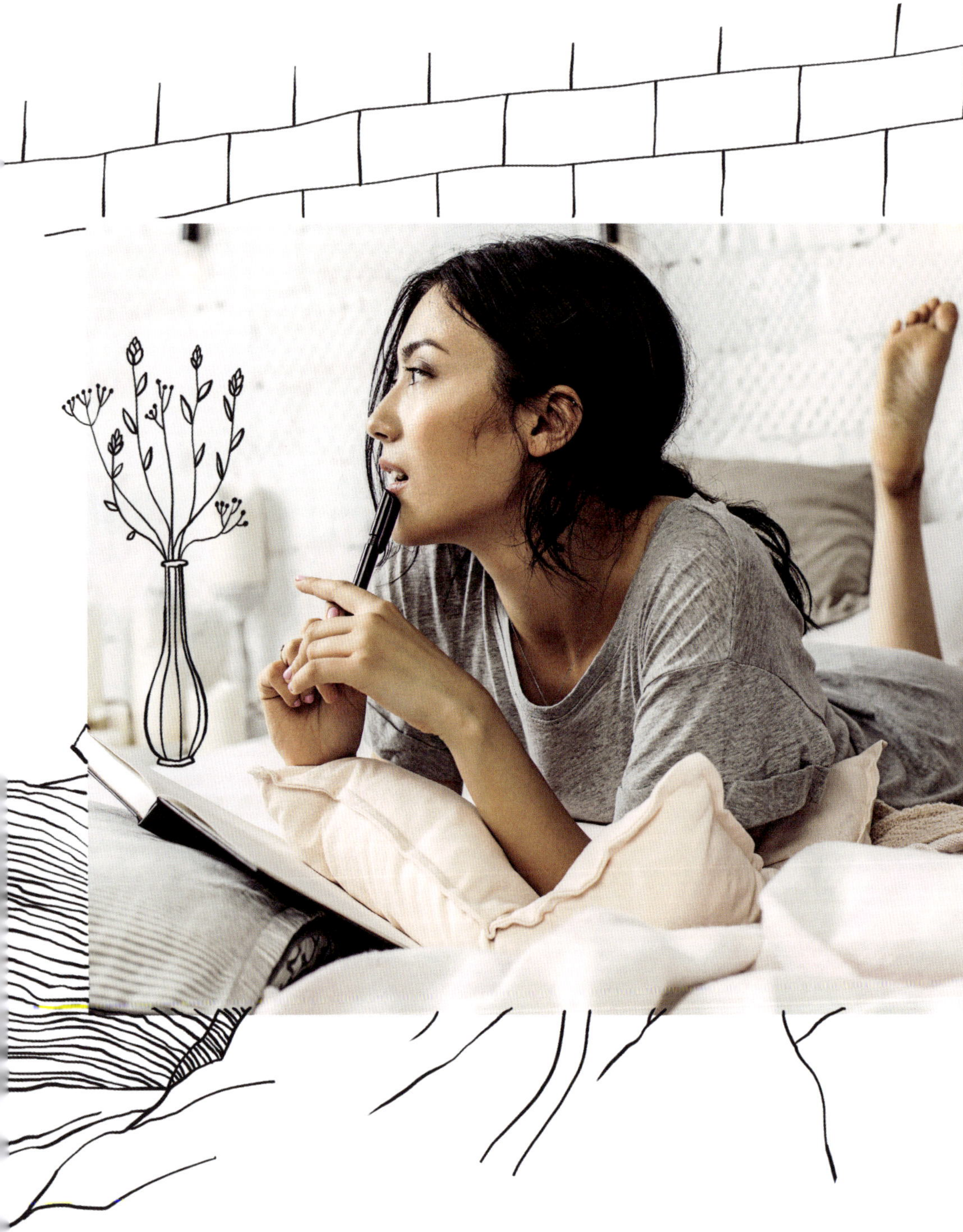

TIPPS UND QUELLEN FÜR EIN RITUAL DER KLARHEIT UND KONZENTRATION

Wenn du es mit einem Tagebuch oder mit Zielsetzungen versuchen willst, aber nicht genau weißt, wo du anfangen sollst, teste ein paar der folgenden Übungen und finde heraus, welche zu dir passt.

- Denke an eine positive Erfahrung vom Vortag, bei der du dich stark, ruhig oder glücklich gefühlt hast. Beschreibe dein Gefühl.

- Wie willst du dich fühlen, wie willst du sein? Absichten sind gewöhnlich viel weitreichender und werteabhängiger als tägliche oder sogar wöchentliche Ziele. Dich an die Werte zu erinnern, die du verkörpern möchtest, ist ein großer Schritt auf dem Weg zu deinen Zielen.

- Sieh dir die Dinge an, für die du dankbar bist, und stelle dir ein Leben ohne sie vor. Das hilft, die positiven Aspekte deines Lebens nicht als gegeben hinzunehmen.

- Sei kreativ. Zeichne deine Dankbarkeit, singe und tanze sie – und dabei sollst du sie wirklich fühlen und verkörpern.

- Schreibe deine Ziele auf Karteikarten und lies sie jeden Morgen. Dann stelle dir vor, du hättest jedes Ziel erreicht.

- Stelle dir dich an dem Tag vor, an dem du in Rente gehst. Was würde dein zukünftiges Ich über dein heutiges Ich denken?

WENN DU NUR EINE SACHE TUST
Wenn du morgens aufwachst, setze dich zwei Minuten auf die Bettkante, schließe die Augen und denke an eine Sache, für die du dankbar bist. Nimm diese Dankbarkeit mit in den Tag.

Was du brauchst

Für Tagebuch, Planungen und Zielsetzungen braucht man kaum etwas. Ein Stift und ein Blatt Papier können schon ausreichen, sogar ein Notizbuch muss nicht viel kosten. Füge ein bisschen Motivation und Disziplin hinzu, und es kann losgehen.

KONZENTRIEREN – VORSCHLÄGE FÜR RITUALE

Lass dich von einem Stift und deinen Träumen leiten

Tagebuchschreiben und Visualisieren funktionieren überall, du musst nur entscheiden, wie viel Zeit du für deine Übung aufwenden willst und die Ritualvorschläge an deine Bedürfnisse anpassen.

RITUAL FÜR EILIGE

– Lege dein Notizbuch neben dein Bett und nimm dir beim Aufwachen einen Augenblick, um über drei Dinge, für die du dankbar bist, nachzudenken und sie aufzuschreiben (siehe Seite 91).

– Nimm diese Dankbarkeit mit, während du dich anziehst und Frühstück machst, vielleicht mit dem Chiapudding, den du am Abend vorher gemacht hast und zu dem du etwas Nussbutter oder ein paar Beeren hinzufügst (siehe Seite 114).

– Sprich nach dem Zähneputzen eine Affirmation (siehe Seite 57) vor dem Badezimmerspiegel und bringe dich für den Tag in die richtige Stimmung.

– Wenn du eine Präsentation oder ein wichtiges Meeting hast, stelle dir auf dem Weg zur Arbeit dich in Aktion und die ideale Situation dafür vor.

RITUAL FÜR MENSCHEN MIT ZEIT

– Mache es dir bequem und halte deine Gedanken in deinem Lieblingsnotizbuch fest. Du könntest dich von Julia Camerons Morgenseiten (siehe Seite 89) inspirieren lassen.

– Nimm dir ein paar Minuten und stelle dir das Best-Case-Szenario für den Tag vor, sei es eine erfolgreiche Präsentation, ein ruhiger und konzentrierter Arbeitstag oder das Treffen mit einem Kollegen oder geliebten Menschen, an den du gedacht hast (siehe Seite 100).

– Dusche oder wasche dich und wecke dich mit einer Gesichtsspülung, Augenwäsche und Ohrenmassage (siehe Seite 131) aus der gemütlichen Morgenstimmung.

– Genieße dein Frühstück (lasse dich auf Seite 114 inspirieren).

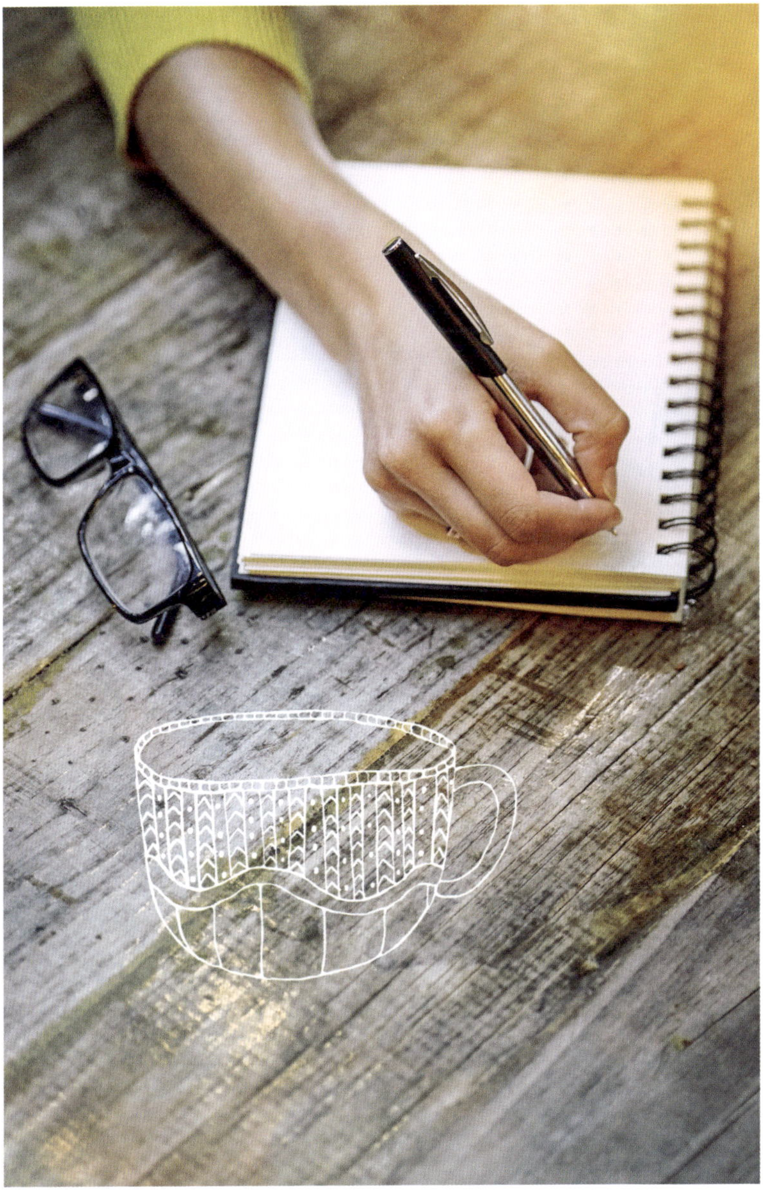

„Man kann nicht gut denken,
gut lieben, gut schlafen,
wenn man nicht gut gegessen
hat.“

— VIRGINIA WOOLF

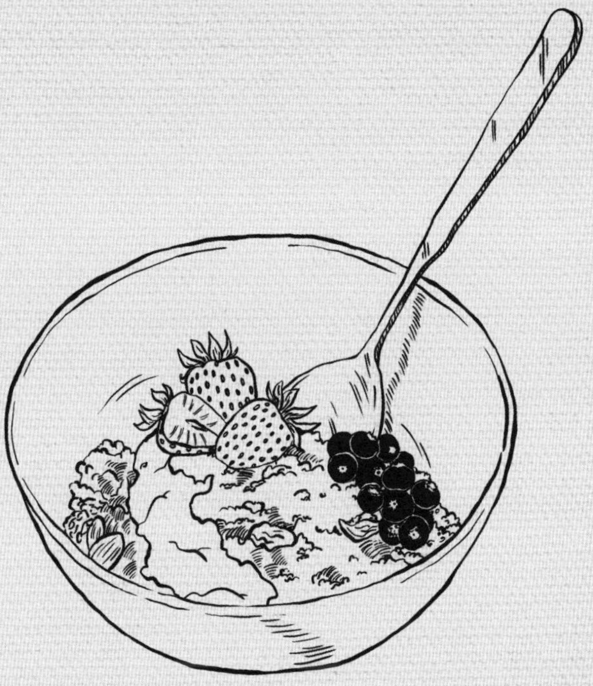

KAPITEL 5

FÜR SICH SELBST SORGEN

Rituale für den Bauch

FRÜHSTÜCK – DAS FASTEN BRECHEN

Rooibostee hat definitiv meine Lieblingsfarbe, ich liebe es, wie sich die warmen, braunen Wirbel durch das Wasser bewegen, während er zieht. Ich war nie eine große Teetrinkerin, aber die Freundin, die mir eine Glasteekanne schenkte, wusste um den achtsamen Moment, wenn man dem Tee beim Dunklerwerden zusieht.

Dazu kommt die Ruhe in einem Haus, dessen Bewohner noch schlafen, in einem Dorf, in dem die Hähne gerade erst wach werden, oder in einer Stadt, die eben beginnt, sich zu rühren. Das in Verbindung mit der sanften Bewegung im ziehenden Tee hilft zu verstehen, warum Frühaufsteher meist Teetrinker sind.

Ich bin mit der Vorstellung groß geworden, dass das Frühstück die wichtigste Mahlzeit des Tages ist. Meistens war ich gerade mal 15 Minuten wach und saß schon vor der Müslischüssel. Frühstück musste einfach sein, ein notwendiger Schritt auf der Reise vom Bett zur Tür nach draußen. Ich hatte nichts dagegen, aber viel Aufmerksamkeit habe ich ihm nie geschenkt.

Heute ziehe ich zwei Kinder mit Porridge, Äpfeln und Körnern groß und treibe sie oft an, wenn wir spät dran sind. Ich achte mehr darauf, was wir essen, aber vielleicht denke ich nicht genug darüber nach, was diese hastigen Mahlzeiten unserem Stoffwechsel antun, und wie mein Genörgel die Stimmung für den Tag vorgibt. Nicht einmal ist mir der Gedanke gekommen, man könnte später frühstücken – und schon gar nicht, ich könnte dem Tee beim Ziehen zusehen.

Für alle Eltern kleiner Kinder und andere, die sich morgens beeilen müssen, wäre es ein guter Startpunkt, sich die Stimmung beim Frühstück vor Augen zu führen und zu versuchen, es schön zu gestalten.

„Lasse die Nahrung deine Medizin sein und Medizin deine Nahrung!“

— HIPPOKRATES

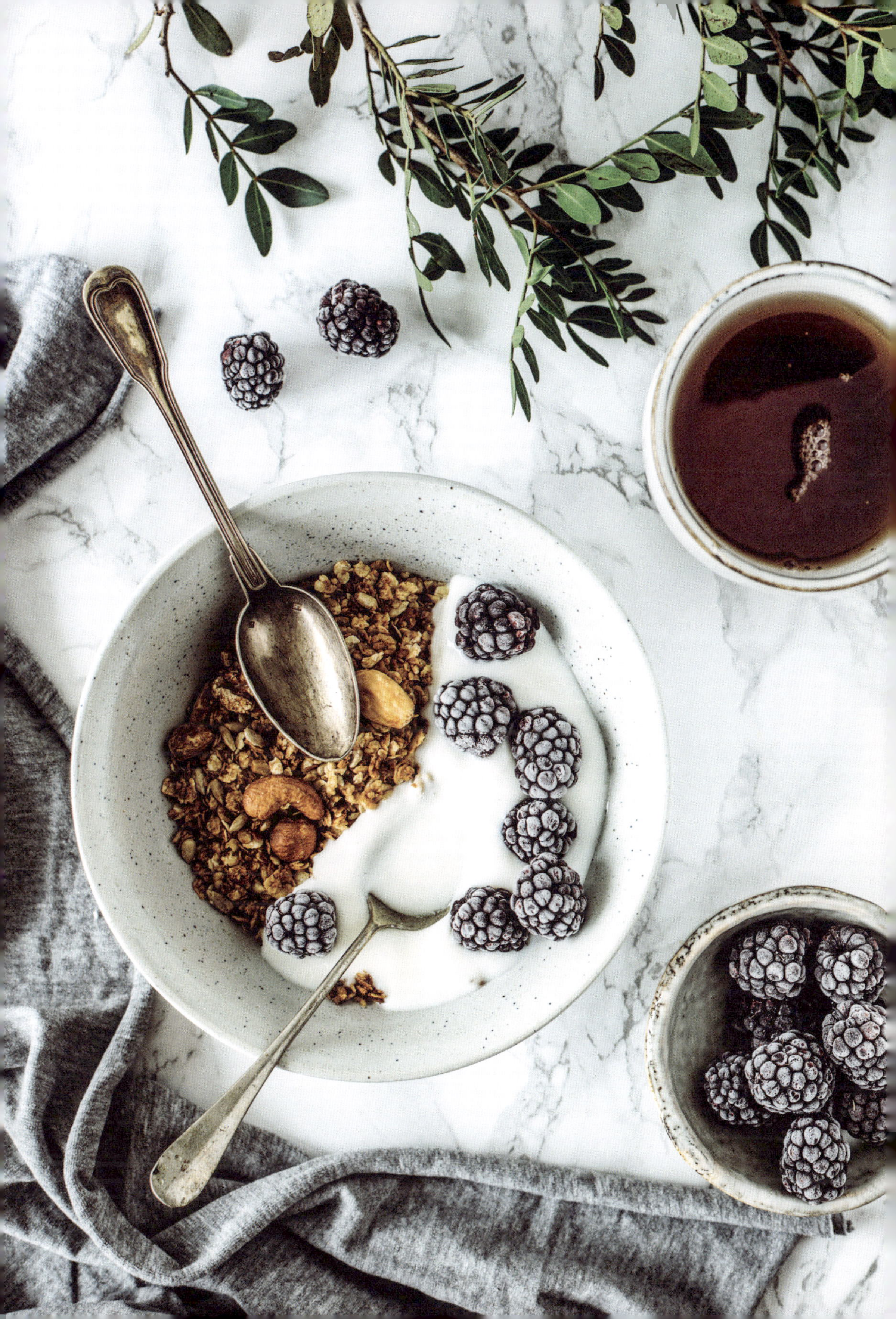

WENN DIR DAS LEBEN ZITRONEN GIBT, SETZ WASSER AUF

Yogis, Tagebuchschreiber, Meditierende - viele Menschen, die Morgenritualen folgen, haben eines gemeinsam: Sie beginnen den Tag mit einem Glas warmem Zitronenwasser. Und zahllose Ernährungsberater auch.

Eines der wichtigsten Dinge, die du morgens tun solltest, ist trinken. Der Körper verliert literweise Wasser während des Schlafes. Morgens versorgen wir unsere Zellen mit Wasser, werfen den Stoffwechsel anund geben dem Körper das Startsignal für den Tag.

Ein Schluck Wasser senkt die Herzfrequenz, steigert den Blutfluss zum Hirn und damit die Sauerstoffversorgung des Körpers und die Produktion roter Blutkörperchen. Gib Zitrone dazu, und du hast ein echtes Morgentonikum, das nicht nur erfrischend schmeckt, sondern auch noch in mehr als einer Hinsicht heilend wirkt.

Wenn du dich gerade erst ans Frühaufstehen gewöhnst, kann das Zitronenwasser schon ein richtiges kleines Morgenritual sein. Die Zubereitung des Zitronendrinks wird schnell ganz normal. Und dass du jeden Morgen mit einem Akt der Selbstfürsorge beginnst, hat eine beruhigende Wirkung und lädt dich ein, ein paar Minuten in Achtsamkeit zu verbringen.

Warum kommt Zitrone in den Morgendrink?

1. Zitrone hat viel Vitamin C, das ist gut fürs Immunsystem, wirkt entzündungshemmend und hilft, Eisen aus anderen Lebensmitteln aufzunehmen.

2. Anders, als man glaubt, haben Zitronen einen basischen Effekt auf den Körper und bringen den pH-Wert ins Gleichgewicht.

3. Zitronen sind harntreibend und wirken damit entgiftend.

Zitronendrink

Presse den Saft von einer halben Zitrone in ein Glas. Fülle das halbe Glas mit kaltem Wasser und fülle den Rest mit dem heißen Wasser auf. Oder wärm das Wasser auf, bis es lauwarm ist, und schütte es über die Zitrone. Trinken - und genießen.

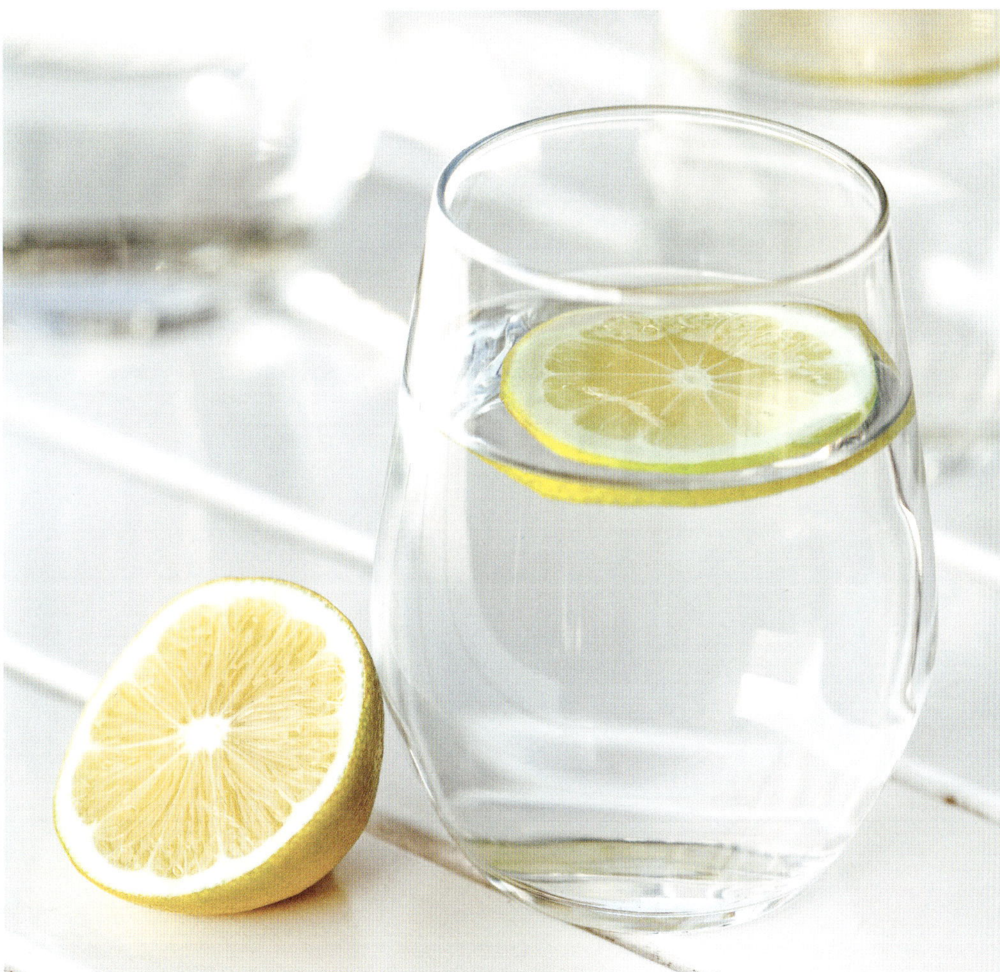

SUPERFOOD-INSPIRATION

Was führen wir unserem Körper zu? Funktioniert er gut? Was könnte ihm fehlen? Hier sind ein paar Superfoods, Nahrungsmittel mit gesundheitsfördernden oder heilenden Eigenschaften, die eine gute Ergänzung zu deinem Frühstück sein können.

AVOCADO
Man mag über den Lebensstil von Hipstern denken, was man will, aber bei ihrer Vorliebe für Avocados liegen sie richtig – und nicht nur, weil sie gut schmecken. Sie haben viele Ballaststoffe und einfach gesättigte Fettsäuren und sind deshalb gut fürs Herz. Außerdem sättigen sie und sind vollgepackt mit Vitaminen, darunter solche aus dem B-Komplex, an die sonst schwer heranzukommen ist. Und dann sind da noch Magnesium, Zink und alle möglichen anderen guten Sachen. Darum stehen Avocados auf der Superfood-Liste.

INGWER
Der fantastische Ingwer steckt voller Antioxidantien und Entzündungshemmer, die ihre Wirkung im Körper bei Verletzungen oder in Heilungsprozessen entfalten. Er gibt Smoothies und heißen Getränken das gewisse Etwas. Manchen Menschen hilft Ingwer gegen Übelkeit und Sodbrennen, und er soll die Verdauung ins Gleichgewicht bringen und gegen alles von Durchfall bis Verstopfung wirken.

GRÜNKOHL
Im Grünkohl finden sich außer jeder Menge Vitamine auch Kalzium, Kalium und Eisen, gepaart mit ultragesunden Ballaststoffen – ein echtes Superfood für Herz und Magen.

KURKUMA
Kurkuma ist in aller Munde – und das hat seinen Grund. In der ayurvedischen Medizin, einer uralten medizinischen Tradition, die ihre Wurzeln auf dem indischen Subkontinent hat, spielt sie schon lange eine wichtige Rolle. Sie verringert dank ihrer entzündungshemmenden Wirkung auf wunderbare Weise Gelenkschmerzen, fördert die Knorpelregeneration und wird am besten aufgenommen, wenn man sie mit schwarzem Pfeffer isst.

CHILI
Die Idee, den Tag mit Chili zu beginnen, spricht nicht jeden an. Aber für manche ist ein Smoothie mit Kick am Morgen genau richtig. Chilis enthalten viel Capsaicin, das den Endorphinspiegel anhebt und als natürliches Schmerzmittel wirkt. Wie viele andere Superfoods wirkt auch Chili entzündungshemmend.

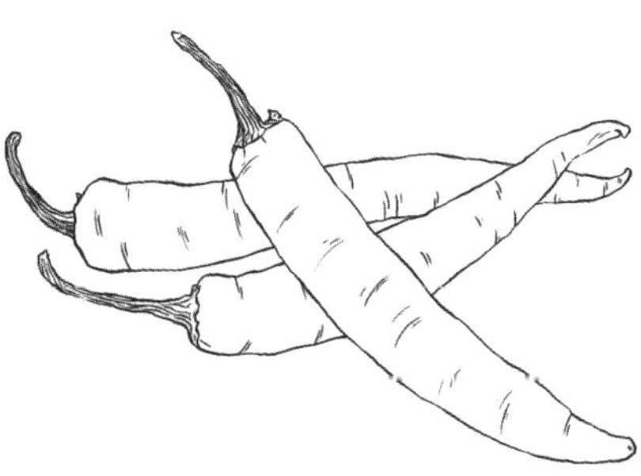

Mehr, nicht weniger

Die Erforschung psychologischer Auswirkungen von Essensbeschränkungen (dazu kann zum Beispiel das Weglassen ganzer Nahrungsmittelgruppen oder -formen gehören) zeigt, dass das selten den gewünschten Effekt hat und zu Essstörungen führen kann. Denke also nicht daran, wie du dir Grenzen setzt, sondern konzentriere dich auf das Gute, das du deiner Ernährung hinzufügen kannst. Dabei ist der langfristige Nutzen oft viel größer, und vielleicht gewöhnst du dir etwas Gesundes an.

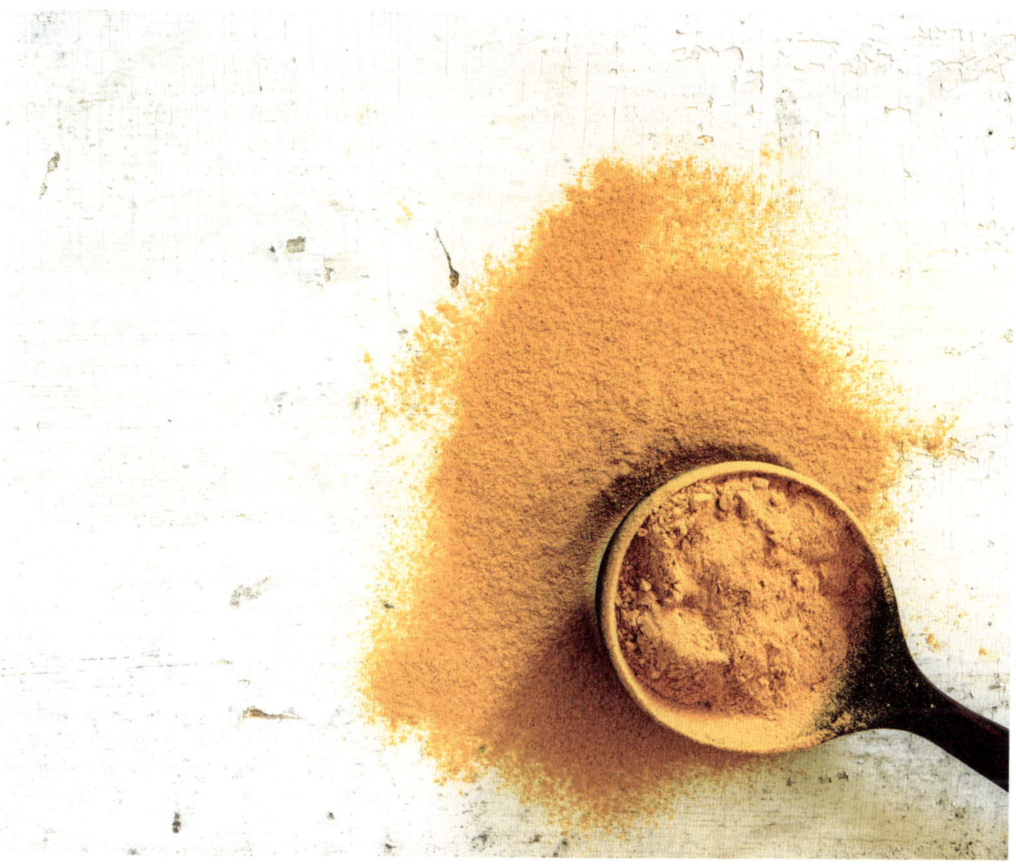

FRÜHSTÜCK FÜR JEDEN TAG

Teste eine dieser einfachen, aber nahrhaften Ideen für ein gutes, schnelles Frühstück.

CREMIGER GRÜNER SMOOTHIE

Starte den Tag mit einer Mischung aus Folsäure, Ballaststoffen, Vitamin C, Eisen und vielem mehr. Dieser Smoothie enthält das Beste aus Avocado und Spinat. Etwas Ingwer und Chili sind gut für den Geschmack und die Endorphine.

Für 2 Personen

Fleisch von 1 Avocado
Saft von 1 Limette
30 g Spinat
2 Selleriestangen
25 g Petersilie
1 TL grünes Pulver, zum Beispiel Spirulina, Weizengras oder Chlorella
Salz
Pfeffer
2 cm frisch geschälter Ingwer (optional)
½ Chilischote ohne Samen (optional)

Alle Zutaten zusammen in den Mixer oder die Küchenmaschine geben und so viel Wasser dazugeben, dass alles bedeckt ist. Mixen, bis die Masse glatt ist. Nach Geschmack würzen und noch einmal mischen. In zwei Gläser füllen und servieren.

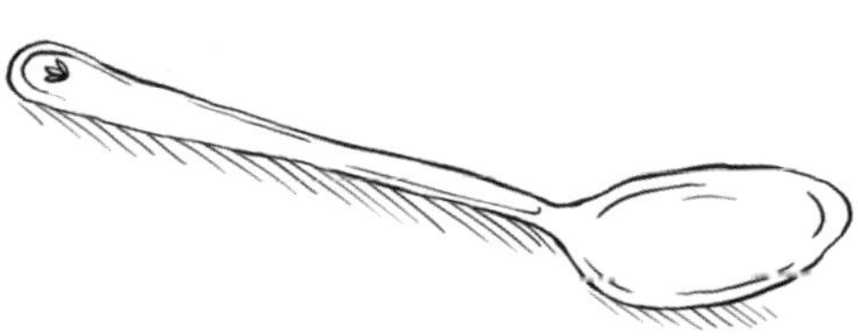

CHIAPUDDING

Die Azteken haben jahrhundertelang Chiasamen gegessen. Dieses Superfood ist reich an Omega-3-Fettsäuen, Ballaststoffen, Proteinen und Mineralstoffen.

Für 2 Personen

PUDDINGBASIS
6 TL Chiasamen
450 ml Tier- oder Pflanzenmilch
Honig aus der Region, nach Geschmack

ZUM GARNIEREN (OPTIONAL)
Nussbutter, Zimt, frisches Obst oder Beeren

Am Abend zuvor die Chiasamen mit der Milch verrühren oder in einem Glas verschütteln. Über Nacht ziehen lassen, am Morgen garnieren.

Eine Extradosis Vitamin C

Iss deinen Chiapudding oder deine Haferflocken mit Goji-Beeren. Da steckt alles drin: von Antioxidantien bis zu Mineralien und vor allem Vitamin C.

NOCH MEHR FRÜHSTÜCKSIDEEN

Overnight Oats: Vermische 45 Gramm Haferflocken mit 1 Teelöffel Chiasamen und 125 Milliliter der Milch deiner Wahl (siehe Kasten rechts). Über Nacht kalt stellen. Morgens Beeren, Bananenscheiben, eine Prise Zimt oder einen großen Löffel Erdnussbutter dazugeben.

Shakes und Smoothies: Du kannst sie aus allen Gemüsen oder Früchten machen, die gerade erhältlich sind. Lege zum Beispiel Spinat oder Grünkohl, frische Petersilie und einen Apfel in die Küchenmaschine. Gib etwas frischen Limettensaft und geriebenen Ingwer dazu. Gieße Mandelmilch oder Wasser dazu, dann mixen. Möchtest du mehr Süße, kannst du statt Gemüse Banane oder Erdnussbutter verwenden.

Eier, Nüsse und eine halbe Grapefruit: Gekochte Eier im Kühlschrank zu haben, ist nützlich, wenn man spät dran ist. Nüsse haben dank ihrer Ballaststoffe, gesunden Fette, Vitamine und Mineralien einiges zu bieten und sollen am besten sein, wenn man sie morgens isst. Eine halbe Grapefruit deckt mehr als ein Drittel des Vitamin-C-Tagesbedarfs ab.

Welche Milch?

Cashewmilch ist köstlich und cremig, aber Hafermilch ist besser für die Umwelt, vor allem, wenn sie in deiner Nähe hergestellt wird.

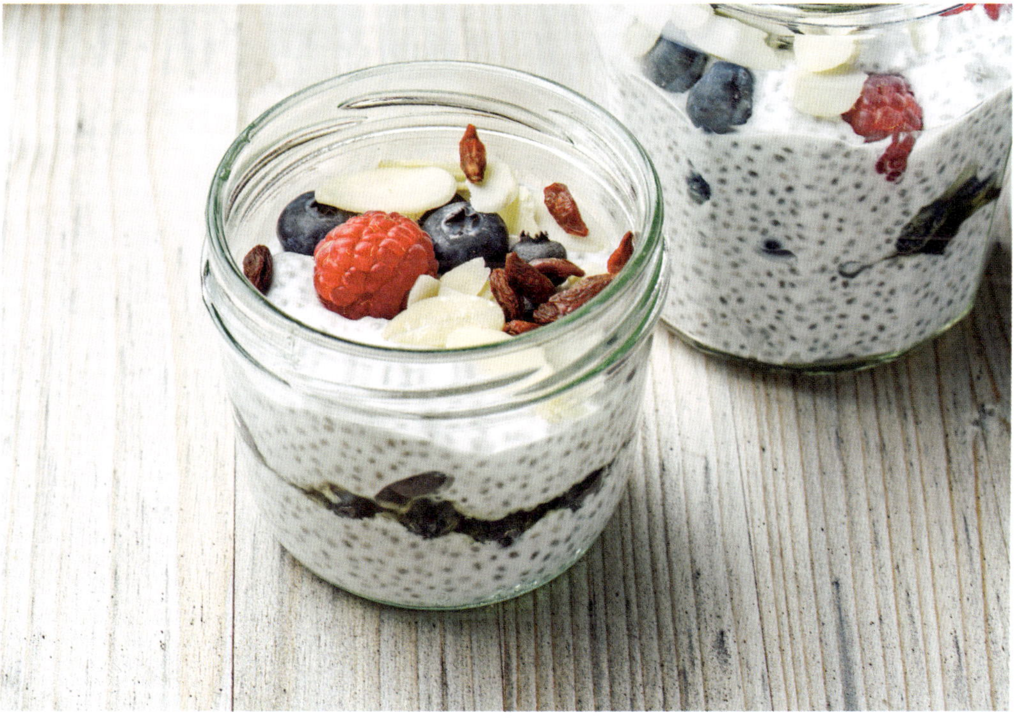

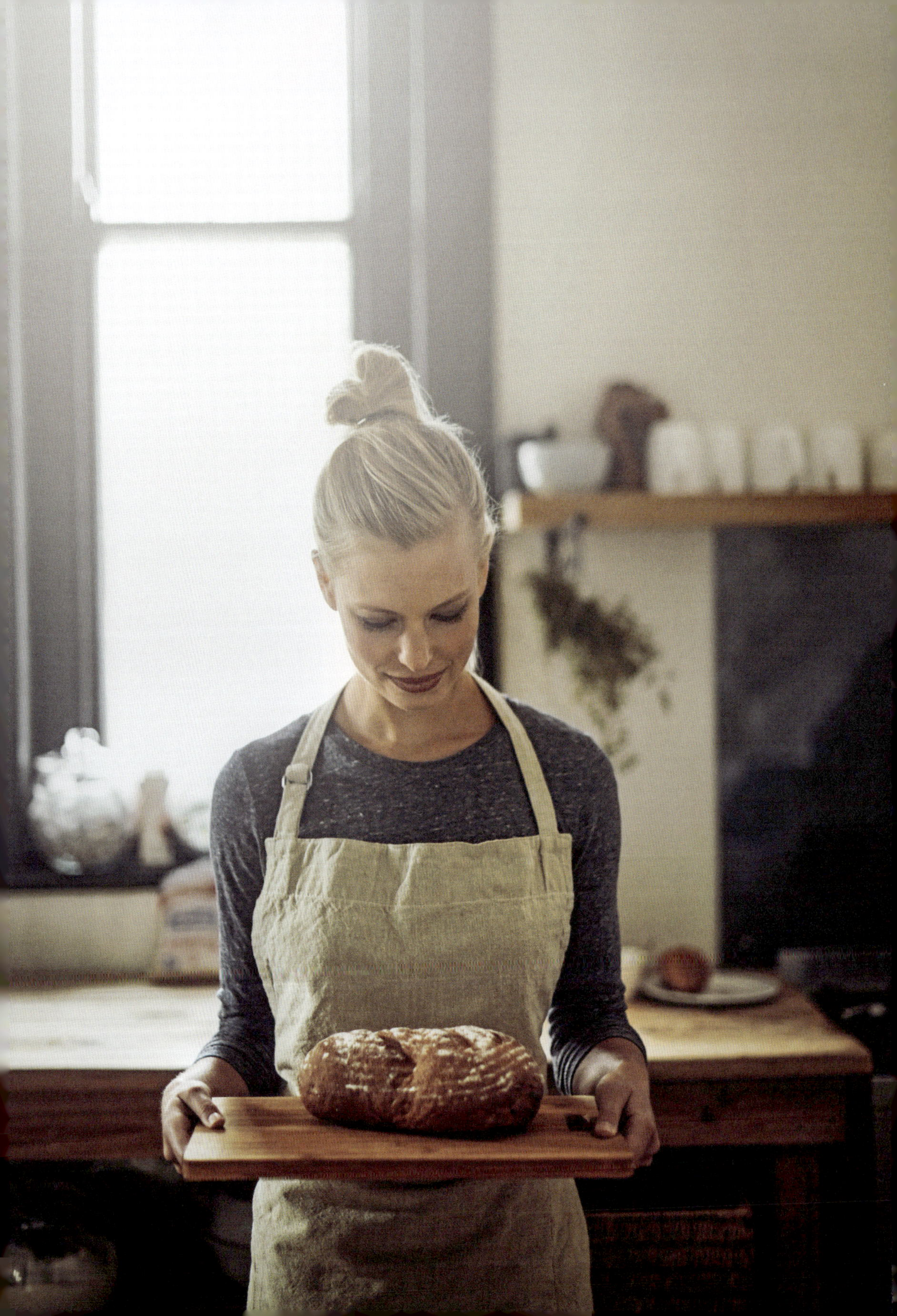

GESUNDE WOCHENENDRITUALE

Eine meiner Freundinnen hat ein tolles Ritual: Jeden Samstagmorgen trifft sie ihre Freundinnen zum Brunch. Sie alle sind Karrierefrauen und haben in der Woche wenig Zeit. Aber die Brunchverabredung ist ein Bekenntnis zur Freundschaft und zu tollem Essen. Wenn es bei Ritualen um Identität, Präsenz und das, was dir am meisten bedeutet, geht, dann ist es ein echtes Ritual. Nicht jeder kann sich jeden Samstag ein Brunch im Restaurant leisten, aber Zeit zu schaffen, um Freunde zu treffen, sich in die Lieblingswochenendzeitung zu vergraben oder sich dem Backen hinzugeben, sind sicherlich für jeden von uns Rituale der Selbstfürsorge.

SONNENBLUMEN-ROGGEN-BROT

Wenn dir mal nach etwas anderem als Chiapudding und Haferflocken ist (siehe die Seiten 114 und 115), dann backe doch mal. Genieße den Geruch des frischen Brots, der dein Zuhause erfüllt.

Für einen Laib Brot

200 g Mehl Type 405
200 g Dinkelvollkornmehl
100 g Roggenmehl
2 TL Backpulver
1 TL Salz
75 g Sonnenblumenkerne, plus ein paar zum Drüberstreuen
500 g Naturjogurt
Milch zum Bestreichen

Heize den Backofen auf 220 °C (Gas: Stufe 7) vor. Fette eine Form, die 1,25 KilogrammTeig fasst.

Vermische die Mehlsorten, Backpulver, Salz und Sonnenblumenkerne in einer Schüssel. Rühre den Jogurt hinein, sodass ein ziemlich weicher Teig entsteht.

Forme aus dem Teig auf einem bemehlten Brett einen Laib und lege ihn in die vorbereitete Form. Mit etwas Milch bestreichen und mit den restlichen Sonnenblumenkernen bestreuen.

20 Minuten backen, die Hitze dann auf 160 °C (Gast: Stufe 3) reduzieren und noch einmal 30 Minuten backen. Klingt es hohl, wenn man von unten dagegenklopft, ist das Brot fertig. Ansonsten noch einmal ein bisschen in den Ofen legen. Auf einem Gitter auskühlen lassen.

EINE ERNÄHRUNGSEXPERTIN ÜBER VERDAUUNGSFREUNDLICHE MORGEN

Jenny Tschiesche ist Autorin, Ernährungsexpertin, Rezepterfinderin und Rednerin. Hier gibt sie Ratschläge dazu, was man essen und trinken soll (und was nicht), um Körper und Stoffwechsel zu wecken und nachhaltig energiegeladen in den Tag zu starten.

BESTIMMEN, WIE DER TAG VERLÄUFT

„Was wir als Erstes essen, bestimmt den Rest des Tages. Wenn wir aufstehen und etwas Süßes essen, etwas auf der Basis von raffinierten Kohlenhydraten, wird das den Glukosespiegel im Körper anheben. Wir reagieren darauf mit einer erhöhten Insulinproduktion – oder wir überkompensieren und unser Blutzucker fällt ab. Dann brauchen wir Zucker und Koffein, um wieder in Schwung zu kommen. Wir sitzen in der Falle und beeinträchtigen unsere Leistung."

DEN KÖRPER AUFWECKEN

„Viele Menschen beginnen ihren Tag mit Kaffee zum Wachwerden, aber wir brauchen morgens Wasser, um uns zu rehydrieren. Wenn du etwas wie Zitronenwasser oder sogar Gurkenwasser trinkst, kann das nach vielen Stunden Schlaf den Körper nicht nur wecken, sondern auch reinigen. Außerdem ist Kaffee ein Stimulans wie Zucker, und zu viele Stimulanzien zu sich zu nehmen, lässt dich zwischen Hochs und Tiefs Achterbahn fahren.

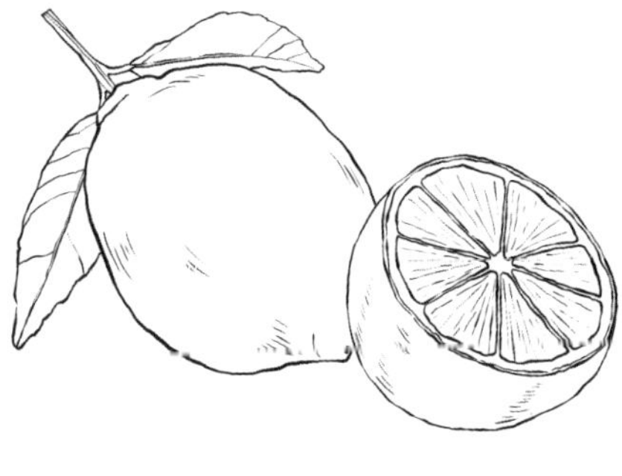

WAS MAN MORGENS ESSEN SOLL

„Das Frühstück muss nicht morgens stattfinden. Ich verstehe, dass nicht jedem als Erstes am Morgen nach einer großen Schüssel Porridge ist. Doch im Hinblick auf die Gesundheit allgemein und den Stoffwechsel braucht jeder eine vernünftige Portion Proteine und Ballaststoffe. Kefir ist einer meiner Favoriten, er hat viel Protein und auch probiotische Bakterien, die den Verdauungstrakt gesund halten. Eier sind auch gut, ebenso wie alles, was Leinsamen, Chiasamen, Haferflocken, Körner oder Nüsse enthält."

JENNYS FRÜHSTÜCKSTIPPS

Eier: „Bewahre sie hart oder weich gekocht im Kühlschrank auf und genieße sie zum Frühstück mit dem Gemüse, das vom Vortag noch da ist."

Omelett mit unreifen oder Kochbananen:
„Die resistente Stärke in unreifen oder Kochbananen fördert das das Wachstum und die Aktivität gesunder Bakterien, die wiederum als sogenannte Probiotika die Darmflora wiederherstellen und verbessern."

Infused Water – Wasser mit Geschmack:
„Mit ‚Tee' aus Ingwer, Zitrone und Kurkuma liegt man für einen guten Start immer richtig. Reibe Zitronenschale, Ingwer oder Kurkumawurzel grob und lagere sie einzeln oder gemischt im Kühlschrank, zum Beispiel in einer Eiswürfelform. Morgens kannst du dann etwas davon in die Tasse oder ein Teeei geben und warmes Wasser dazugeben. Etwas schwarzer Pfeffer gibt der Sache noch mehr Pfiff und hilft dem Körper, die Wirkstoffe des Kurkuma aufzunehmen."

Ein fruchtiger Tipp

Als Faustregel lässt sich sagen, dass Obst umso mehr Zucker enthält, je näher es am Äquator wächst. Iss also lieber nordische Beeren als Obst vom Äquator.

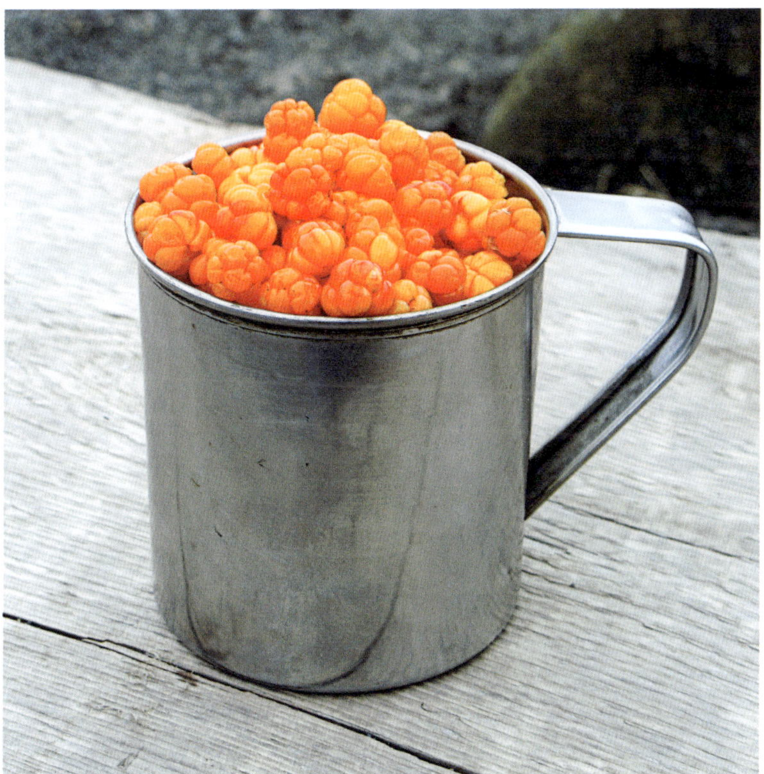

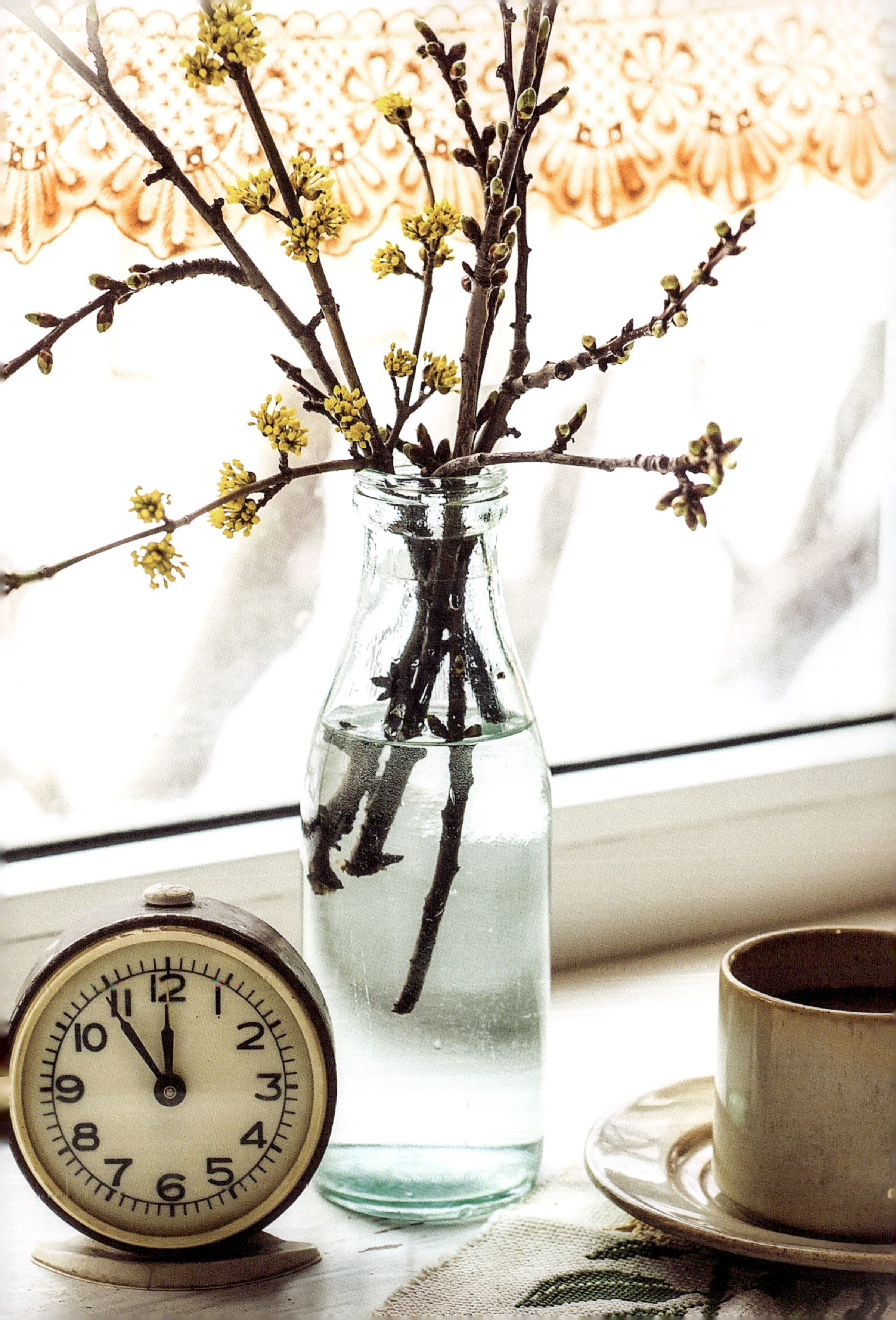

EINE ANMERKUNG ZUM INTERVALLFASTEN

Frühstück ist das Erste, was wir nach dem Fasten in der Nacht essen. Aber müssen wir morgens frühstücken? Immer mehr Menschen entscheiden sich dagegen. Ist das nur eine Mode oder lohnt sich ein genauerer Blick? Die Ernährungsexpertin Jenny Tschiesche (siehe Seite 118) denkt, es lohnt sich, aber mit einer guten Prise Geduld und Selbstwahrnehmung.

Eine der beliebtesten Arten des Intervallfastens ist die 16-8-Methode, das heißt, von den 24 Stunden des Tages werden 16 gefastet. In der übrigen Zeit darf gegessen werden. Ein Vorteil ist der verbesserte Stoffwechsel, denn der Verdauungstrakt hat genug Zeit, seine Arbeit zu tun und sich an Zeiten ohne Essen zu gewöhnen.

Allerdings sind die meisten von uns so groß geworden, dass wir den Tag mit einem Müsli oder etwas Ähnlichem beginnen und mit einer großen Mahlzeit am Abend beenden, vielleicht sogar mit einem frühen Abendessen und einem kleinen Snack, bevor es ins Bett geht. Im Sinne der Ehrlichkeit und der Selbstfürsorge solltest du unter die Lupe nehmen, wie, wann und warum du isst. Brauchst du die größte Mahlzeit am Ende des Tages, wenn dein Körper allmählich müder wird, oder könntest du auch mittags essen? Wird deine Frühstücksroutine von deinem Weg zur Arbeit und deinen Arbeitsstunden bestimmt? Könntest du auf den Snack am späten Abend verzichten?

Vergiss das Kalorienzählen und hungern. Es geht nicht darum, Mahlzeiten und Nahrungsgruppen wegzulassen. Aber vielleicht kannst du deinem Körper, dieser fantastischen Maschine, ein bisschen wohlverdiente Ruhe gönnen und dich dadurch umso besser fühlen.

„Unser Körper ist ein Garten und unser Wille der Gärtner."

— WILLIAM SHAKESPEARE

ERNÄHRUNGSTIPPS

Es geht nicht nur darum, was, sondern auch, wann, wie und in welchem Kontext du isst. Hier sind ein paar Tipps, wie du aus deinem Frühstücksritual das Beste machst.

HAST DU DAS GEWUSST?

- Manche Forscher gehen davon aus, dass unsere Frühstücksgewohnheiten unseren Schlaf beeinflussen. Wer weniger gesättigte Fettsäuren und Zucker und mehr Ballaststoffe isst, schläft besser. Beachte die Tipps von Jenny Tschiesche (siehe Seite 118), um die Blutzuckerachterbahn zu vermeiden.

- Wenn du schnell isst, produziert dein Körper nicht genug Enzyme und Salzsäure, um die Nährstoffe auf dem Weg durch den Verdauungstrakt richtig zu zerlegen.

- Studien zeigen, dass der Körper die Verdauung nicht immer als Priorität betrachtet, wenn wir gehetzt und unachtsam essen. Steht unser Geist unter Stress, kümmert sich unser Körper zuerst um den Umgang damit. Das führt zu Fermentierung im Darm und zu Blähungen.

WENN DU SPORT TREIBST ...

... kannst du mit leerem Magen trainieren, sofern du morgens nichts essen kannst oder ein Fan davon bist, nüchtern anzutreten. Aber denke immer daran zu trinken, bevor du loslegst. Nach dem Training kannst du dem Körper mit einer Mischung aus Kohlenhydraten und Proteinen helfen, sich zu erholen. Das geht zum Beispiel hervorragend mit Porridge, Beeren und einem großzügigen Löffel Nussbutter.

DOS AND DON'TS

- Verschwende kein Geld für Supersäfte in Flaschen oder teure Energieriegel, die du ebenso gut zu Hause machen kannst. Gesunde Ernährung am Morgen muss nicht viel kosten und braucht die boomende, milliardenschwere Wellnessindustrie nicht.

- Höre auf deinen Körper. Brauchst du in der Früh etwas zu essen, dann iss. Wenn du dich nach Porridge aufgebläht fühlst, iss etwas anderes. Dir bewusst zu machen, wie du deinen Tag am besten beginnst, heißt nicht, auf andere zu hören oder Nahrungsgruppen auszulassen. Aber es kann helfen herauszufinden, welche Gewohnheiten du hast, weil dein Verstand dir sonst einen Streich spielt, und wann dein Körper dir sagt, was er braucht.

WENN DU NUR EINE SACHE TUST

Trinke ein großes Glas Wasser, mit oder ohne Zitrone, sobald du aufwachst. Sonst wird wenig klappen wie gewünscht, weil du dehydriert bist und dir Mineralsalze fehlen, die der Körper braucht.

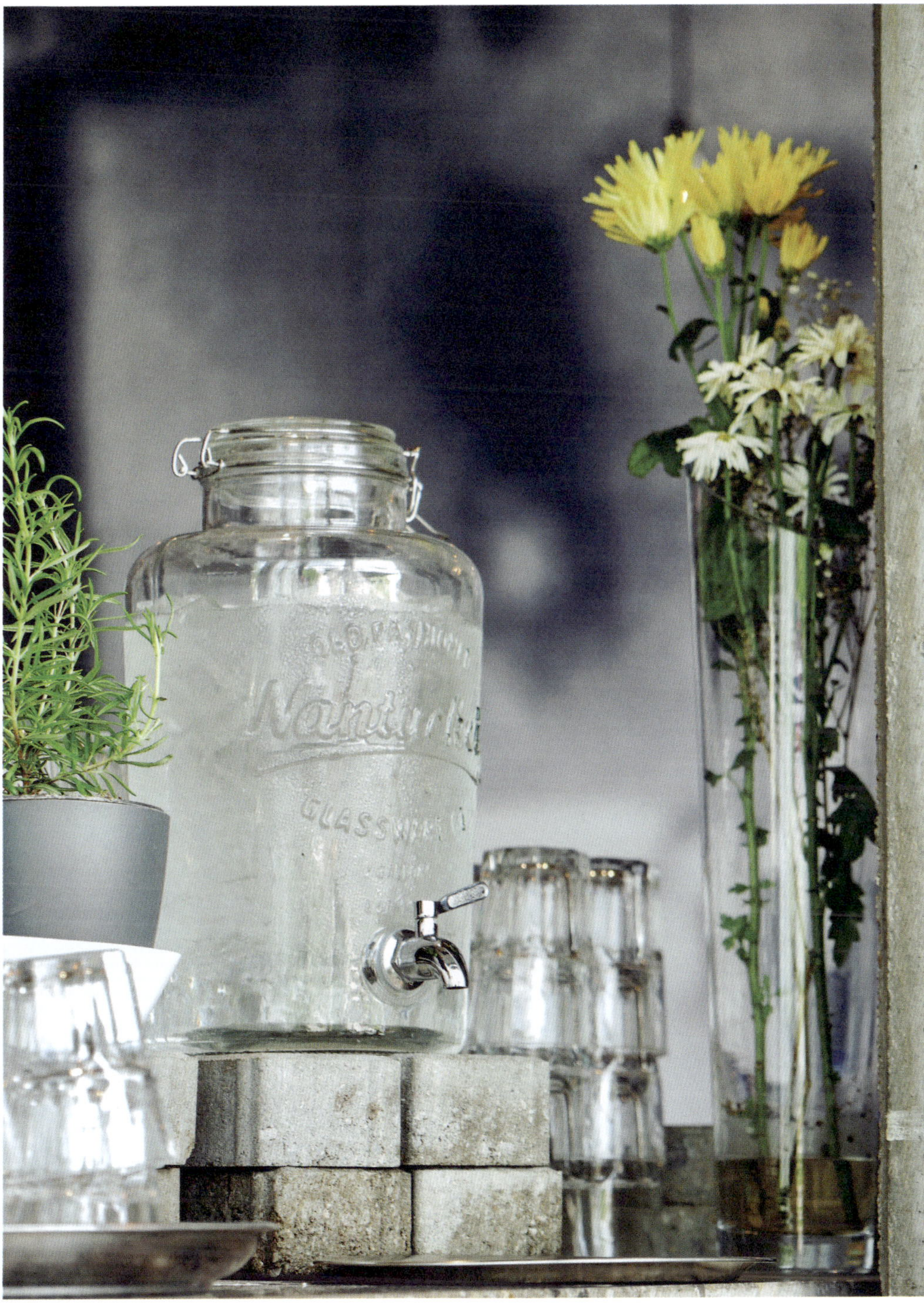

FÜR SICH SELBST SORGEN – VORSCHLÄGE FÜR RITUALE

Rituale, die den Körper am Laufen halten

Von deinem Energielevel bis hin zur Fähigkeit, klar zu denken, hängt dein Wohlbefinden direkt mit dem Essen zusammen. Du kannst diese Rituale einbauen, um ganzheitlich in den Tag zu starten.

RITUAL FÜR EILIGE

– Bevor du deine Zähne putzt, entgifte deinen Mund mit Ölziehen (siehe Seite 132) und sorge so den ganzen Tag über für frischen Atem.

– Versuche, dir Zeit für ein achtsames Frühstück zu schaffen, damit der Körper seine Arbeit vernünftig erledigen kann (siehe Seite 118). Damit das klappt, bereite einen Chiapudding oder Haferflocken schon am Vorabend vor (siehe die Seiten 114 und 115). Dann braucht es nur ein paar Minuten, bis du ganz wach am Frühstückstisch sitzt.

– Trinke erst Kaffee, wenn du mit der Arbeit beginnst (siehe Seite 118).

– Ist dein Körper versorgt und satt, nutze die Bus- oder Zugfahrt oder die ersten Minuten am Schreibtisch für eine kleine Atemmeditation (siehe Seite 47)

RITUAL FÜR MENSCHEN MIT ZEIT

– Stehe früh auf, möglichst vor allen anderen im Haus.

– Mache dir ein Infused Water (siehe Seite 119) mit warmem Wasser, setze dich in eine gemütliche Ecke oder höre draußen den ersten Vögeln zu.

– Nimm dir einen Augenblick, um dir deine Absichten klarzumachen (siehe Seite 57). Wie möchtest du dich heute fühlen?

– Stelle deinen Lieblingsradiosender oder einen Podcast an und mache dir Rühreier oder eine Omelett (siehe Seite 118).

– Gib etwas Kakaobutter in deinen Kaffee – das verlangsamt die Aufnahme des Koffeins und versorgt deinen Körper nach und nach mit Energie.

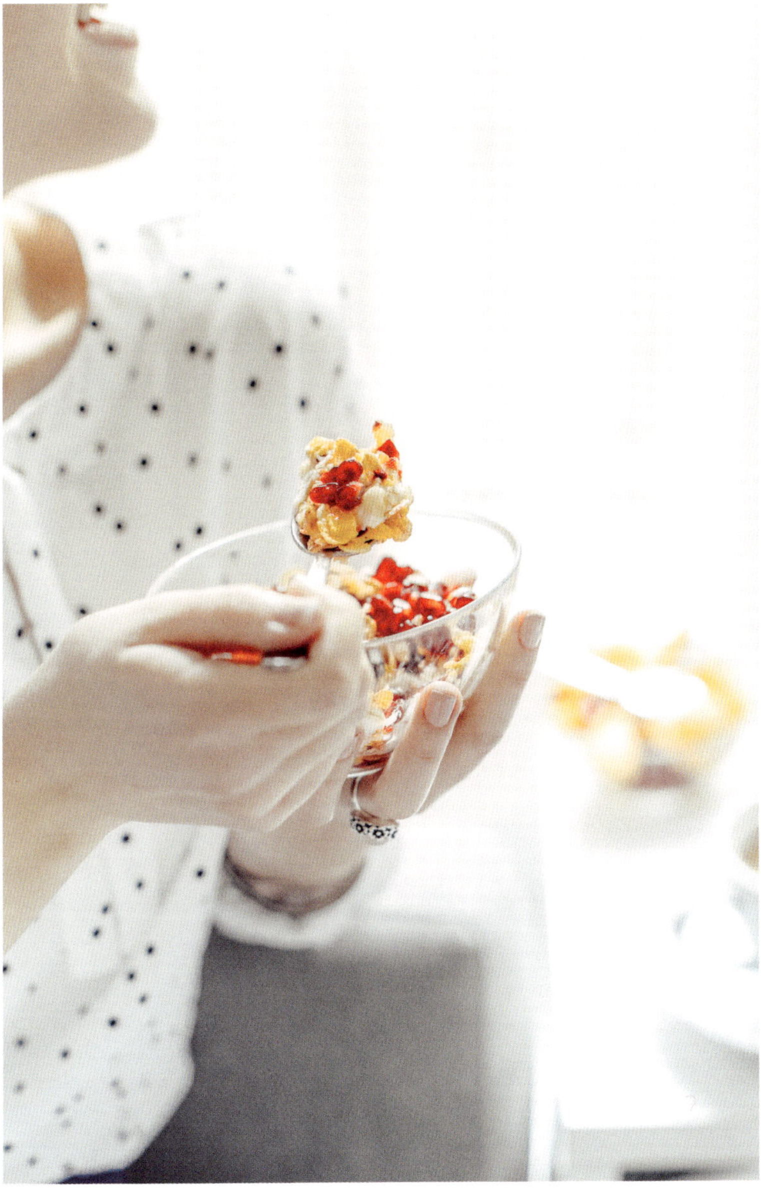

„Reinige deine Ohren
und höre nicht auf das,
was du schon weißt."

– RUMI

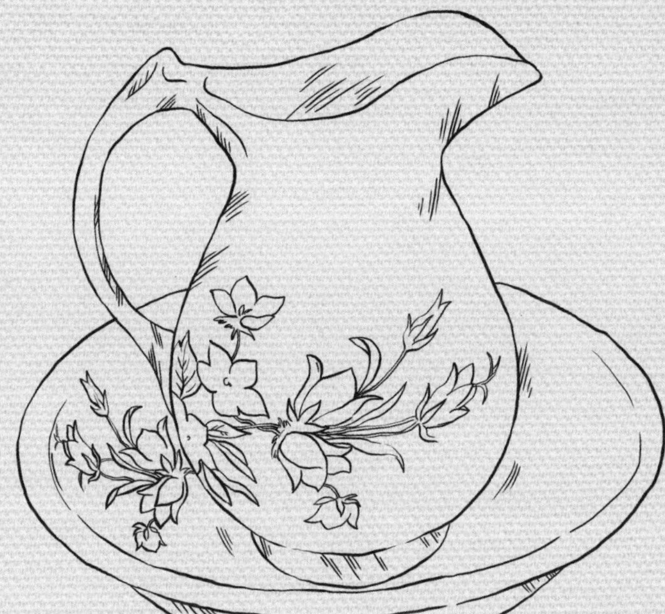

KAPITEL 6

REINIGEN

Waschen, Ölen und mit Feuchtigkeit versorgen

SELBSTFÜRSORGE MIT AYURVEDA

Im Ayurveda ist ein Reinigungsritual dazu gedacht, dir einen Vorsprung zu geben, indem der Körper an den Rhythmus der Natur und die Doshas (biologische Energien in Körper und Geist, abgeleitet von den fünf Elementen) angepasst wird.

Das Sanskritwort „Ayurveda" bedeutet „Wissen des Lebens" und „Langlebigkeit". Nach dieser Philosophie liegt der Schlüssel zu einem guten Leben und Gesundheit darin, in Einklang mit den natürlichen Rhythmen zu leben. Dazu gehören Sonnenauf- und -untergang und das Ausbalancieren der drei Doshas – Vata, Pitta und Kapha –, damit du so nah wie möglich an deinen natürlichen Dosha-Zustand gelangst. Einfach gesagt geht es darum, dass unsere einzigartige Zusammensetzung der Doshas unsere Persönlichkeit definiert und dass externe Faktoren wie Stress oder ungesunde Ernährung uns aus dem Gleichgewicht bringen können.

AUFSTEHEN MIT VATA

In der ayurvedischen Vorstellung werden die Stunden vor der Morgendämmerung von der lebhaften Vata-Energie bestimmt. Deshalb ist es einfacher, um diese Zeit aufzustehen. Ruhe und Frieden der Zeit vor dem Sonnenaufgang eignen sich außerdem gut fürs Meditieren (siehe Seite 41) und Pranayama (siehe Seite 34), während das spätere Aufwachen, wenn die schwere Kapha-Energie dominiert, zu Trägheit führt. Versuche, etwa 20 Minuten vor Tagesanbruch aufzustehen, um dich der Innenbetrachtung und dem Atmen zu widmen, bevor du mit deinem Reinigungsritual beginnst.

AYURVEDA INS MORGENRITUAL EINBAUEN

Ein echtes ayurvedisches Morgenritual braucht Zeit – oft Stunden – und will gelernt sein. Man muss nicht nur seinen eigenen natürlichen Dosha-Status besser kennenlernen (siehe den Kasten rechts), um ein Ritual zu entwickeln. Das Ritual umfasst neben der Ganzkörperreinigung auch noch andere Aktivitäten von Meditation bis zu Bewegung und Essen.

Ein anderer Ansatz ist, aus der Vielzahl der schonenden Aspekte der ayurvedischen Reinigung diejenigen für ein Morgenritual auszusuchen, mit denen man sich gut fühlt. Wir werden in diesem Kapitel einige davon betrachten. Lies weiter und teste diejenigen, die dich ansprechen.

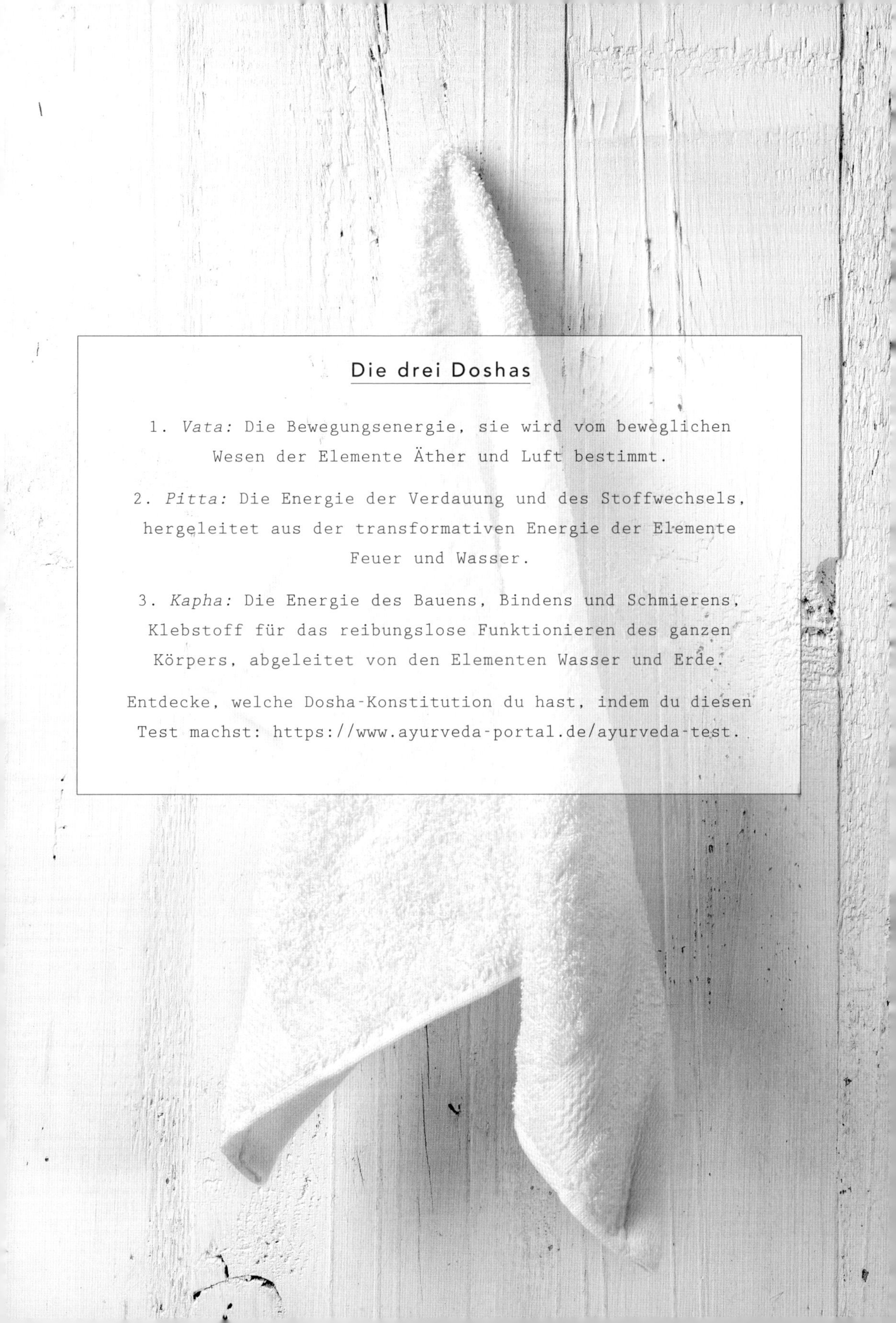

Die drei Doshas

1. *Vata:* Die Bewegungsenergie, sie wird vom beweglichen Wesen der Elemente Äther und Luft bestimmt.

2. *Pitta:* Die Energie der Verdauung und des Stoffwechsels, hergeleitet aus der transformativen Energie der Elemente Feuer und Wasser.

3. *Kapha:* Die Energie des Bauens, Bindens und Schmierens, Klebstoff für das reibungslose Funktionieren des ganzen Körpers, abgeleitet von den Elementen Wasser und Erde.

Entdecke, welche Dosha-Konstitution du hast, indem du diesen Test machst: https://www.ayurveda-portal.de/ayurveda-test.

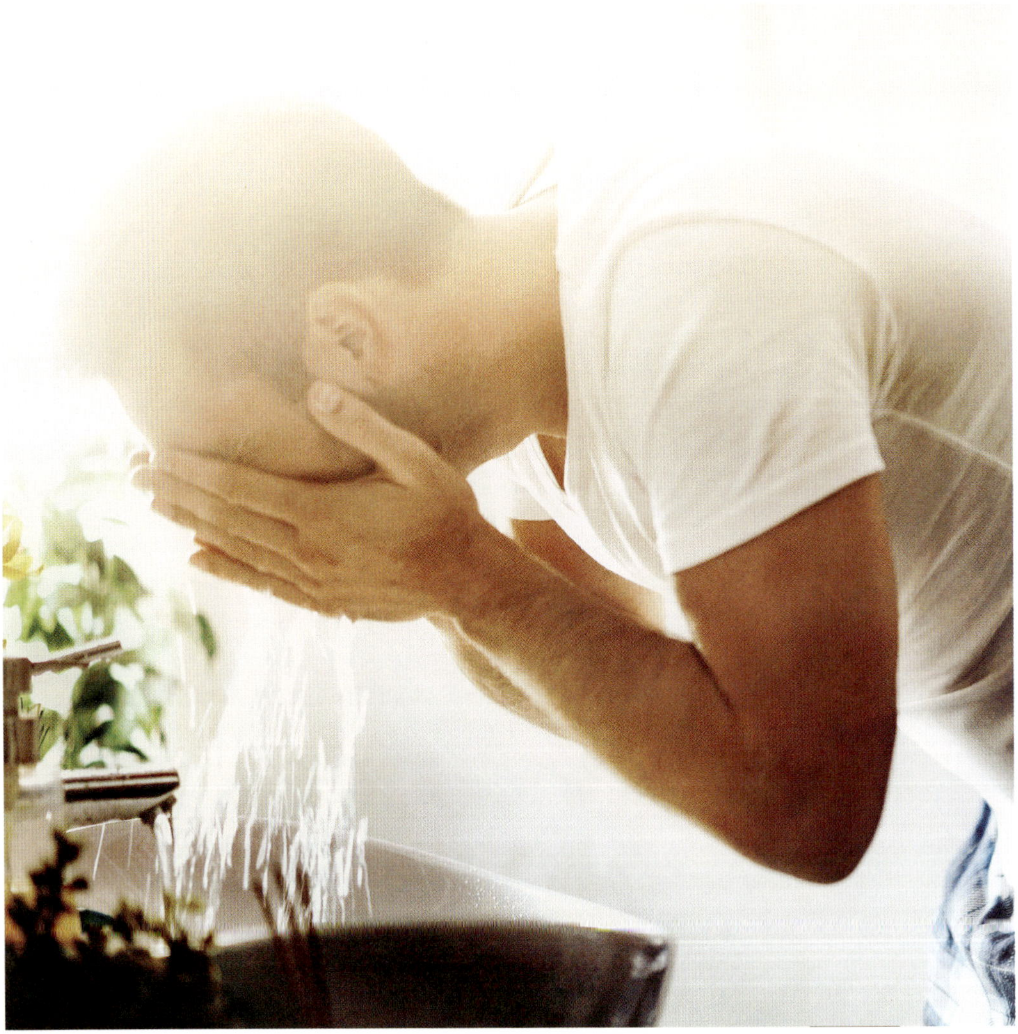

HAUT, OHREN UND AUGEN BELEBEN

Wasche die Nacht auf Ayurvedaart weg: Eine sanfte Morgenreinigung mit einem Spritzer Wasser ins Gesicht, mit einer kreisenden Massage der Schläfen und einem Touch Lavendelöl hinter die Ohren kann die schönste Art der Selbstfürsorge sein.

GESICHTSSPÜLUNG
Trockene Luft, alte Kissen, Schweiß und Staub – wir sprechen vom Schönheitsschlaf, aber unsere Haut muss in der Nacht einiges wegstecken. Im Ayurveda wird die Gesichtsspülung als Weg betrachtet, Pitta-Energie wegzuwaschen und die Haut auf den Tag vorzubereiten. Es wird empfohlen, das Gesicht siebenmal (einmal für jedes Chakra, die Energiezentren des Körpers) mit kaltem Wasser zu bespritzen und dann den Mund mit ein bisschen Wasser auszuspülen. Das wird als Teil der Spülung empfohlen, denn der ganze Körper wacht dehydriert auf.

OHRENMASSAGE
Wenn du unter einem steifen Nacken oder Kiefer leidest, versuche diese schnelle, aber überraschend angenehme und entspannende Ohrmassage. Reibe den Rand des Ohrs mit Zeigefinger und Daumen. Beginne oben und arbeite dich nach unten vor. Reibe ein paar Tropfen Sesamöl außen um den Ohrkanal. Diese Praxis heißt Karna Puran oder Karna Purana und wird bei Leiden eingesetzt, die durch zu viel Vata-Energie entstehen. Du kannst auch etwas Sesamöl vorne in deine Nasenlöcher reiben. Das ist gut für die Nebenhöhlen und für den Geist.

AUGENWÄSCHE
Die Augen sind der Sitz des Pitta-Dosha oder des Feuers. Daher ist ein Pitta-Ungleichgewicht die Ursache für die meisten Augenleiden. Einfaches Waschen der Augen soll dagegen helfen. Verquollene Augen können mit Watte behandelt werden, die mit Fencheltee oder Aloe-vera-Wasser getränkt wurden – oder mit dem alten Trick der kühlen Gurkenscheiben. Wenn es sich gut anfühlt, massiere deine Augenlider. Lasse auf die Augenwäsche und -massage Augengymnastik folgen. Bewege deine Augen von einer Seite zur anderen und von oben nach unten und rolle sie in beide Richtungen. Am Ende kneifst du die Augen siebenmal zu und öffnest sie dann schnell wieder.

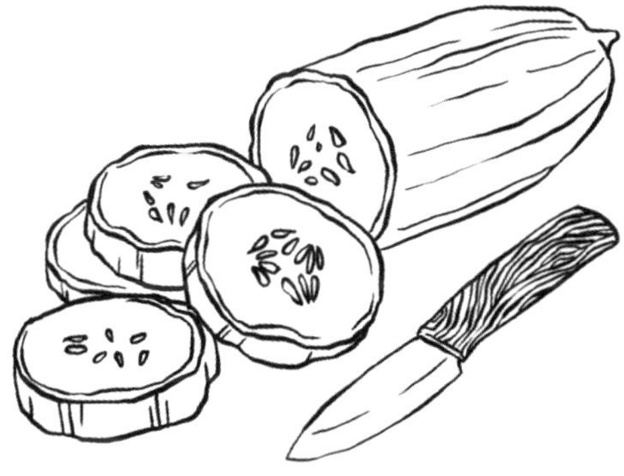

GESUNDHEIT IM MUND

Die beiden ayurvedischen Techniken des Ölziehens und Zungereinigens sind sehr einfach und dennoch effektiv, um sich um die Gesundheit im Mund und damit auch die Gesundheit insgesamt zu kümmern. Integriere sie in dein Morgenritual. Du wirst es nicht bereuen.

ÖLZIEHEN

Das Ölziehen hat enorm viele Vorteile, und seine Anhänger sind unglaublich begeistert. Das Versprechen, dass es gegen Zahnfleischerkrankungen und -entzündungen hilft, Mundtrockenheit verringert und den Atem verbessert (gar nicht zu reden von schöner Haut am ganzen Körper, weil Giftstoffe weggewaschen werden, bevor sie in die Haut eindringen), reicht, um viele Leute neugierig zu machen. Kommen dann noch der Entgiftungseffekt und gesteigerte mentale Klarheit, weniger Müdigkeit, entzündungshemmende Wirkung und bessere Zahngesundheit hinzu, so ist es ein Wunder, dass wir da nicht alle mitmachen.

Das Ölziehen macht man am besten auf leeren Magen. Daher eignet es sich perfekt fürs Morgenritual. Es ist denkbar einfach: Nimm einen Teelöffel Kokos- oder Sesamöl (vielleicht musst du das Kokosöl etwas anwärmen, damit es flüssig wird) und spüle deinen Mund mindestens drei Minuten damit. Denke daran, es nicht zu schlucken. Schließlich soll es die Gifte aus deinem Körper entfernen. Spucke es aus, spüle mit warmem Wasser nach und mach mit der Zungenreinigung weiter. Wenn du Zeit hast, ist auch eine sanfte Zahnfleischmassage mit Öl und kreisenden Bewegungen eines Fingers gegen den Uhrzeigersinn gut für die Mundgesundheit.

ZUNGENREINIGUNG

Die Zungenreinigung verdient mehr Aufmerksamkeit, denn sie kann Mundgesundheit und Geschmackssinn verbessern und die Anlagerung schädlichen Amas verhindern. Ama sind laut Ayurveda Gifte in Gestalt von unverdautem Essen, die im Körper bleiben. Zungenschaber gibt es in Apotheken oder online, aber ein Stahllöffel tut es auch. Kratze sieben- bis 14-mal, ein- oder zweimal für jedes Chakra, von so weit hinten wie möglich über deine Zunge nach vorn.

Die besten Resultate erzielt man, wenn man die Zunge nach jedem Essen abschabt, aber das nur morgens zu tun, zeigt auch große Wirkung, ganz abgesehen davon, dass der weiße Zungenbelag verschwindet. Zweimal täglich die Zunge zu reinigen, verringert die Bakterien im Mund, die Karies und Parodontitis verursachen.

Die große Zahnpastadebatte

Benutzen oder nicht benutzen, das ist die Frage: Ayurveda-Anhänger empfehlen, natürliche Zahnpasta ohne Fluor und Natriumlaurylsulfat (SLS) zu benutzen. Letzteres wird allen möglichen Kosmetika und Reinigungsprodukten zugesetzt. Es wird vermutet, dass es sensible Haut reizen und zu Ekzemen und Schuppenflechte führen kann. Alternativ gibt es Zahnpasta mit Kräutern wie Neem oder Süßholz.

Der Grund dafür, dass einige ganzheitlich arbeitende Zahnärzte, Ayurveda-Therapeuten und andere Experten dazu raten, die Zähne nicht mit Zahnpasta zu putzen, die Fluor enthält, ist die in den vergangenen Jahren aufgekommene Annahme, dass Fluor neurotoxisch sein könnte, also giftig oder schädlich auf Nervenzellen wirkt. Das ist allerdings noch umstritten. Die meisten Zahnärzte argumentieren, dass Fluor unverzichtbar ist, um zum Beispiel bei jungen Zähnen einen starken, gesunden Zahnschmelz zu entwickeln, und dass es der Remineralisierung und dem Schutz vor schädlichen Bakterien dient.

„Den Körper in guter Gesundheit zu erhalten, ist eine Pflicht… andernfalls können wir unseren Geist nicht stark und klar halten."

— BUDDHA

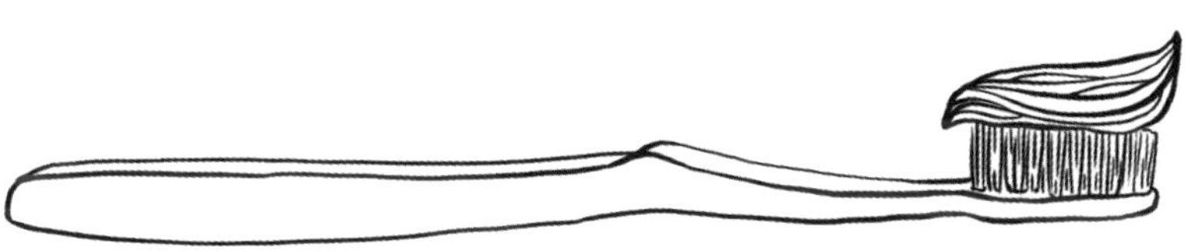

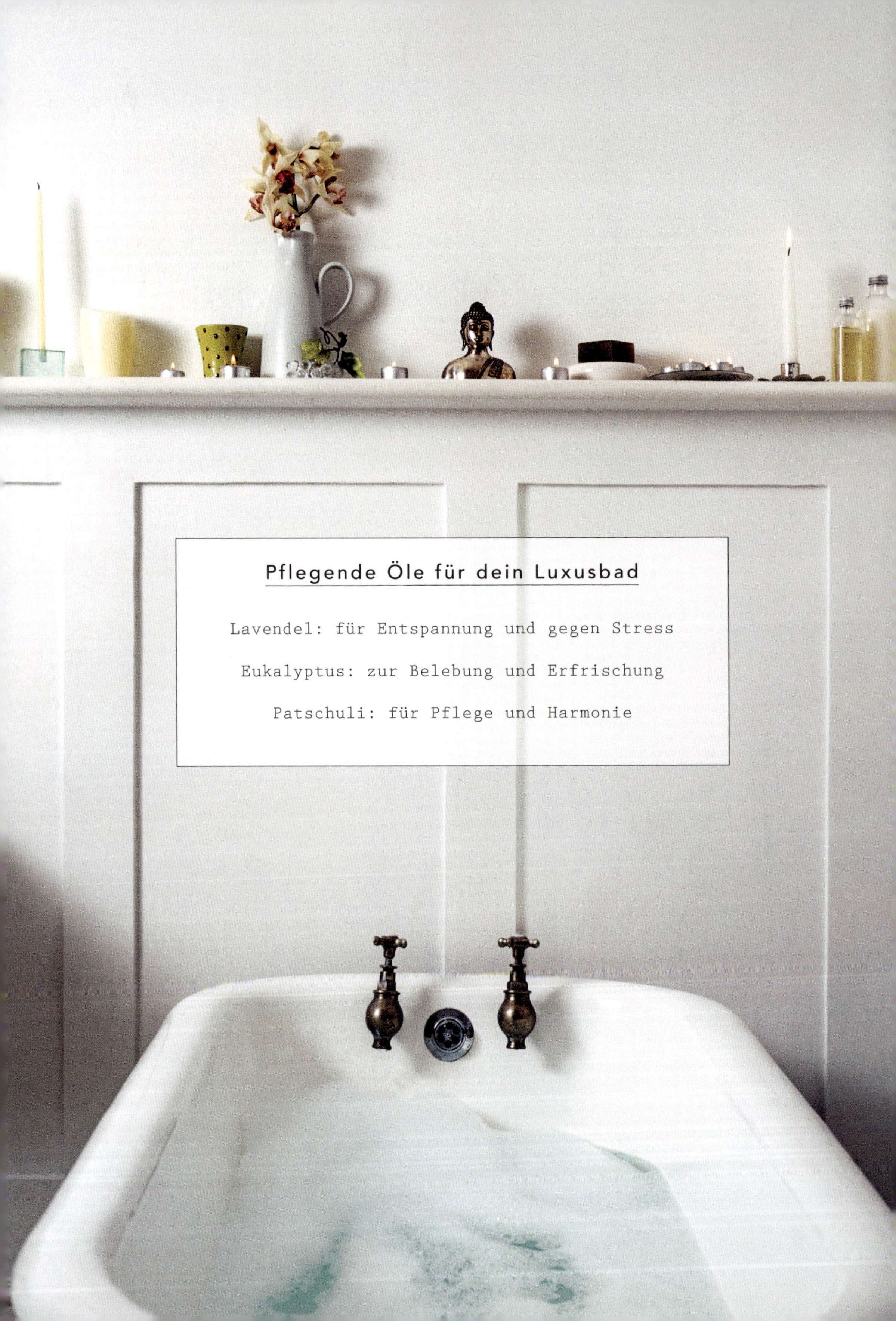

Pflegende Öle für dein Luxusbad

Lavendel: für Entspannung und gegen Stress

Eukalyptus: zur Belebung und Erfrischung

Patschuli: für Pflege und Harmonie

DIE TÄGLICHE GANZKÖRPERREINIGUNG

Die meisten von uns beginnen den Tag mit einer Dusche - aber für manche muss es mehr sein, etwa ein echtes, erholsames Bad oder eine pflegende Ölbehandlung.

ERFRISCHENDE KALTE DUSCHEN

Die Vorstellung von einer kalten Dusche mag extrem sein, aber ihr Nutzen ist erwiesen – und natürlich ist man danach wirklich wach. Wim Hof, der Rekordhalter in Sachen Eisbäder, hat sie bekannt gemacht. Regelmäßige eiskalte Duschen sollen das Immunsystem kräftigen, den Spiegel des Neurotransmitters Dopamin erhöhen und vielleicht sogar die Produktivität steigern. Gemäß des Ayurveda profitieren die verschiedenen Doshas (siehe Seite 129) von unterschiedlich warmem Duschwasser. Allerdings tut vielen Menschen eine kalte Dusche oder ein Sprung ins Meer gut und kann im Winter aus einer Phase von Angst und Unruhe oder Depression helfen.

EIN ERHOLSAMES BAD

Jeden Morgen ein Bad zu nehmen, erfordert mehr Zeit als eine Dusche, aber ein Bad mit ätherischen Ölen (siehe Kasten links) und eine Body-Scan-Meditation (siehe Seite 42) können ein wunderbarer Start in den Tag sein, wenn du genug Zeit hast und du dich nach einem warmen, erholsamen Einweichen sehnst. Bäder können großartig gegen Stress wirken, weil sie zu einem Moment der Achtsamkeit einladen und darüber hinaus bei schmerzenden Muskeln helfen. Manche glauben sogar, dass sie den Blutzucker senken.

GANZKÖRPER- ÖLBEHANDLUNG

Den Körper zu ölen, kann sowohl entspannend als auch belebend wirken, ist gut für schlaffe, trockene Haut und bildet eine Schutzschicht gegen Toxine. Die Haut zu massieren, bringt die Blutzirkulation in Schwung und wärmt. So wird der Körper wunderbar sanftgeweckt – besonders dann, wenn man aus einer von Wim Hof inspirierten Dusche kommt oder schlicht friert und die Zeit für ein Baderitual fehlt.

Angewärmtes organisches Jojoba- oder Mandelöl ist perfekt, besonders dann, wenn du es noch mit einem Tropfen ätherischem Öl vermischst. Beginne an den Füßen und arbeite dich mit sanftem Druck nach oben. Widme dabei den Gelenken besondere Aufmerksamkeit. Wenn du fertig bist und noch etwas Zeit hast, nimm dir zehn Minuten und spüre der Empfindung im Körper nach. Ein Augenblick der Dankbarkeit könnte sich einstellen.

Denke daran – deine Haut nimmt Inhaltsstoffe vollständig auf: Parfüm, Parabene (weitverbreitete Konservierungsstoffe, von denen einige im Verdacht stehen, krebserregend zu sein) und SLS (siehe Seite 133). Es gibt eine große Auswahl ayurvedischer Seifen und pflegender Öle ohne schädliche Inhaltsstoffe und aus Bioanbau.

REINIGEN MIT RAUCH

Das Reinigen mit Rauch ist von uralten Praktiken inspiriert, bei denen getrocknete Kräuter und andere Pflanzen verbrannt werden. Dafür kommen je nach Vorliebe und Tradition verschiedene Kräuter infrage.

WOZU IST DAS GUT?

Reinigung mit Rauch bewirkt eine ätherische Stimmung, etwa wie beim Verbrennen von Weihrauch, und verbessert die Luftqualität. Der Rauch soll negativ geladene Ionen freisetzen, die die Luft von Gerüchen, Schimmelsporen und Bakterien befreien. Die Reinigung mit Rauch soll sogar eine ähnliche Wirkung haben wie ein Waldspaziergang.

WAS DU DAZU BRAUCHST

- getrocknete Kräuter oder Pflanzen (trockne selbst welche, indem du sie kopfüber an einem trockenen, dunklen Ort aufhängst)
- eine Abalone-Muschel oder eine feuerfeste Schale
- Streichhölzer oder Feuerzeug
- eine Feder (optional)

SO GEHT ES

- Zünde dein Kräuterbündel an und blase die Flammen wie bei einem Räucherstäbchen aus. Mit der Feder oder deiner Hand leitest du den Rauch über deinen ganzen Körper. Schließe die Augen, wenn du möchtest.
- Jetzt konzentriere dich auf deine Wohnung und gehe mit dem Rauch von Zimmer zu Zimmer. Achte dabei besonders auf Ecken und Kleiderschränke. Wenn du fertig bist, lasse das Kräuterbündel in der Abalone-Muschel oder in der Schale ausbrennen.
- Manche Menschen durchlaufen dieses Ritual etwa einmal im Monat und schenken ihm viel Beachtung. Du kannst dir das Geschenk der Entspannung auch täglich machen, indem du jeden Morgen einfach ein paar Minuten lang die Reinigung mit Rauch genießt.

Wähle deine Kräuter

Reinigend: Kamille oder Zitronengras

Heilend: Amaranth oder Palo Santo

Kraft und Vertrauen: Lorbeer oder Zeder

Spiritualität versus Kommerz

Vielleicht hast du schon mal von dem indianischen Ritual des Smudging gehört, das heilig ist und zu einer Reihe von spirituellen Glaubensrichtungen gehört. Es ähnelt der Reinigung mit Rauch, aber die kommerziellen Produkte, die in letzter Zeit in der westlichen Welt sehr beliebt sind, haben nicht notwendigerweise etwas mit den Werten und der spirituellen Tiefe dieser Praxis bei den indigenen Völkern zu tun. Es ist wichtig, diese Praktiken mit Respekt zu behandeln. Wenn dir die Reinigung mit Rauch gefällt, kannst du vielleicht mehr über die Kräutertraditionen deiner eigenen Kultur nachlesen. Sie waren weiter verbreitet, als man glaubt.

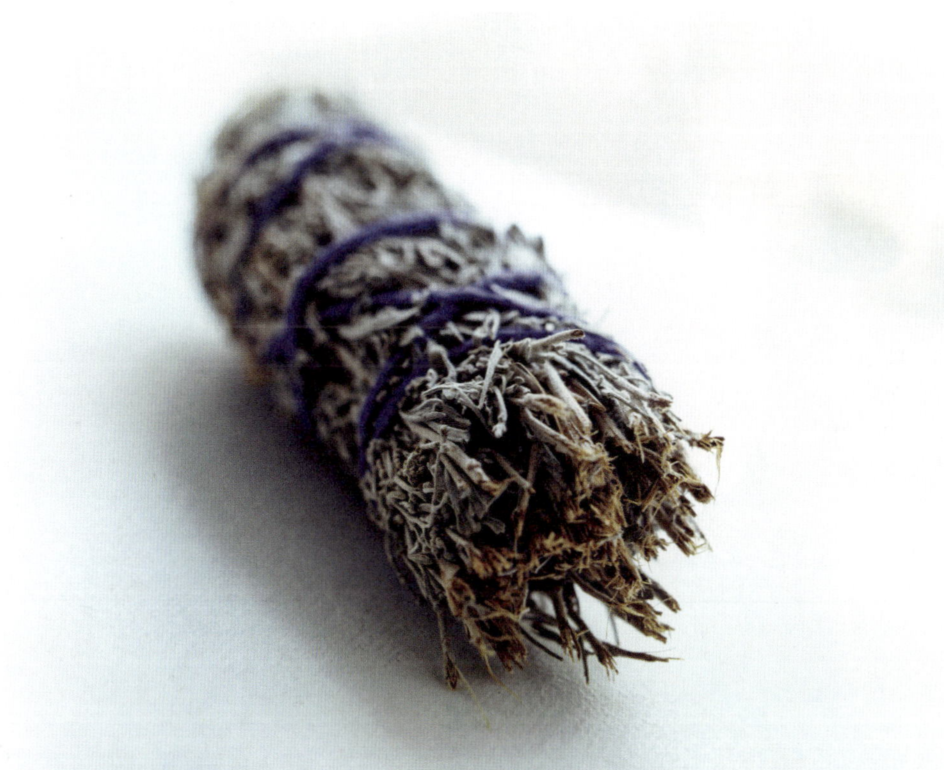

REINIGUNGSRITUALE FÜRS WOCHENENDE – WELLNESS ZU HAUSE

Wenn deine Zeit an einem normalen Morgen in der Woche knapp ist, nutze die Zeit am Wochenende oder an einem anderen passenden Tag. Ein Spa zu Hause kann so spartanisch oder üppig sein, wie du möchtest, mit strengen ayurvedischen Anwendungen oder Rosenblättern und Maniküre. Höre auf deinen Körper und lasse dann deiner Kreativität ihren Lauf.

DAS ULTIMATIVE BAD IN SIEBEN SCHRITTEN

1. Lasse dir für ein verwöhnendes, rehydrierendes Baderitual heißes Wasser ein und gib einen Tropfen Lavendelöl hinzu. Dann zünde ein paar Duftkerzen oder Weihrauch an. Das hilft beim Entspannen. Dazu passen auch eine Tasse Kräutertee und beruhigende Musik.

2. Bevor du ins Wasser steigst, gönne deiner Gesichtshaut ein Dampfbad. Fülle eine Schüssel mit heißem Wasser und gib den Inhalt eines Kräuterteebeutels dazu. Dann beuge dich mit einem Handtuch über dem Kopf darüber und atme fünf bis zehn Minuten lang tief durch.

3. Jetzt steigst du in die Wanne und verwöhnst dich mit einer pflegenden Haarpackung. Die kannst du selbst aus einem Eigelb, zwei Teelöffeln Kokosöl und einem Teelöffel Honig zusammenrühren. Lasse sie etwa eine halbe Stunde im Haar. Nutze die Zeit für eine Gesichtsmaske (siehe Seite 140).

Trocken bürsten

Wie der Name schon sagt, macht man das am besten auf trockener Haut. Du kannst aber auch ein duftendes Körperöl benutzen. Nimm eine Hautbürste und beginne an den Füßen. Bürste in Richtung des Herzens, entweder in kleinen, festen Auswärts- oder in kreisenden Bewegungen auf deinem Bauch gegen den Uhrzeigersinn. Bürste dich drei Minuten lang.

Ein Wort zu ätherischen Ölen

Ätherische Öle können sehr wirkungsvoll sein, sei also vorsichtig, wenn du mit ihnen experimentierst. Benutze sie nie unverdünnt. Für die sichere äußere Anwendung zu Hause wird gewöhnlich eine zweiprozentige Lösung empfohlen. Eine gute Faustregel: In 30 Milliliter Trägeröl, zum Beispiel Mandelöl, zwölf Tropfen ätherisches Öl geben.

Mit dem Patch-Test kannst du die Verträglichkeit testen: Vermische einen Tropfen ätherisches Öl mit einem Teelöffel Olivenöl, gib etwas davon auf ein Pflaster und klebe es auf die Innenseite deines Unterarms. Ergibt sich innerhalb von 48 Stunden keine Hautirritation, kannst du das Öl problemlos benutzen.

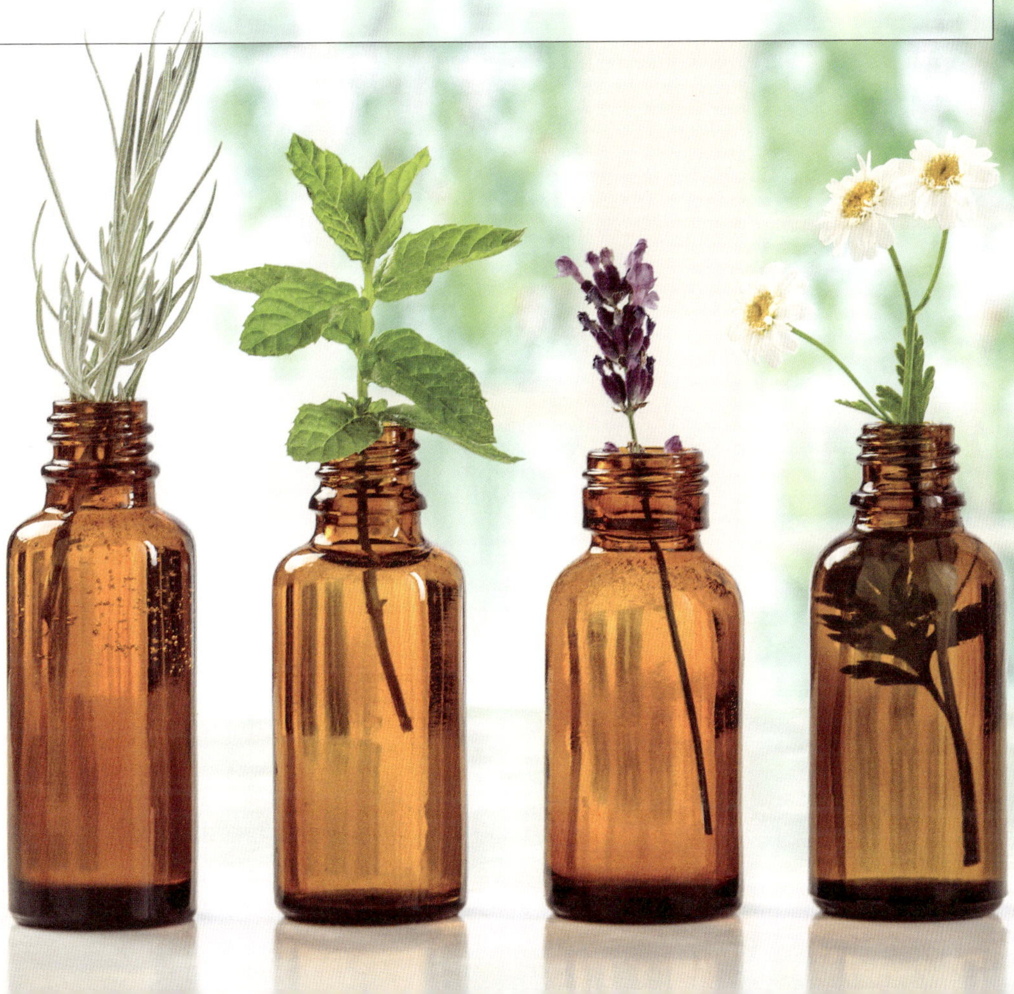

Gesichtsmaske aus Spirulina

WIRKT GEGEN ROTE HAUT

Nimm eine kleine Schüssel, gib zwei Teelöffel Spirulinapulver und ein paar Tropfen Wasser hinein und verrühre dies zu einer Paste. Trage sie auf dein Gesicht auf und lasse sie trocknen. Warte 20 Minuten, bevor du sie mit einem warmen und feuchten Waschlappen entfernst.

Gesichtsmaske aus Natron

WIRKT TIEFENREINIGEND UND GEGEN ENTZÜNDUNGEN

Mische Natron und Wasser oder Apfelessig zu gleichen Teilen zusammen. Füge nach Wunsch einen Tropfen ätherisches Öl hinzu, wenn deine Haut das verträgt (siehe Seite 139). Reibe deine Haut in kreisenden Bewegungen damit ein und lasse die Paste etwas wirken, bevor du sie abwäschst.

Ätherisches Bartöl

FÜR DIE ALLGEMEINE BARTPFLEGE

Vermische ein paar Tropfen Eukalyptus- oder Zedernöl mit zwei Teelöffeln Oliven- oder Kokosöl und massiere das in deinen Bart. Manche Männer schwören auf ihre Ölkombinationen, von denen der Bart schneller und dichter wachsen soll. Auch wenn das wahrscheinlich ins Reich der Wünsche gehört, sorgt die Pflege für Feuchtigkeit und gesund glänzendes Barthaar.

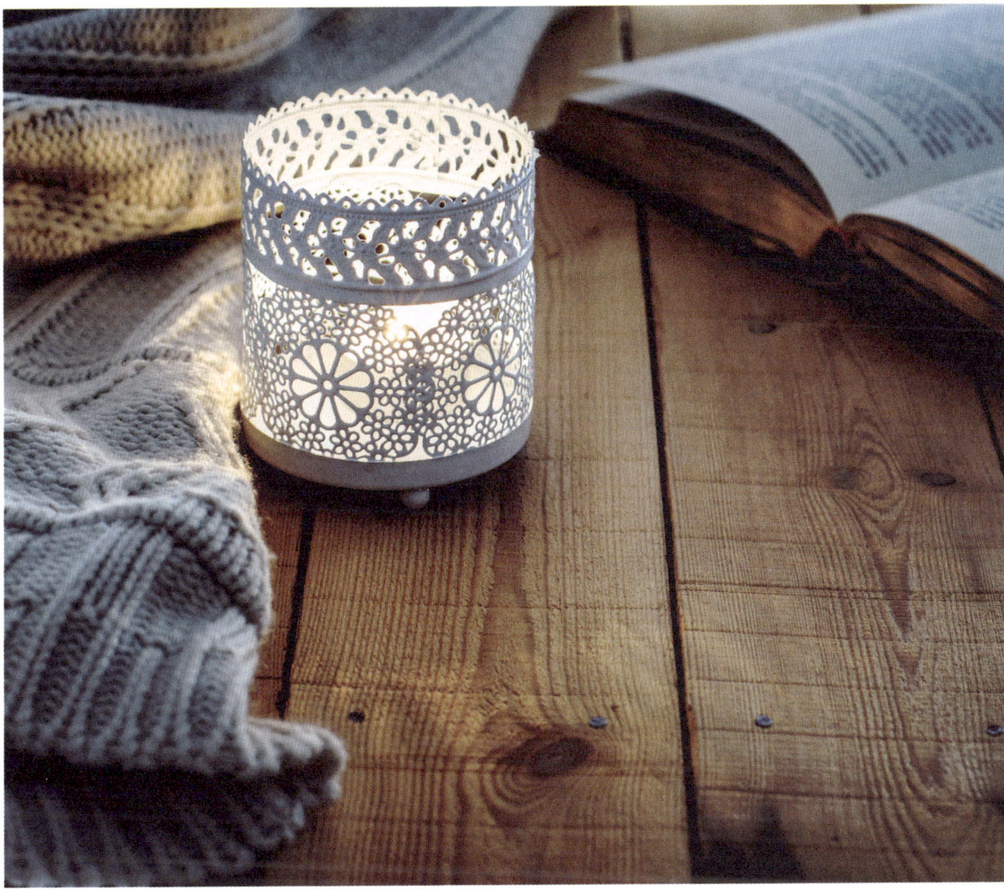

4. Gib dir selbst eine entspannende Ölmassage, bürste oder massiere deine Füße oder lege dich einfach ins Wasser und atme. Danach lässt schon der Duft des Lavendels deine Schultern sinken und deine Stirn sich entspannen.

5. Nimm dir Zeit, um dich überall gründlich abzutrocknen und dabei tote Hautzellen abzurubbeln. Dann salbe dich mit Körperbutter oder Öl ein und richte deine Achtsamkeit dabei auf deinen gesamten Körper – vom Nagelbett bis zur Lendenwirbelsäule.

6. Fülle deine Wasservorräte wieder auf. Trinke ein großes Glas Wasser und trage erfrischendes Gesichtswasser auf – eine Mischung aus einem Teil Apfelessig auf vier Teilen Wasser.

7. Und dann? Gehe den Tag an, vielleicht mit einem Brunch, und genieße gut riechend dein Wochenende mit einem unübersehbaren Strahlen.

WENN DU NUR EINE SACHE TUST

Ob dein morgendliches Gesichtsritual aus einem kurzen Wasserschwall und Gesichtswasser besteht oder du die ganze Prozedur mit Abreiben, Gesichtswasser, Ölen und mehr befolgst – versuche, all das mit viel Selbstfürsorge zu tun. Zünde eine Duftkerze dabei an oder massiere dein Gesicht sanft. Dazu braucht es nicht unbedingt mehr Zeit – nur einen Augenblick der Achtsamkeit.

REINIGEN – VORSCHLÄGE FÜR RITUALE

Beginne den Tag mit wahrer Selbstfürsorge

Ein bisschen Spa-Luxus muss nicht kompliziert sein. Beginne den Tag, indem du dich verwöhnst, sei es mit einer schnellen, liebevollen Berührung oder der Weisheit des Ayurveda.

RITUAL FÜR EILIGE

– Stehe früh auf.

– Verbrenne etwas Weihrauch und bürste deinen Körper trocken (siehe Seite 138) von den Füßen nach oben drei bis vier Minuten lang ab.

– Dusche, putze deine Zähne und reinige deine Zunge (siehe Seite 132).

– Gib deiner Haut mit der Creme oder dem Öl deiner Wahl Feuchtigkeit, vor allem im Gesicht.

– Ziehe dich an, nimm ein Ei und ein paar Nüsse oder einen Chiapudding (siehe Seite 114) für unterwegs mit – es sei denn, du verschiebst das Frühstück auf später.

RITUAL FÜR MENSCHEN MIT ZEIT

– Stehe vor der Dämmerung auf, wie es im Ayurveda empfohlen wird (siehe Seite 128).

– Übe einige Male den Feueratem (siehe Seite 39) und sitze ein paar Minuten in Stille.

– Verwöhne deinen Körper. Nimm ein heißes Bad, wenn du Zeit hast, öle deinen Körper ein, wenn dir kalt ist und dir eine Massage guttut (siehe Seite 135), oder lege eine selbst gemachte Gesichtsmaske auf (siehe Seite 140).

– Meditiere (siehe Seite 42), während die Maske trocknet.

– Trockne dich ab, ziehe dich an und mache dir einen Ost- oder Gemüseshake (siehe Seite 115), vielleicht mit ein oder zwei Superfoods darin (siehe Seite 112).

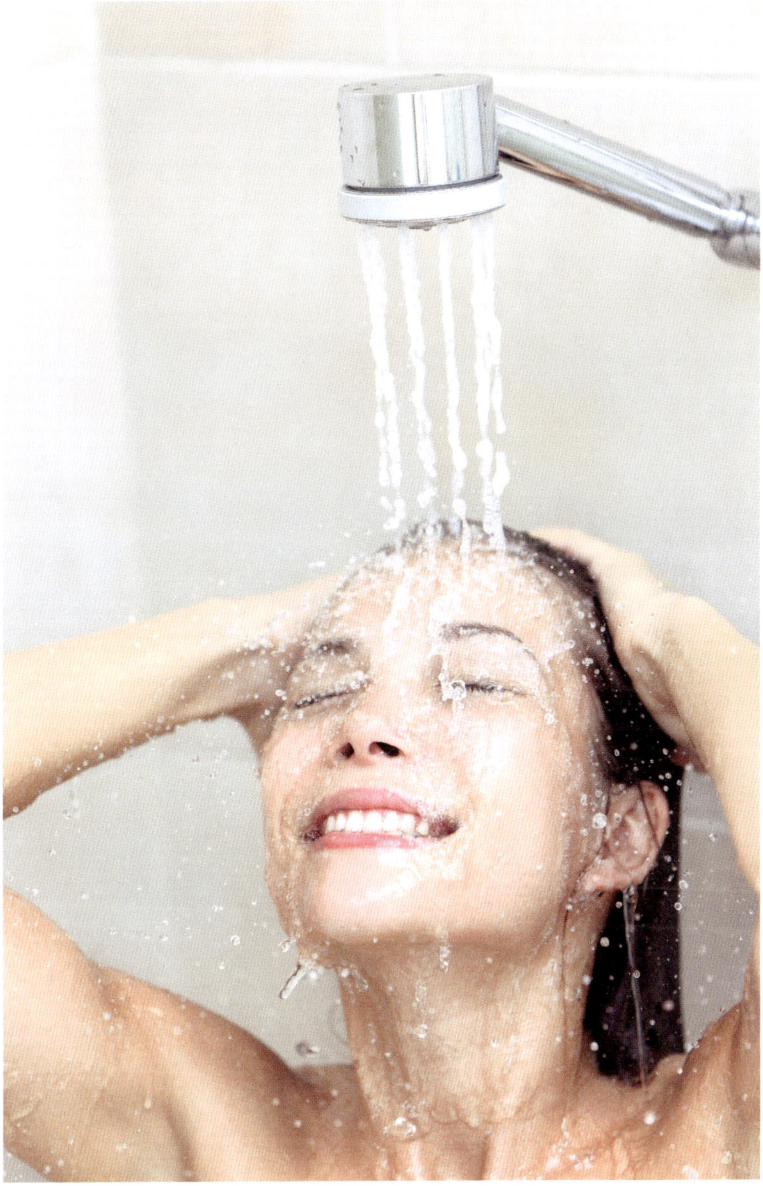

„Nichts ist schöner als
die Lieblichkeit der Wälder
vor Sonnenaufgang."

— GEORGE WASHINGTON CARVER

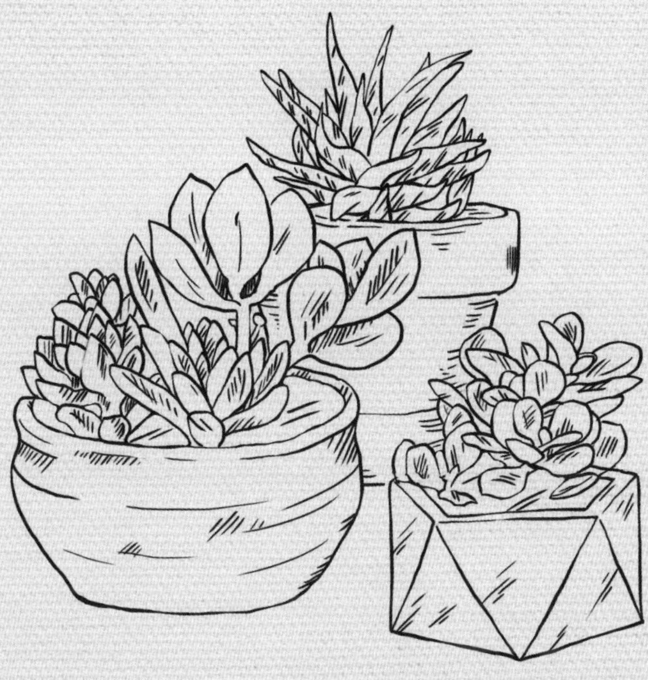

KAPITEL 7

SICH VERBINDEN

Rituale in der Natur

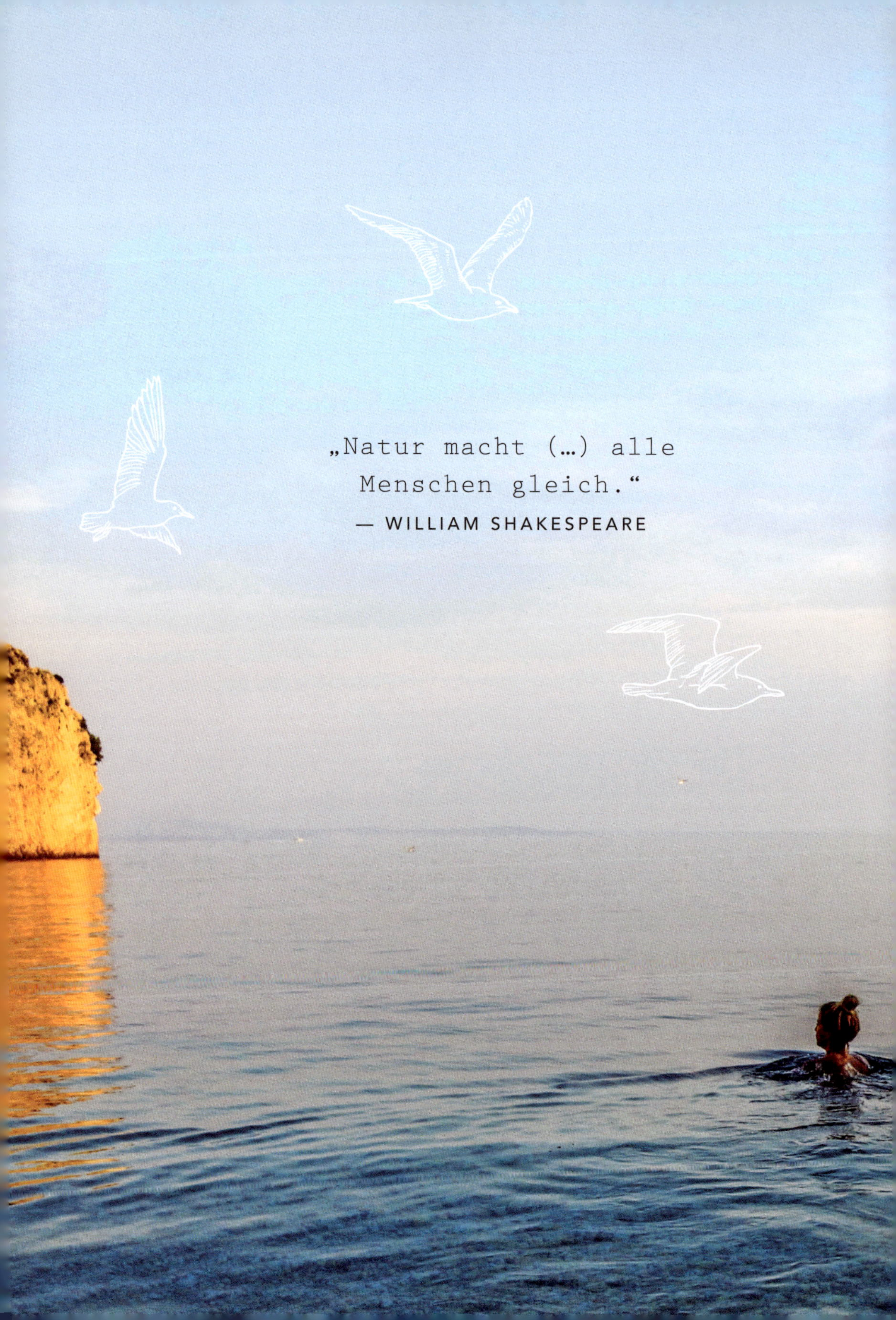

„Natur macht (…) alle
Menschen gleich."

— WILLIAM SHAKESPEARE

DIE KRAFT DER NATUR

Jedes Mal, wenn ich am Meer bin, überwältigt mich eine spontane Euphorie, eine Art glückseliger Dankbarkeit, die ich nicht in Worte fassen kann. Kürzlich ist mir klar geworden, dass ich damit nicht allein bin - das Meer zum Beispiel hat auf viele Menschen diese Wirkung. Die Natur scheint in uns ein Gefühl des Staunens auszulösen, das Bewusstsein, dass wir Teil von etwas sind, das größer ist, als wir begreifen können. In einer Welt, in der sich viele immer einsamer und desillusionierter fühlen, ist das keine Kleinigkeit.

GROSSARTIGE STILLE

Der Friede, der dich umgibt, wenn du ohne Kopfhörer die Natur durchstreifst, ist keine beängstigende Stille. Vielmehr bemerkst du dann die turbulente Anarchie der Natur. Da ist etwas los, alles ändert sich ständig und ist unvorhersehbar – aber anders als im Trommelfeuer von Veränderung und Unsicherheit in den sozialen Medien. Nein, das friedliche vielfältige Patchwork der Natur gibt uns das Gefühl, winzig zu sein und doch verbunden. Und nicht durch eine „Freundschaftsanfrage", sondern als wunderbare Notwendigkeit. Es ist die erdende Erinnerung daran, dass wir Teil von etwas Größerem sind.

IM EINKLANG MIT DER ERDE

Für viele geht es bei ihrem Morgenritual darum, ganz im Augenblick präsent zu sein und beängstigende und belastende Gedanken in die Schranken zu weisen. Barfuß durchs Gras zu laufen, den Vögeln zuzuhören oder tatsächlich Zeit am Meer zu verbringen, ist ideal, um diese Erfahrung zu intensivieren. Es braucht Zeit, die Kunst des Präsentseins nur über den Atem zu beherrschen. Inmitten der grandiosen Wandelbarkeit der Natur wird man jedoch fast sofort in den Moment zurückgeholt und der Atem wird eins mit dem Puls der Erde.

AB NACH DRAUSSEN

Es gibt zahllose Möglichkeiten, ein bisschen Natur ins Morgenritual zu bringen. Das muss kein Dauerlauf und kein Bad im eiskalten Meer sein – obwohl das natürlich auch geht. Sich einen Hund zuzulegen und bei jedem Wetter spazieren zu gehen, sorgt auch dafür, dass man mehr Zeit in der Natur verbringt. Außerdem ist erwiesen, dass Hundebesitzer oft glücklichere Menschen sind. Fange einfach an, öffne die Tür, ziehe die Hausschuhe aus ab nach draußen.

NATÜRLICHE ALLHEILMITTEL

Die Natur ist so etwas wie eine Wunderdroge, das weiß auch die Wissenschaft. Schon in ihr zu sein, reduziert Ängste und die Produktion von Stresshormonen, Blutdruck und Puls sinken ebenso wie Entzündungswerte, die Sauerstoffsättigung im Blut steigt an und sorgt für mehr Klarheit und Konzentration.

MUTTER NATUR IN BESTFORM

Sonnenlicht verschafft uns nicht nur eine ordentliche Dosis Vitamin D, sondern hat noch zahllose andere Vorteile: Es sorgt für gesunde Knochen und kann das Risiko von multipler Sklerose, Diabetes und metabolischem Syndrom verringern. Außerdem kann es für einen erhöhten Melatoninspiegel in der Nacht und so für guten Schlaf sorgen. Studien haben ergeben, dass Menschen, die in der Nähe von Grünflächen leben, bessere Aussichten auf ein langes Leben haben. Allein der Natur näherzukommen, egal, wo man lebt, verstärkt das Glücksgefühl.

WUNDERBARE HEILUNG

Dass Zeit in der Natur so entspannend und stressreduzierend wirkt, liegt auch an einem Mechanismus, mit dem sich Bäume und Pflanzen gegen Insekten und Fäulnis schützen. Sie geben Chemikalien ab, die manchmal ätherische Holzöle genannt werden. Sie sind in der Waldluft enthalten, sind unter anderem beruhigend und wirken positiv auf sogenannte Killerzellen in unserem Immunsystem. Das Nebenprodukt des Selbstschutzes von Bäumen wird also zum heilsamen, Ehrfurcht gebietenden Geschenk für uns Menschen.

Es ist allein schon lebensbejahend, von Leben umgeben zu sein. Die Vitalität der Natur zu spüren, regt die Sinne an und gibt der Seele Energie. Die Euphorie, die ich empfinde, wenn ich ans Meer komme (siehe Seite 147), ist ein ausgezeichnetes Beispiel für etwas, was Forscher ein erhöhtes Gefühl der Ehrfurcht nennen. Es steigert die Lebenszufriedenheit und hilft, Entzündungsmarker zu senken. Obwohl Entzündungen ein Teil des Heilungsmechanismus im Körper sind und von Ernährung, Sport und Lebensstil beeinflusst werden, können sie zu vielen chronischen Erkrankungen beitragen.

„An einem schönen Tag im Schatten zu sitzen und ins Grüne zu blicken, ist die beste aller Erquickungen."

— JANE AUSTEN

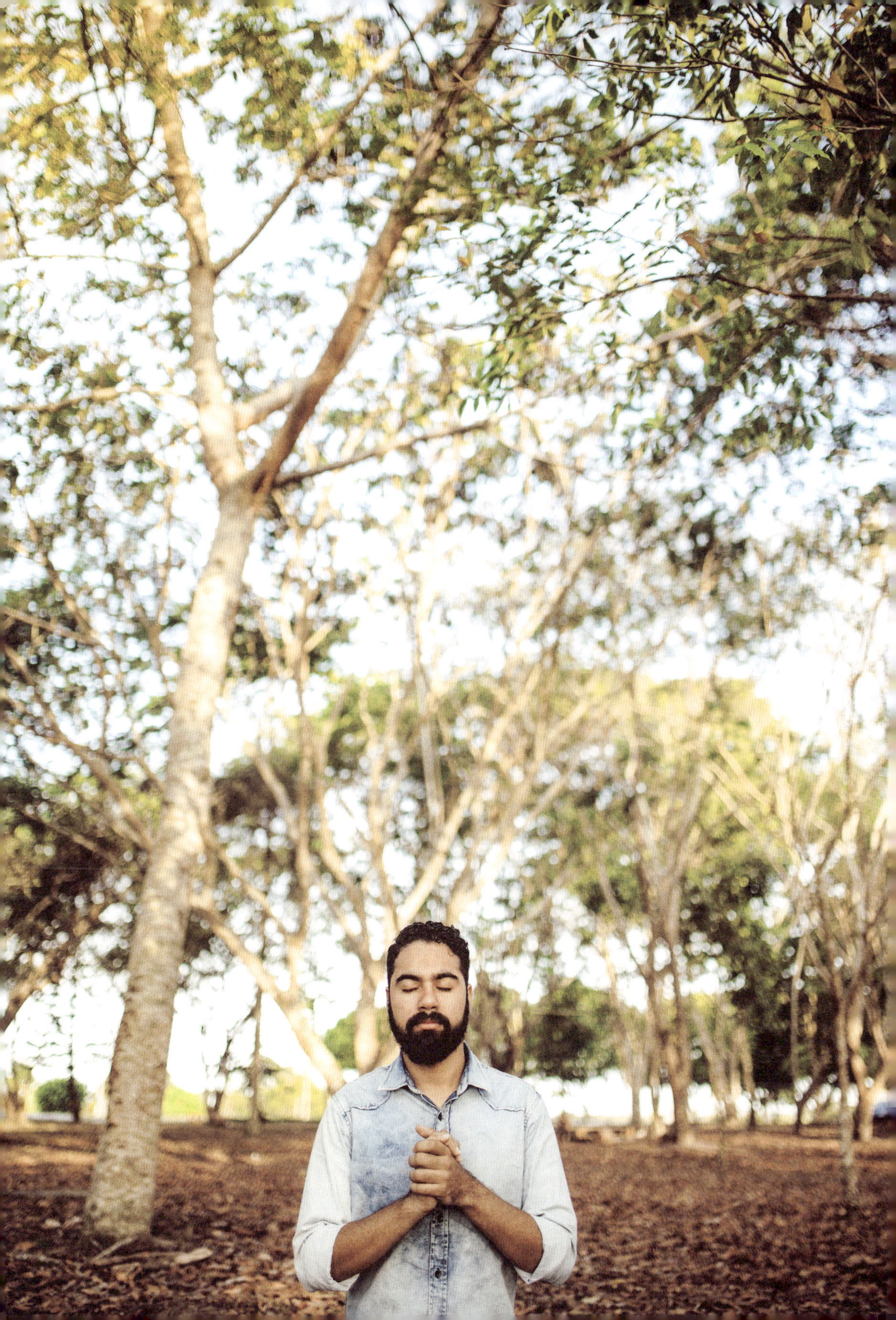

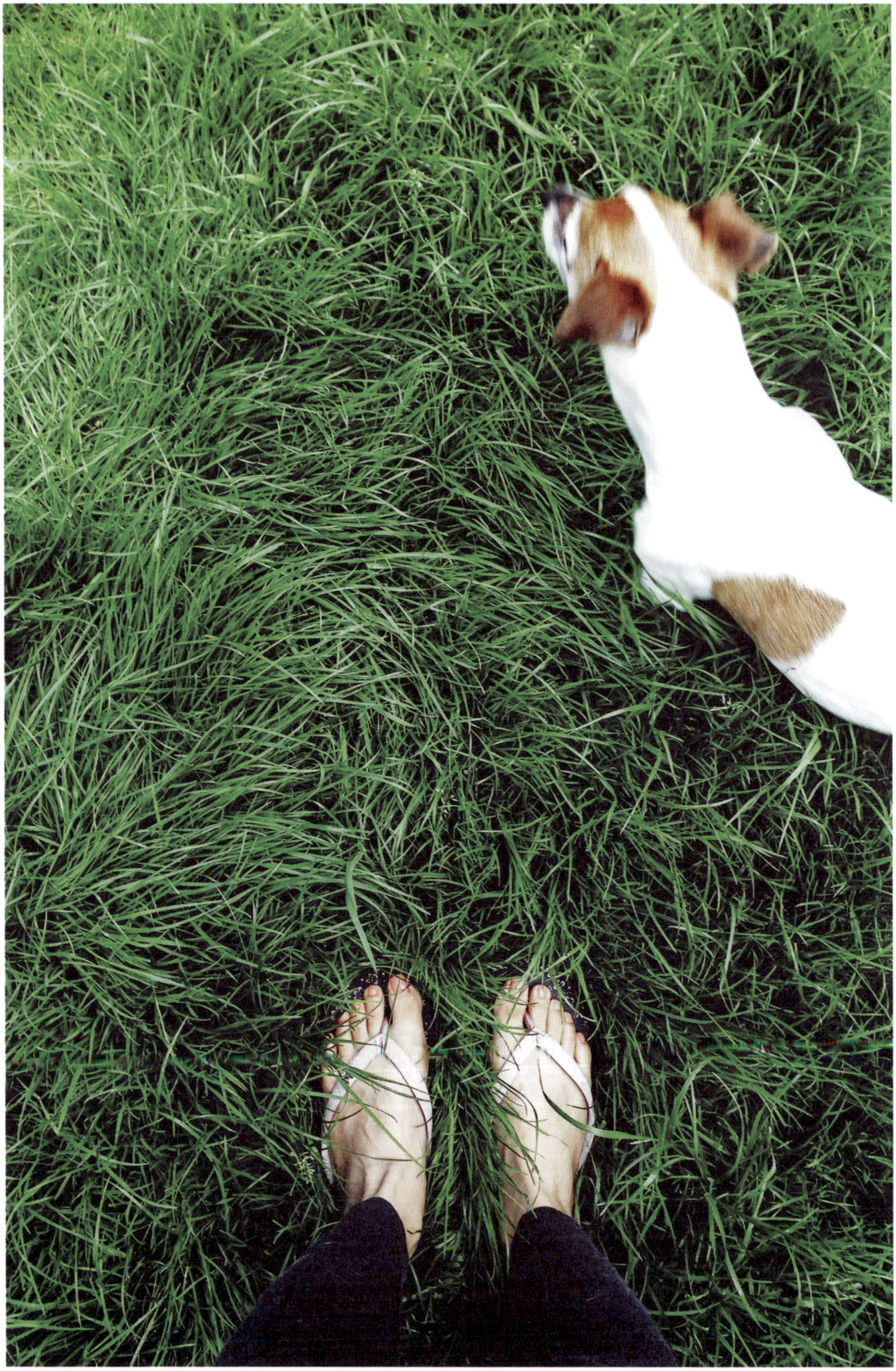

BEGRÜNE DEINEN MORGEN

Wenn dir die Idee gefällt, die Natur in deine Morgenroutine einzufügen, du aber nicht weißt, wie du das anstellen sollst, sind hier ein paar Tipps für dich.

DRAUSSEN SPORT TREIBEN

Für eine bessere Stimmung und ein besseres Selbstwertgefühl reichen fünf Minuten Sport draußen. Das hat natürlich noch viele andere attraktive Vorteile. Warum also nicht laufen, Rad fahren oder Yoga im Park machen?

DEN SONNENAUFGANG ANSEHEN

Mache es dir mit deiner Lieblingsdecke und einer Tasse Tee auf Balkon oder Terrasse gemütlich oder suche dir eine Bank im Park um die Ecke, um der erwachenden Natur zuzusehen. Untersuchungen haben gezeigt, dass schon der Anblick der Natur die Konzentrationsfähigkeit steigert. Bessere Momente der Achtsamkeit gibt es kaum.

SPORT IN DER GRUPPE

Lasse dich auf die Elemente ein, egal, wie das Wetter ist, sei es in der Nachbarschaftslaufgruppe oder im militärischen Bootcamp. Der Gemeinschaftsgeist sorgt für mehr Motivation und du fühlst dich schon wie auf der Gewinnerspur, bevor der Tag richtig begonnen hat.

MEDITATION ODER ATMEN

Vielen fällt es in der Natur leichter zu meditieren, weil sie die Geräusche beruhigend und weniger ablenkend finden. Konzentriere dich auf deinen Atem und spüre, wie er mit der Natur, dem Wind und den Bäumen fließt.

ACHTSAMER SPAZIERGANG

Spaziere durch deinen Garten oder deine Nachbarschaft – beobachte Veränderungen der Jahreszeiten, höre den Vögeln zu, spüre, wie sich der Wind auf deiner Haut anfühlt und wie sich das Licht täglich verändert. Alle Sinne zu aktivieren, hilft dir, ganz im Jetzt zu sein. Laufe barfuß übers Gras und lehne dich an einen großen alten Baum, um dich geerdet zu fühlen.

GEHE SCHWIMMEN

Ob im Meer, in einem See, in einem Teich oder im Schwimmbad – eine morgendliche Schwimmrunde kann erfrischend und lebensbejahend sein. Suche dir eine Morgenschwimmgruppe (siehe Seite 78), und vielleicht findest du Freunde fürs Leben.

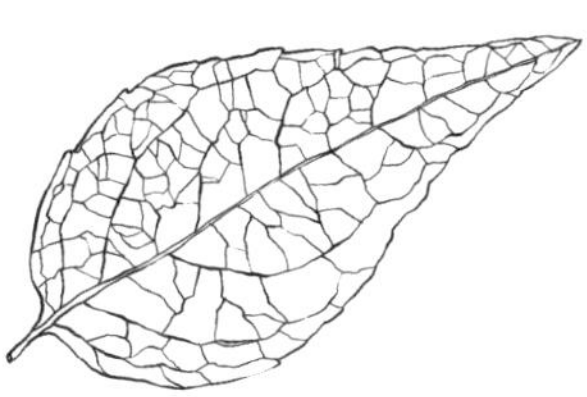

SICHERES SCHWIMMEN IM MEER

Im Meer zu schwimmen, kann sehr belebend sein, umso mehr, wenn du das in einer Schwimmgruppe tust. Die ehemalige britische Meisterin im Surfen, die Umweltaktivistin und begeisterte Schwimmerin Sophie Hellyer gründete die Bewegung Rise Fierce an der irischen Atlantikküste. Hier sind ihre Tipps für sicheres Schwimmen im Meer.

TIPPS FÜR SCHWIMMNOVIZEN

- Das Schwimmen in kaltem Meerwasser lässt die Körpertemperatur sinken, Arme und Beine verlieren schnell Kraft. Das wird gefährlich, wenn man deshalb nicht mehr aus dem Wasser kommt. Trage also einen Neoprenanzug, wenn du länger im Wasser bleibst. Wenn es kalt ist, geht die Rise-Fierce-Truppe nur für zwei bis fünf Minuten ins Wasser, im Sommer bis zu 25 Minuten.

- Mache dich mit den Gezeiten und Strömungen vertraut. Bist du dir unsicher, frage jemanden, der sich auskennt.

- Springe nicht ins kalte Wasser, sondern gehe langsam hinein.

- Gehe nie allein schwimmen, sondern immer mit ein oder zwei Freunden.

- Bleibe nah an der Küste und schwimme bei rauer See parallel zum Strand und dort, wo du noch stehen kannst.

- Zittern und Zähneklappern sind die ersten Anzeichen von Unterkühlung. Komme dann sofort aus dem Wasser und wärme dich auf.

- Nimm warme Kleidung mit, die du später anziehen kannst, auch im Sommer. Wenn du aus dem Wasser kommst, wird dir kalt sein.

„Der Mann, der gegen den Strom schwimmt, erkennt dessen Stärke."

— WOODROW WILSON

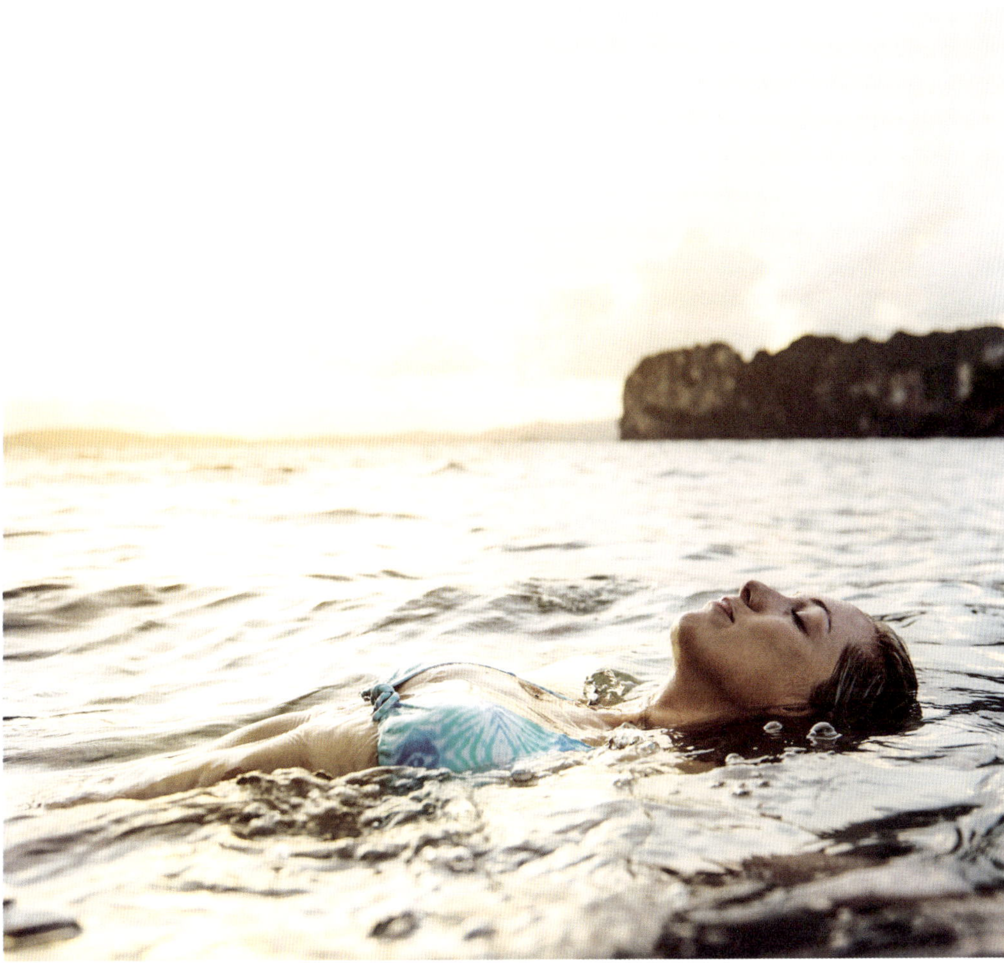

Denk an den Nutzen

Ob eiskalte Dusche oder ein Sprung ins Meer - der Kontakt mit kaltem Wasser ist für vieles gut, zum Beispiel lindert er wirksam Schmerzen. Außerdem wird durch das kalte Wasser erwiesenermaßen das Immunsystem angeregt, der Dopaminspiegel erhöht und es hilft beim Umgang mit Unruhe und Angst.

HOL DIE NATUR INS HAUS

Ein Morgen in der Natur ist theoretisch ganz wunderbar, aber die Realität lässt so etwas oft nicht zu - vor allem bei Alleinerziehenden, die nicht einfach in die Laufschuhe springen und verschwinden können.

Aber viele Studien haben gezeigt, dass du einige der Vorteile, die es hat, Zeit in der Natur zu verbringen, auch dann haben kannst, wenn du nur Fotos davon ansiehst oder die Natur ins Haus bringst. Eine Studie der Kansas State University hat Patienten beobachtet, die sich von einer Operation erholten. In Räumen mit Pflanzen ging es ihnen besser, was zum Beispiel den Blutdruck, Ängste und Schmerzen anging. Andere Studien fanden heraus, dass es den Stresslevel schon senkt, ein Naturvideo anzusehen. Sich Naturfotos anzuschauen, gibt der Energie einen Schub.

WAS KANNST DU TUN?

- Hast du Zimmerpflanzen? Gieße sie, sprich mit ihnen, dusche sie ab zu mal ab – und kaufe noch ein paar. Sie geben Räumen Charakter, Kinder kümmern sich gern um sie und sehen sie gern wachsen, und die Pflanzen reinigen die Luft und ein bisschen auch deine Seele.

- Wenn dir die Idee der Visionstafel (siehe Seite 58) gefällt, stelle eine mit Motiven aus der Natur zusammen. Es gibt Pflanzen und Blumen in allen Farben des Regenbogens. Apropos: Du kannst auch Abbildungen eines Regenbogens, des Mondes und der Sterne dazu nehmen. Die Möglichkeiten sind grenzenlos.

- Hast du einen Hausaltar (siehe Seite 165), vielleicht mit Kerzen und Weihrauch? Das ist der ideale Ort für ein paar Tannenzapfen, farbenfrohe Blätter oder Muscheln vom Strand. Wenn der Hausaltar nichts für dich ist, funktioniert auch ein Naturtisch. Verbringe jeden Morgen einen Moment dort, schiebe ein paar Steine hin und her und gieße deine Sukkulenten.

Wenn du Zeit hast, mache einen Morgenspaziergang im Park und tausche ein paar Dinge auf deinem Hausaltar oder Tisch aus, um den Wechsel der Jahreszeiten zu reflektieren.

WENN DU NUR EINE SACHE TUST

Vielleicht willst du das Haus morgens nicht verlassen, ohne geduscht und gefrühstückt zu haben – aber versuche es doch mal mit ein paar Minuten mit dem Getränk deiner Wahl in der offenen Tür, auf dem Balkon oder im Garten. Lasse die Umgebung auf dich wirken, höre den Vögeln zu und sieh zu, wie die Nachbarschaft aufwacht.

„In allem, was die Natur hervorbringt, ist etwas Bewundernswertes.“

— ARISTOTELES

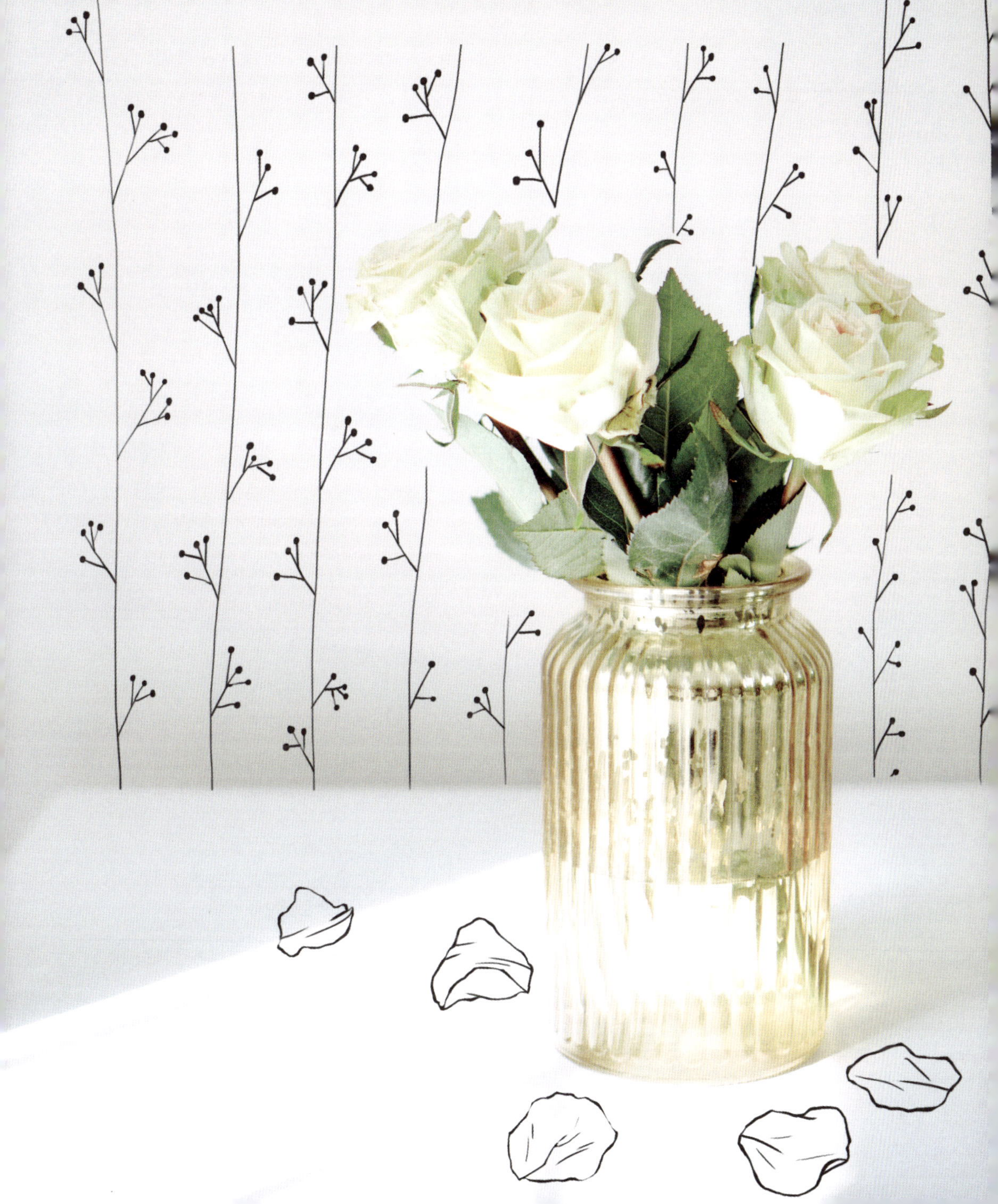

SICH VERBINDEN – VORSCHLÄGE FÜR RITUALE

Wache auf und fühle dich mit dem wunderbaren großen Ganzen verbunden

---

Die Natur ist ein Stimmungsaufheller. Diese Rituale können an Ort und Umstände angepasst werden, betrachte sie als Ausgangspunkt und nimm an, was die Natur dir gerade anbietet.

RITUAL FÜR EILIGE

– Stehe auf, dusche und ziehe dich an, spüre in dich hinein. Wirf einen Blick auf deine Werte-Liste im Kleiderschrank (siehe Seite 96).

– Öffne eine Tür oder ein Fenster und lasse frische Luft herein. Achte auf die Gerüche und Geräusche der Natur, während du dir ein Infused Water (siehe Seite 119) machst.

– Nimm ein Ei oder einen vorbereiteten Chiapudding (siehe Seite 119) und sieh nach deinen Pflanzen. Mit ihnen zu sprechen, ist völlig in Ordnung und sogar empfehlenswert.

– Fahre mit dem Rad zur Arbeit und nimm die schöne Strecke durch den Park oder am Kanal entlang.

RITUAL FÜR MENSCHEN MIT ZEIT

– Stehe bei Sonnenaufgang auf.

– Mache einen Spaziergang durch die Nachbarschaft oder den Park, atme ein paarmal tief durch.

– Achte auf die Geräusche der Natur, den Wind auf deinem Gesicht, darauf, wie sich das Licht der aufgehenden Sonne verändert. Wenn du einen Naturtisch oder eine Naturecke zu Hause hast, nimm ein besonders schönes Blatt mit.

– Nimm ein Morgenbad in einem See, Freibad oder im Meer.

– Genieße ein warmes Getränk auf dem Balkon oder am Fenster und an ein paar Dinge, für die du dankbar bist.

– Dusche und mache dich fertig für den Tag, der vor dir liegt.

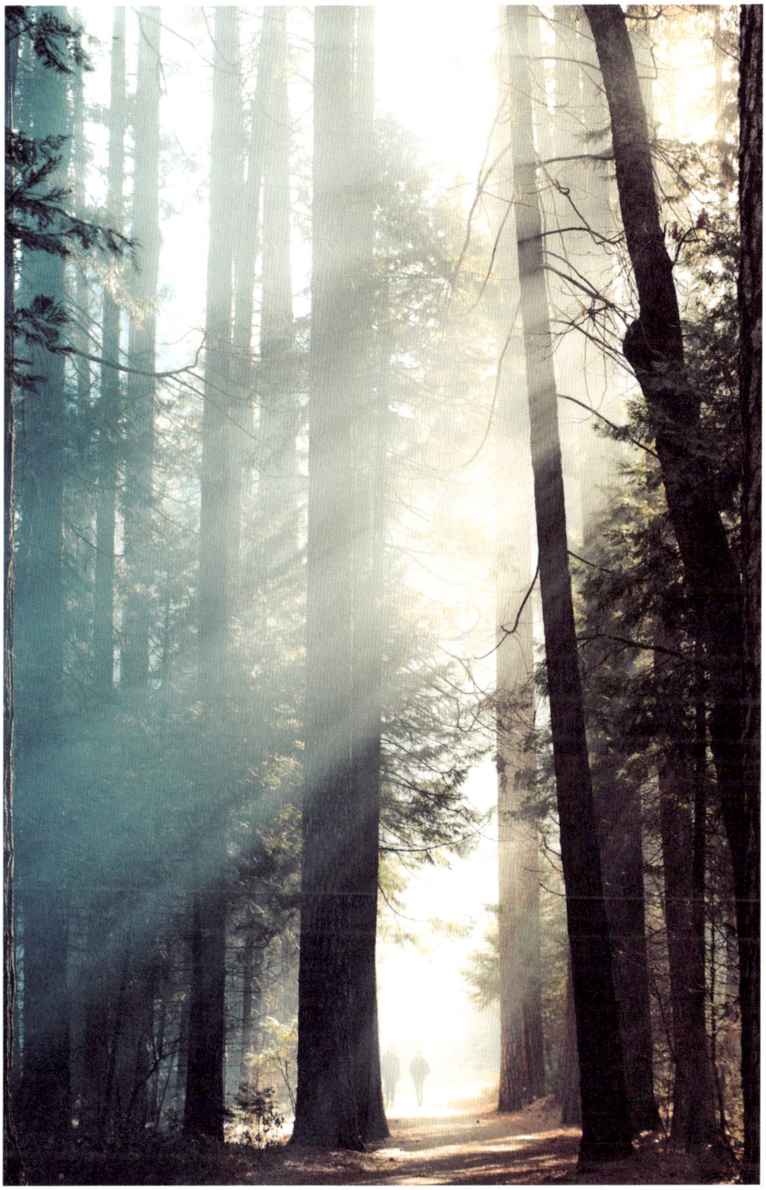

„Es ist leichter, unsere Wünsche
unseren Mitteln anzupassen als
unsere Mittel unseren Wünschen.“

— ROBERT E. LEE

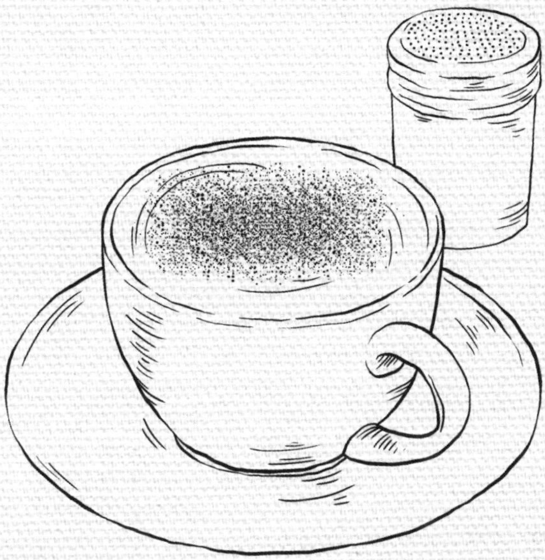

AKZEPTIEREN

Wenn das Leben dazwischenkommt

DIE BALANCE ZWISCHEN SELBSTKONTROLLE UND AKZEPTANZ FINDEN

Ein paar Monate bevor ich mit diesem Buch begann, habe ich mit täglichem Yoga angefangen. Ich befand mich am Ende eines jahrelangen intensiven Projekts, war erschöpft und leer und sehnte mich mehr als je zuvor nach Selbstfürsorge. Meine täglichen Yogaübungen sind zwar oft sehr kurz und sanft, aber ich wurde schnell süchtig danach. Nach ein paar Wochen verband ich Yoga mit Laufen oder anderen Sportarten. Die Affirmation, dass ich jemand bin, die täglich Sport treibt, wurde wie ein Mantra für mich. Ich war so glücklich und geerdet wie schon lange nicht mehr.

WENN DAS LEBEN DAZWISCHENKOMMT

Dann wurde ich krank. Nichts Ernstes, aber ich war zutiefst frustriert darüber, dass ich meine tägliche Endorphindosis verpasste. In meinem Denken war mein gerade gefundener friedvoller Zustand so eng mit der Sporterfahrung verbunden, dass er unerreichbar erschien, als sich die Situation veränderte. Meine Fähigkeit, mich um mich zu kümmern, war abhängig von meiner Fähigkeit, auf bestimmte Art Sport zu treiben. Als das nicht ging, fühlte ich nur eins: Stress.

FLEXIBLE SELBSTFÜRSORGE

Wir finden etwas, das für uns funktioniert, und geraten darüber in Ekstase, wir wollen, dass alle es wissen – und dann fühlen wir uns deprimiert und hintergangen, wenn es uns weggenommen wird. Das ist nicht überraschend. Aber wenn Selbstfürsorge nur noch ein Punkt auf unserer To-do-Liste wird, wenn wir sie gegen uns selbst richten, ist sie keine Selbstfürsorge mehr.

AKZEPTANZ ÜBEN

Es wird Zeiten geben, an denen du krank bist, dein Kind nicht schläft, Mitbewohner im Weg sind oder ein neuer Arbeitsplan den Tag neu strukturiert. Für etwas Selbstliebe musst du Zeit und Platz finden, ohne noch eine stressige Situation mehr zu schaffen. Dass es Zeiten gibt, in denen du es trotz aller Bemühungen nicht schaffst, musst du lernen zu akzeptieren, statt dich dafür zu bestrafen.

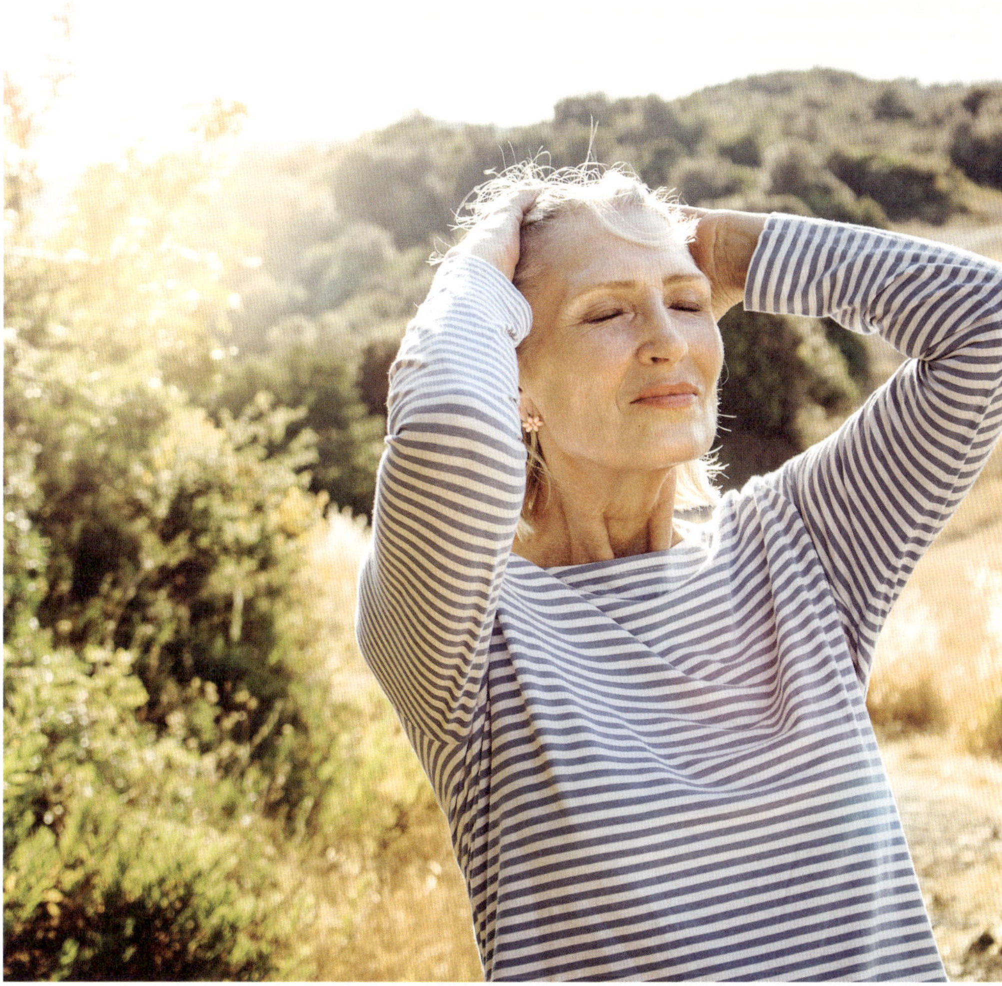

„Wie lange es auch dauern mag, es wird immer wieder ein neuer Tag anbrechen."
— AFRIKANISCHES SPRICHWORT

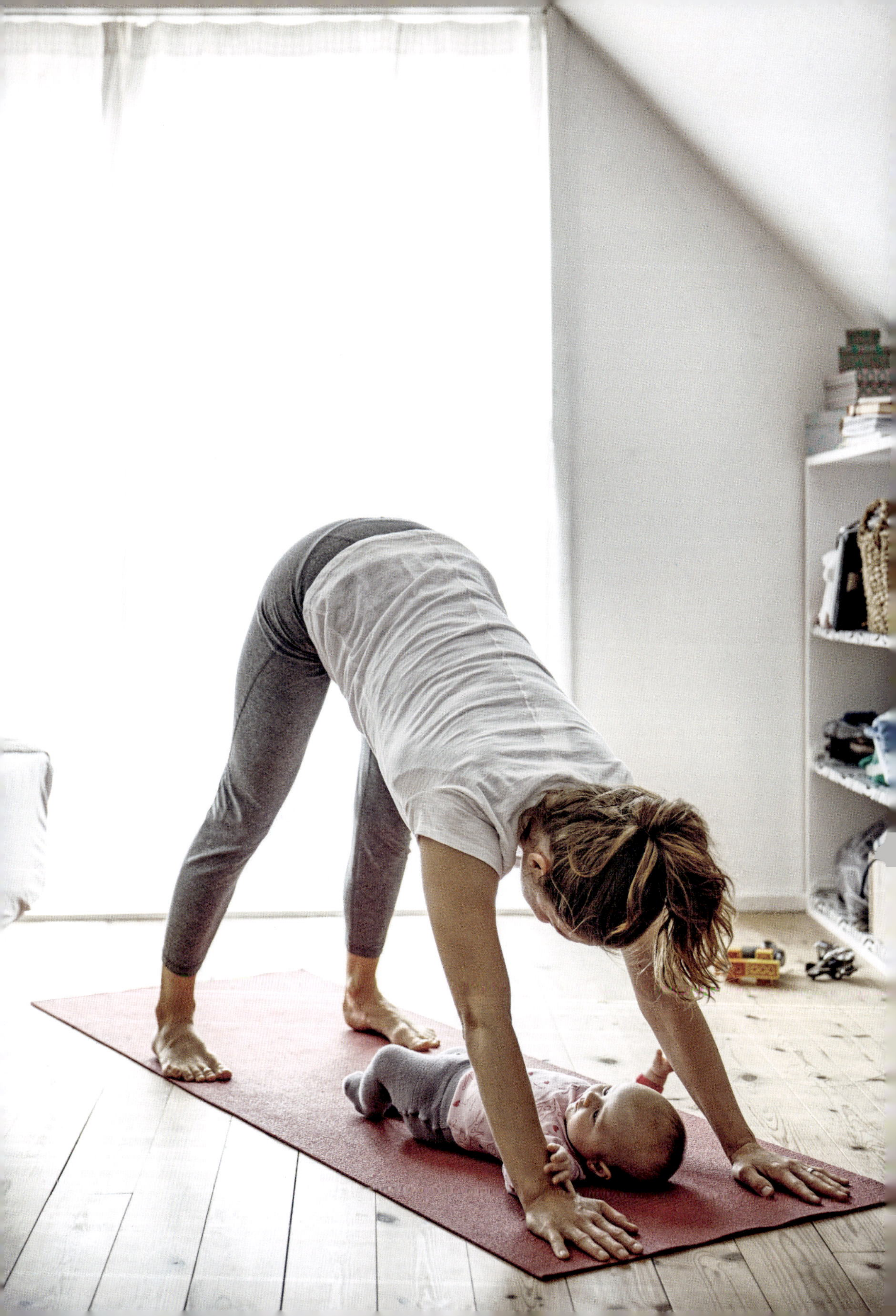

WAS ELTERN MACHEN

Früh aufstehen ist auch deshalb so schön, weil Schläfrigkeit die Welt in Stille taucht. Babys und kleine Kinder ändern das allerdings sofort. Der Frieden ist dahin, wenn ein Kleinkind einem beim Aufwachen einen Stapel Bücher aufs Gesicht wirft, weil es sich eine Morgengeschichte wünscht. Oder wenn die Geschwister, die mit ihren Bauklötzen spielen wollen, vorher unbedingt noch einen Toast essen müssen und dabei Hilfe brauchen.

Dabei ist Selbstfürsorge wohl nie so notwendig wie in diesen frühen Jahren der Elternschaft, wenn man sich nicht mehr ganz weit oben, sondern ganz weit unten auf der To-do-Liste wiederfindet. Immer in Sorge um die Kinder, bekommen Eltern selten genug Schlaf und stehen unter zu viel Beobachtung von außen. Obwohl das fast unmöglich scheint, finden manche Eltern trotzdem einfache, aber kreative Wege, sich morgens ein bisschen Ruhe und Frieden zu verschaffen.

TIPPS FÜR ELTERN

- Mache Yoga – und zwar mit den Kindern. Das ist anders als sonst und vielleicht schaffst du es nicht bis zur Erleuchtung, aber du kannst dich auf jeden Fall auf angenehme Art dehnen und eine gute Gewohnheit beibehalten. YouTube-Kanäle wie Kiana Yoga oder Kinder-Yoga/Familien-Yoga sind gute Ausgangspunkte, wenn auch ein bisschen weniger auf Harmonie ausgerichtet als ihre erwachsenen Gegenstücke.

- Es gibt mittlerweile überall Malbücher zur Achtsamkeit. Sie eignen sich bestens für eine kleine Kreativeinheit mit deinen Kindern beim Frühstück. Es wäre ideal, wenn die Kinder ihr Buch ausmalen und du deines schön ordentlich und achtsam halten könntest, aber das Ausmalen ist auf jeden Fall gut für einen friedlichen Moment am Morgen.

- Streue etwas Zimt auf deinen Morgenkaffee und formuliere deine Absicht für den Tag. Findest du keinen Moment für dich allein, erzähle den Kindern verständlich von deiner Absicht und ermutige sie, ihre Hoffnungen für den Tag mitzuteilen.

- Ob gemütlich nach dem Aufwachen zusammen im Bett oder beim Frühstück oder wenn ihr auf der Couch ein Morgenbuch lest – nimm dir einen Augenblick und erzähle deinem Kind etwas, wofür du dankbar bist, oder in ihren Worten, etwas, was dich glücklich macht. Dann frage sie, was ihnen ein gutes Gefühl gibt. Das bringt nicht nur das Bewusstsein für den Überfluss unseres Lebens in deinen Morgen (siehe Seite 92), sondern lässt dein Kind auch eine positive Sichtweise üben.

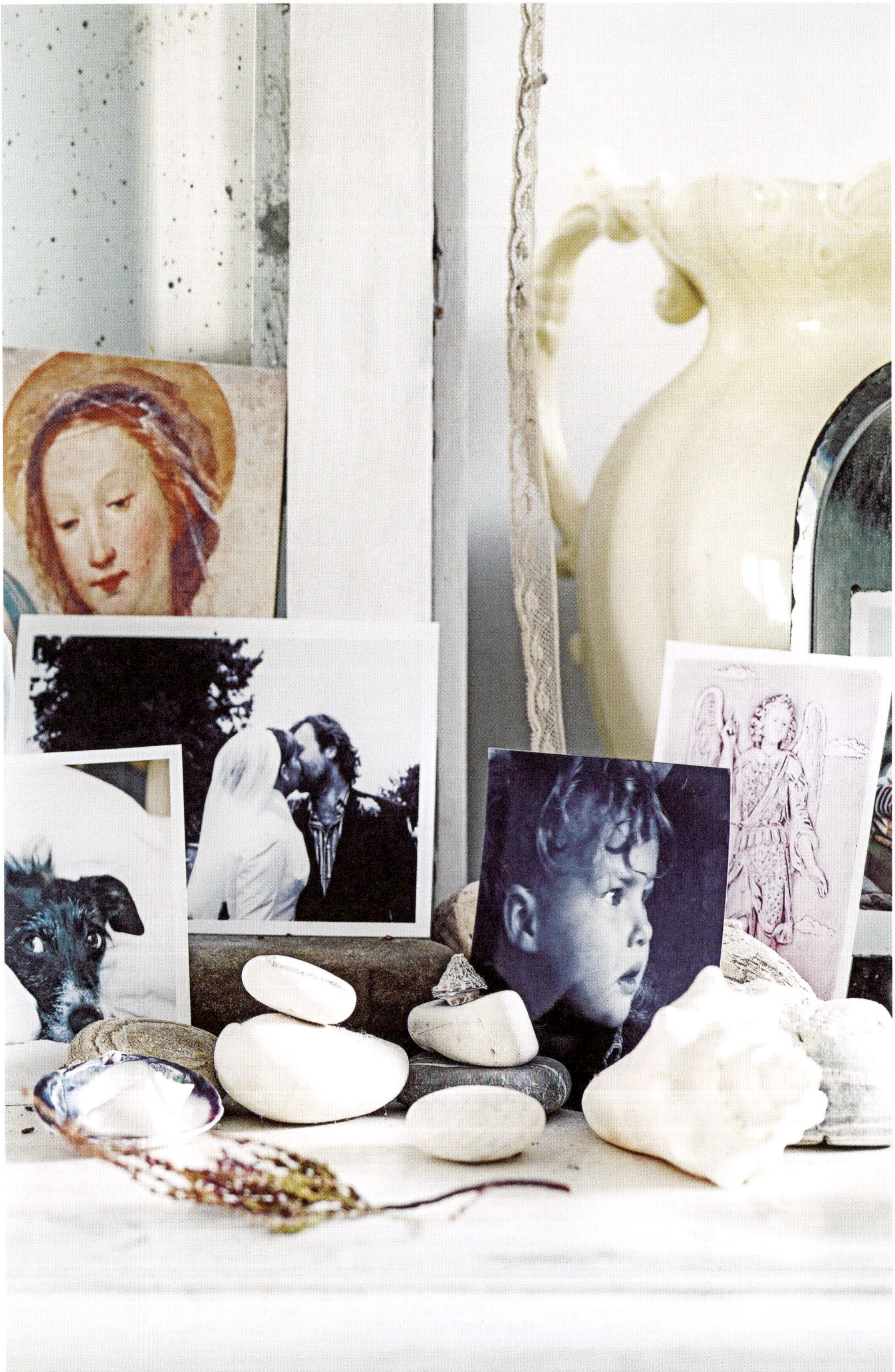

PLATZ FINDEN, WO KEINER IST

Vielleicht wohnst du mit anderen zusammen und du hast nur einen kleinen Raum, oder dein Baby schläft bei dir und muss den ganzen Morgen gestillt werden. Platz und Privatsphäre sind nicht immer gegeben, aber es findet sich meist doch ein mentaler Raum oder eine heilige Ecke für dich, wo du dich erden kannst. Hier sind vier Beispiele.

1. WENN DU IM BETT LIEGEN MUSST
Nimm dir einen Augenblick und visiere drei Dinge an, spüre drei Empfindungen in deinem Körper, höre auf drei Geräusche, finde drei Dinge, die du im Liegen erreichen kannst. Deine Sinne zu wecken, bringt dich direkt in den Moment.

2. WENN DU AUFSTEHST
Genieße es, deinen ganzen Körper zu strecken, greife nach der Zimmerdecke und dehne deine Wirbelsäule, einen Wirbel nach dem anderen. Atme tief ein und wieder aus und sprich, wenn du möchtest, eine Affirmation oder deine Absicht für den Tag.

3. GESTALTE EINEN HAUSALTAR
Nimm religiöse Symbole für einen Moment des Morgengebets oder Fotos von deinen Lieben, Erinnerungsstücke und Kerzen. Es kann ein kleines Arrangement auf deinem Nachttisch sein, auf einer Frisierkommode oder einem Regal. Betest du nicht, genieße einfach einen Moment der Achtsamkeit an deinem Hausaltar, bevor du dich für den Tag bereitmachst.

4. FINDE INSPIRATION
Lies über die kleinen Rituale für das Gehirn auf Seite 96, um weitere Inspiration für einfache Wege zu mentalem Frieden und Raum zu finden.

„Besser als tausend leere Worte ist ein Wort, das Frieden bringt."

— BUDDHA

MIT KRANKHEIT LEBEN

Jedes Hindernis bringt eigene Herausforderungen mit sich. Körperliche oder mentale Erkrankungen können die Suche nach einem Morgenritual ebenso schwierig machen wie der Mangel an Zeit oder Platz. Ich habe Mütter mit schwerbehinderten Kindern kennengelernt, die es sich zur Gewohnheit gemacht haben, vor Sonnenaufgang aufzustehen und zu schreiben, weil die Welt in ihren Geschichten ihr einziger Freiraum ist. Ich habe Menschen mit chronischen Schmerzen getroffen, die dank morgendlicher Meditation und Tai-Chi zurechtkommen. Keiner kennt deine Situation besser als du, aber mit ihr zu arbeiten ist wahrscheinlich viel gesünder und effektiver, als gegen sie anzugehen.

Wenn du trauerst

An den dunkelsten Tagen des Lebens kann es wichtiger sein, deine Gefühle anzunehmen, als in dir nach Dankbarkeit zu suchen. Das Foto der verstorbenen Person anzusehen und eine Kerze anzuzünden, kann eine schöne, wenn auch traurige Art sein, bei der Person zu sein und sie zu ehren.

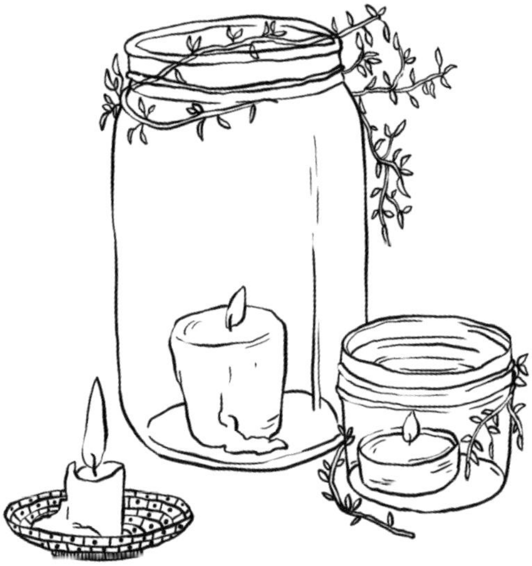

WENN ALLES ANDERE VERSAGT

Einige Leute, die ich für dieses Buch interviewt habe, sagten, ihr Morgenritual gebe ihnen ein Gefühl der Kontrolle. Sie fühlen sich damit orientiert und geerdet, in der Lage, mit dem umzugehen, was einem „vor die Füße" geworfen wird. Ob das Eier oder Rosen sind, gute Nachrichten oder ein vernichtender Anruf, liegt jenseits unserer Kontrolle. Das zu akzeptieren, ist ein wichtiger Schritt, um Erwartungen loszulassen, die wahrscheinlich früher oder später zu Enttäuschungen führen.

AKZEPTANZ IST DER ERSTE SCHRITT ZU SELBSTFÜRSORGE

Der Verfall deines Körpers oder das brennende Haus lassen sich nicht beherrschen, aber trotzdem auf die Yogamatte zu gehen, ist dein Sieg. Ein Sturm lässt sich nicht aufhalten, aber die Laufschuhe anzuziehen und rauszugehen, ist dein Akt der Selbstfürsorge. Sich mit dem Stift in der Hand hinzusetzen, zeigt Hingabe. Wenn dir fünf Minuten später nichts mehr einfällt oder die Tinte aufgebraucht ist, heißt das nicht, dass du versagt hast. Versuche es morgen wieder.

JA, DAS LEBEN KOMMT DAZWISCHEN

Selbst die hingebungsvollsten Yogis haben Zeiten, in denen sie es nicht auf die Matte schaffen. Tagebuchseiten bleiben leer und Räucherstäbchen unbenutzt. Wenn du den Wunsch hast, das Beste aus diesem Morgenzauber zu machen, wirst du es tun, wenn wieder Ruhe einkehrt. In der Zwischenzeit denke daran, dass Selbstverurteilung nirgendwo hinführt.

DEN PLAN ÄNDERN

Viele Arbeitnehmer müssen zu unterschiedlichen, manchmal sehr eigentümlichen Zeiten aufstehen. Dann erscheinen Rituale zu festen Zeiten kaum möglich. Manche legen ihren Augenblick für sich selbst auf die Zeit fest, wenn sie aufstehen, zu welcher Tages- oder Nachtzeit das auch sein mag. Andere legen immer zur selben Zeit des Tages eine fünfminütige Pause ein, selbst wenn sie auf der Arbeit sind. Dann ist zwar für ausgefeiltere Rituale kein Platz, aber dein Atem und deine Achtsamkeit sind immer bei dir. Lass dich von Ideen auf Seite 168 inspirieren. Dort solltest du etwas finden, was sich auch in den vollsten Plan einbauen lässt.

WENN DU NUR EINE SACHE TUST

Vergiss Regeln und Versprechen und auch alles, was du dir unter einem Morgenritual vorgestellt hast. Weine, wenn du musst, schlafe wieder ein, kuschle mit den Kindern oder rufe eine Freundin an – was auch immer dir in dieser Situation richtig erscheint. Selbst bei seit Langem praktizierten Morgenritualen wird es solche Tage geben. Wenn du das akzeptierst, ist das schon ein Sieg.

Ritual für schwierige Zeitpläne

Stehst du zu immer anderen oder seltsamen Zeiten auf? Reist du viel und ist deine innere Uhr durcheinander? Versuche, die Vorstellung vom Aufstehen und einem Morgenritual zu trennen.

1. Egal, wo du bist oder wie spät es ist, richte es so ein, dass du beim ersten Tee oder Kaffee des Tages etwas Raum hast. Stell das Telefon ab und nimm dir fünf Minuten Zeit, um über etwas nachzudenken, wofür du dankbar bist. Tue das gewissenhaft jeden Tag. Dann stellst du schnell fest, dass so ein netter, vertrauter Rhythmus entsteht - selbst wenn die Uhr anderer Meinung ist.

2. Danach oder sobald es dein Terminplan erlaubt, streckst du deinen ganzen Körper. Strecke dich zum Himmel, atme tief ein und formuliere beim Ausatmen deine Absicht für den Tag (siehe Seite 57).

3. Bringe deine eigenen, persönlichen Elemente in dieses Ritual ein. Vielleicht ziehst du jeden Tag eine Tarotkarte, betest jeden Tag an derselben Stelle oder notierst dir Ziele oder Aufgaben, wann immer du Zeit hast. Deine Hingabe ist alles, was zählt.

„Man will niemanden überzeugen,
weil man an sich selbst glaubt.
Man braucht niemandes Zustimmung,
weil man mit sich zufrieden ist.
Die ganze Welt akzeptiert die- oder
denjenigen, der sich selbst
akzeptiert.“

— LAOTSE

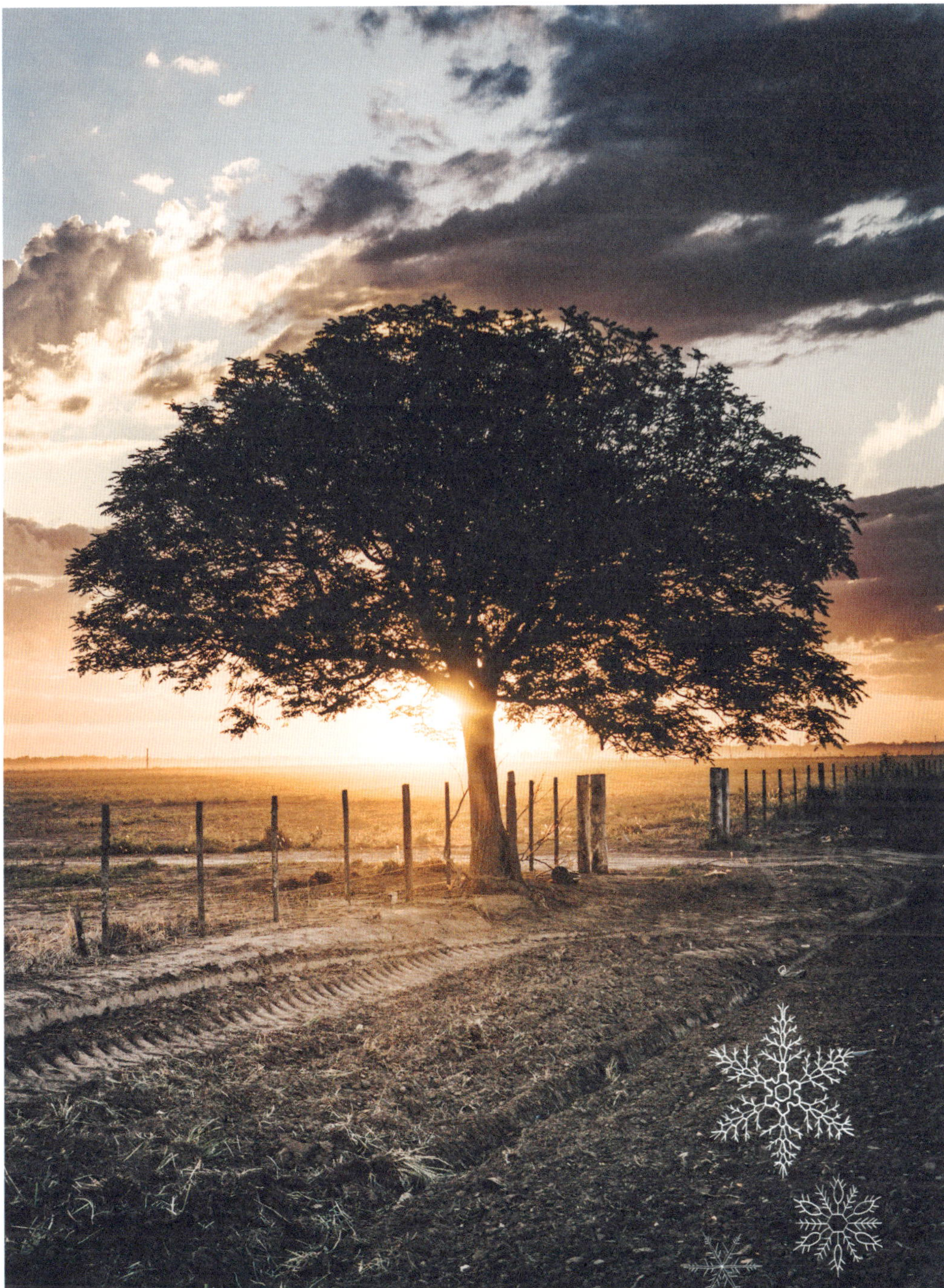

AKZEPTIEREN – VORSCHLÄGE FÜR RITUALE

Sei freundlich zu dir selbst - dann ist auch ein Fehlschlag nicht tragisch

Manche Situationen erschweren das Morgenriutal - lasse dich versuchsweise und mit offenem Geist von einem dieser Rituale inspirieren.

RITUAL FÜR ELTERN

– Stehe mit den Kindern auf – das ist vermutlich früh genug.

– Gib allen etwas zu essen, um Chaos durch Hunger zu vermeiden.

– Mache dir ein heißes Getränk, etwa eine warme Zitrone (siehe Seite 110).

– Malt zusammen oder lasse die Kinder tun, was sie wollen, und gib dich dem achtsamen Ausmalen hin.

– Nimm dir wann immer möglich einen Augenblick für dich selbst, streue etwas Zimt auf deinen Kaffee oder öffne die Gartentür oder ein Fenster, denke an das, was dir heute am wichtigsten ist.

RITUAL BEI PLATZMANGEL

– Wache zuerst auf, noch vor den anderen im Haus.

– Übe Yoga im Bett (siehe Seite 50).

– Setze dich gemütlich im Bett auf und schreibe in dein Bullet Journal (siehe Seite 89) oder liste Dinge auf, für die du dankbar bist (siehe Seite 91).

– Stehe auf, geh ins Bad und wecke Augen und Gesicht mit einer ayurvedischen Spülung auf (siehe Seite 131).

– Genieße eine Schale Overnight Oats (siehe Seite 115), überrasche deine Mitbewohner mit einem selbst gebackenen Brot (siehe Seite 117).

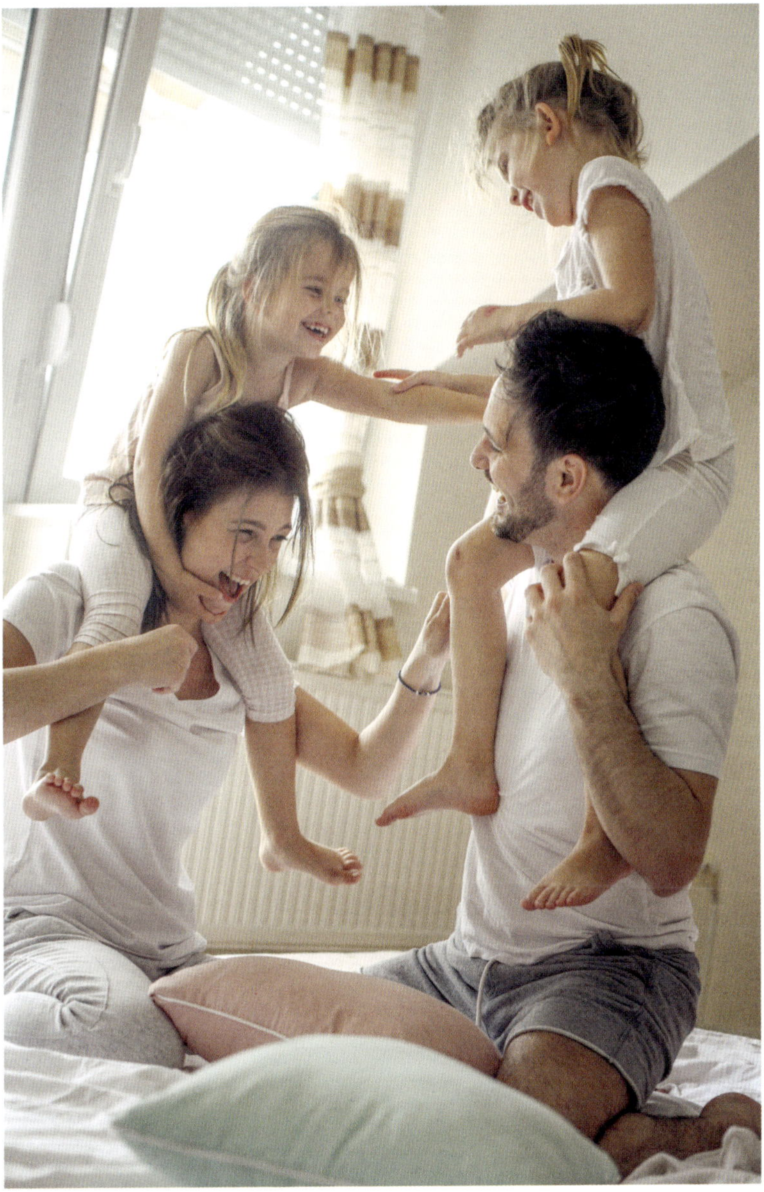

„Die Brise bei Sonnenaufgang kann
dir Geheimnisse erzählen. Falle
nicht wieder in den Schlaf."

— RUMI

KAPITEL 9

VERTRAUEN

Finde deinen Flow

WIE SIEHT DEIN IDEALER TAG AUS?

Schließe deine Augen. Atme tief ein. Jetzt stelle dir vor, wie du an deinem idealen Morgen aufwachst. Wie fühlt er sich an? Wo bist du? Stelle dir vor, wie das Morgenlicht durchs Fenster kommt. Bewegen sich die Vorhänge? Vielleicht bist du draußen und gießt die Rosen in einem üppigen Garten. Oder es ist noch dunkel und eine große alte Stehlampe erhellt den Raum, in dem ein schönes Notizbuch aufgeschlagen liegt.

STELLE DIR NOCH MEHR VOR

Stelle dir vor, was du anhast, wie die Kleidung sich anfühlt. Stelle dir deine Wohnung vor, die Geräusche und Gerüche, und dann sieh zu, wie der Tag sich entwickelt: wo du arbeitest, ob du jemanden hast, dem du Auf Wiedersehen sagst, bevor du gehst, wie du dich fühlst, wenn du dich aufmachst in den neuen Tag.

Ein dauerhaftes Morgenritual ist nie nur Mittel zum Zweck, nichts, was man einfach erledigen muss. Es ist Teil einer Reise, auf der du gerade sein willst, verwoben mit deinem Leben, wie du es dir vorstellst, wenn du wagst zu träumen.

WAS KOMMT ZUERST: DAS RITUAL ODER DER TRAUM?

Sei mutig und traue dich, ein Bild von deinem idealen Szenario zu malen. Vielleicht planst du größere Veränderungen in deinem Leben? Vielleicht bist du auch genau da, wo du sein möchtest, aber du willst mehr in dich und dein Wohlbefinden investieren. Wenn du dir deinen bestmöglichen Morgen vorstellst, hast du einen guten Ausgangspunkt für dein ganz eigenes Ritual.

„Die Gewohnheit ist wie ein Tau. Wir flechten jeden Tag einen weiteren Faden hinein, bis wir es nicht mehr zerreißen können."

— HORACE MANN

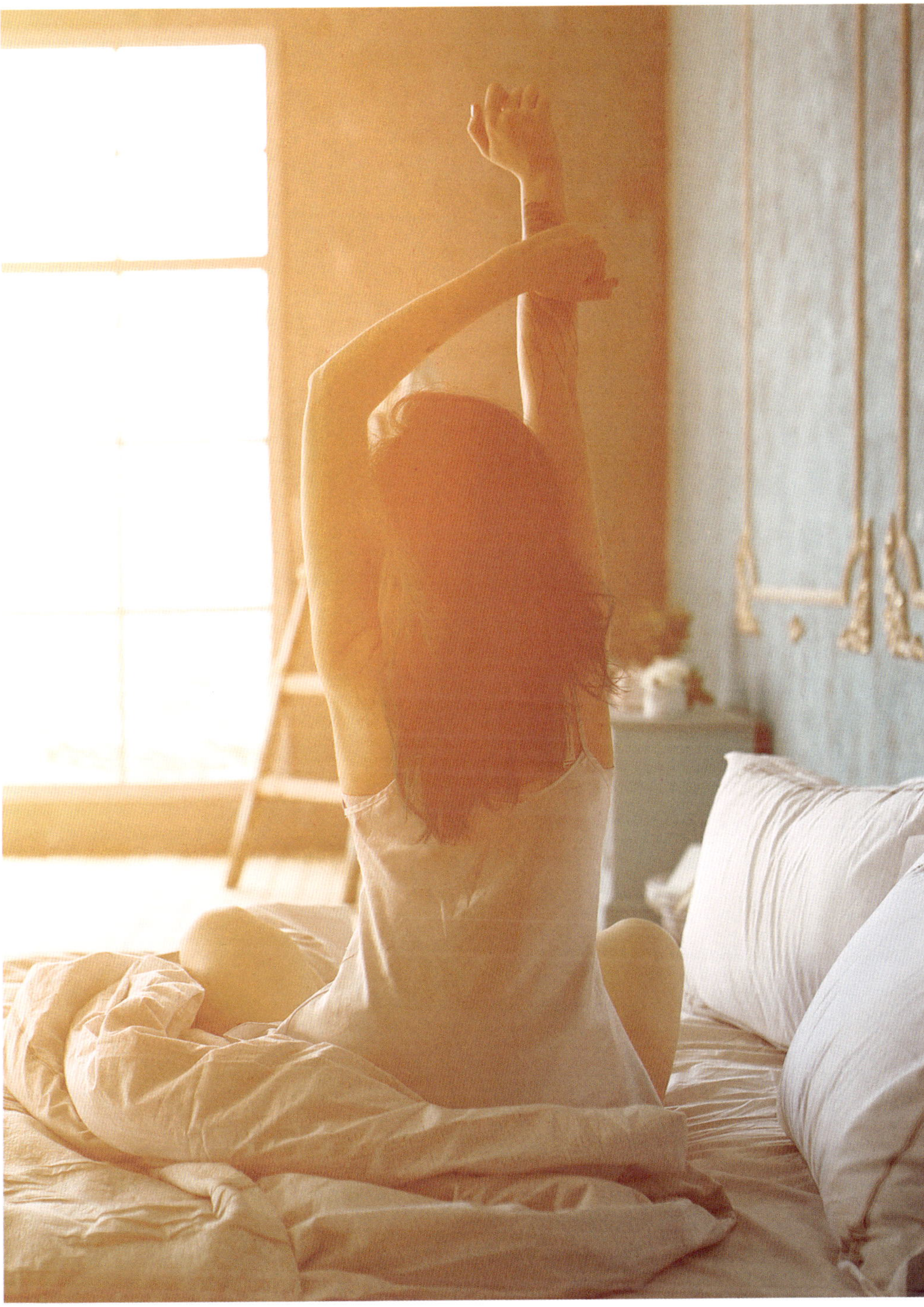

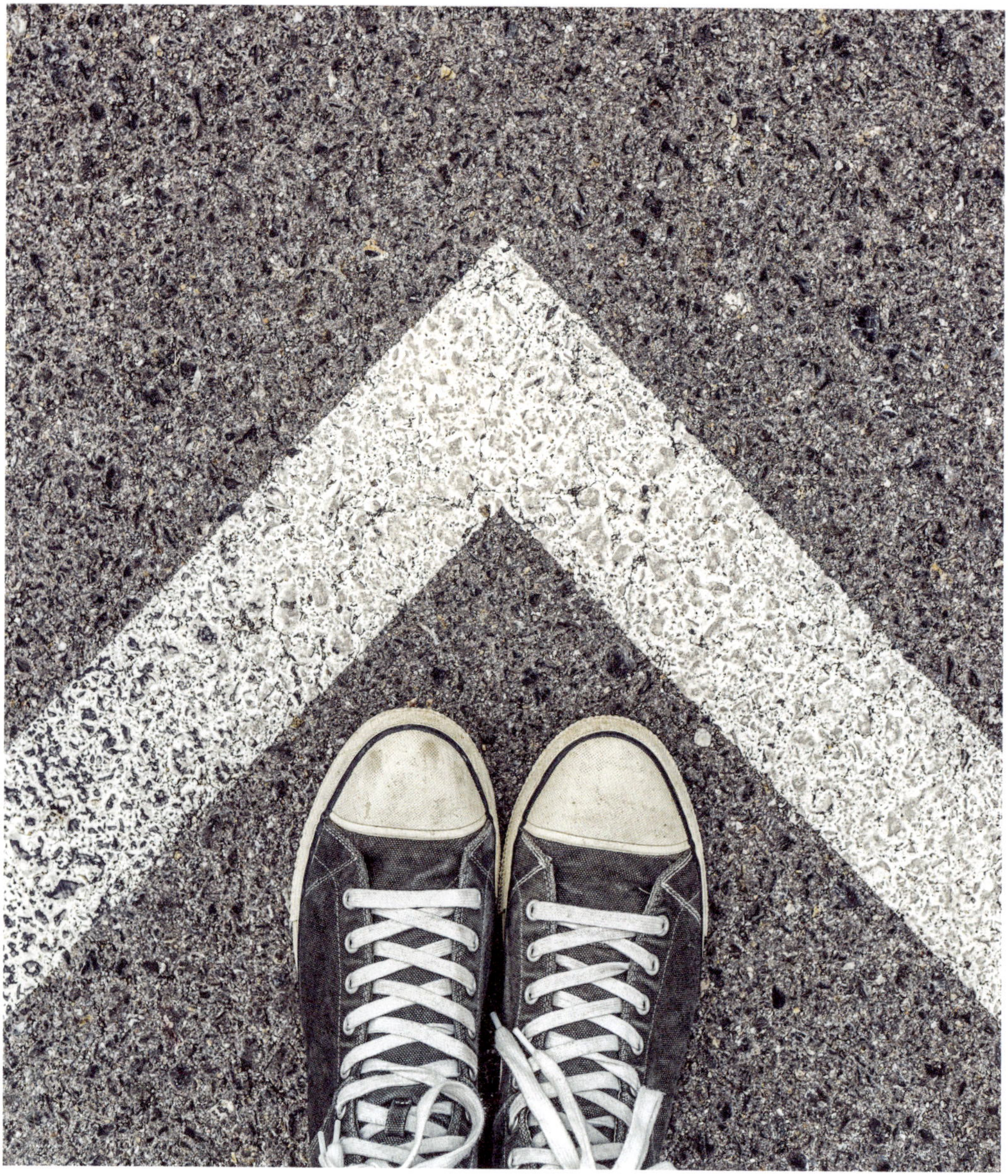

„Der Mensch wird oft zu dem,
was er zu sein glaubt."
— MAHATMA GANDHI

ÜBER DEN TELLERRAND SCHAUEN

Vielleicht bringt es dich nicht weiter, über deinen idealen Morgen nachzudenken, oder es scheint dir unmöglich, ein Morgenritual zu gestalten. Dann kann der Blick anderer und ein bisschen Inspiration von denen, die du am meisten bewunderst, hilfreich sein.

LASS DICH VON VORBILDERN INSPIRIEREN

Ich hatte mal ein Vorbild. Ein wirklich unwahrscheinliches. Sie war eine Modeikone und eine Geschäftsfrau, und ich konnte bekanntermaßen weder das eine noch das andere leiden. Warum blickte ich also zu ihr auf? Weil sie war, wie sie war, es war die Art, wie sie mit Menschen sprach, ihre Integrität und unermüdliche Hingabe. Mache, was dein Produktivitätsbuch dir sagt, und lasse dich von deinem Vorbild leiten – auch bei deiner Suche nach einem Morgenritual. Schreibe detailliert auf, was du an deinen Vorbildern findest, finde gemeinsame Nenner. Wenn alle deine Vorbilder Stärke und Entschlossenheit ausstrahlen, denke darüber nach, wie du deinen Tag damit beginnen kannst, diese Eigenschaften in dir zu fördern.

ÄNDERE DEINE GEWOHNHEITEN

Magst du es zu schreiben, ist es verführerisch, den Tag mit dem Tagebuch oder mit automatischem Schreiben zu beginnen, aber das ist dann nicht wirklich etwas Besonderes. Oder wenn du im Projektmanagement bist, sind Zielsetzungen und To-do-Listen für dich wahrscheinlich kein Ausdruck von Selbstfürsorge. Beschäftige in der Pflege sollten vielleicht Abstand von Ölen und Cremes nehmen. Vielleicht ist es besser für dich, etwas ganz Neues auszuprobieren.

Wie unterschiedlich die Aspekte der Morgenrituale in diesem Buch auch sein mögen, eines haben sie gemeinsam: Sie fördern Achtsamkeit und Bewusstsein anstelle von unbedachten, unbewussten Gewohnheiten. Selbst gesetzte Ziele und geleitete Visualisierungen, die manchmal mit etwas arbeiten, das sich sehr von der Gegenwart unterscheidet, sorgen für mentale Klarheit und Konzentration. Sie können dir helfen, zu dir und zu dem, was gerade passiert, zurückzufinden. Versuche, deine Komfortzone zu verlassen, und sieh dir an, was passiert. Manchmal braucht man nur ein paar kleine Veränderungen und eine neue Perspektive.

FRAGEN AN DICH SELBST

Dein Morgenritual muss haargenau zu dir passen. Wer könnte besser wissen, welche Vision du umsetzen möchtest, als du selbst?

- Wie möchtest du dich am Ende deines Morgenrituals fühlen? Konzentriert und entschlossen? Ruhig und offen? Energiegeladen und stark? Ausgeruht und friedvoll?
- Gibt es Umstände wie eine Krankheit, Behinderung, räumliche Aspekte, Zeitdruck oder andere Verpflichtungen, die bestimmen, was geht und was nicht?
- Gibt es Morgenrituale, die dich abstoßen? Wenn ja, kannst du herausfinden, warum das so ist und was dir das sagt?
- Was ist deine Hauptmotivation, ein Morgenritual zu haben?

MACHE EIN BRAINSTORMING

Lege ein Brainstorming an, wie es dir gefällt – mit einer Mindmap (siehe unten), Listen, einer Visionstafel (siehe Seite 58) oder indem du einfach alles, was dir in den Kopf kommt, auf ein Blatt Papier schreibst.

Spiele ein paar Ideen durch und gucke immer mal wieder in dieses Buch. Versuche ein paar Übungen und schaue, wie es dir damit geht.

Denke daran, dass, wenn sich deine Bedürfnisse und Umstände ändern, du auch dein Ritual anpassen kannst. Die Reise endet nie.

Eine Gedankenkarte

Eine Mindmap ist ein Diagramm, das deine Gedanken visuell darstellt. Starte einfach, indem du „Mein Morgen“ in einen Kreis auf der Mitte eines leeren Blatts schreibst. Von da aus zeichnest du Linien zu anderen Kreisen, in denen deine Gedanken, Ideen, Ängste und Fragen stehen. Du kannst einen Farbcode anwenden oder einfach nur deine Gedanken aufschreiben. Die Gestaltung ist nebensächlich. Die Mindmap soll dir nur beim Organisieren deiner Gedanken helfen.

„Ich habe Lust zu schreiben und will mir vor allem alles Mögliche gründlich von der Seele reden."

— ANNE FRANK

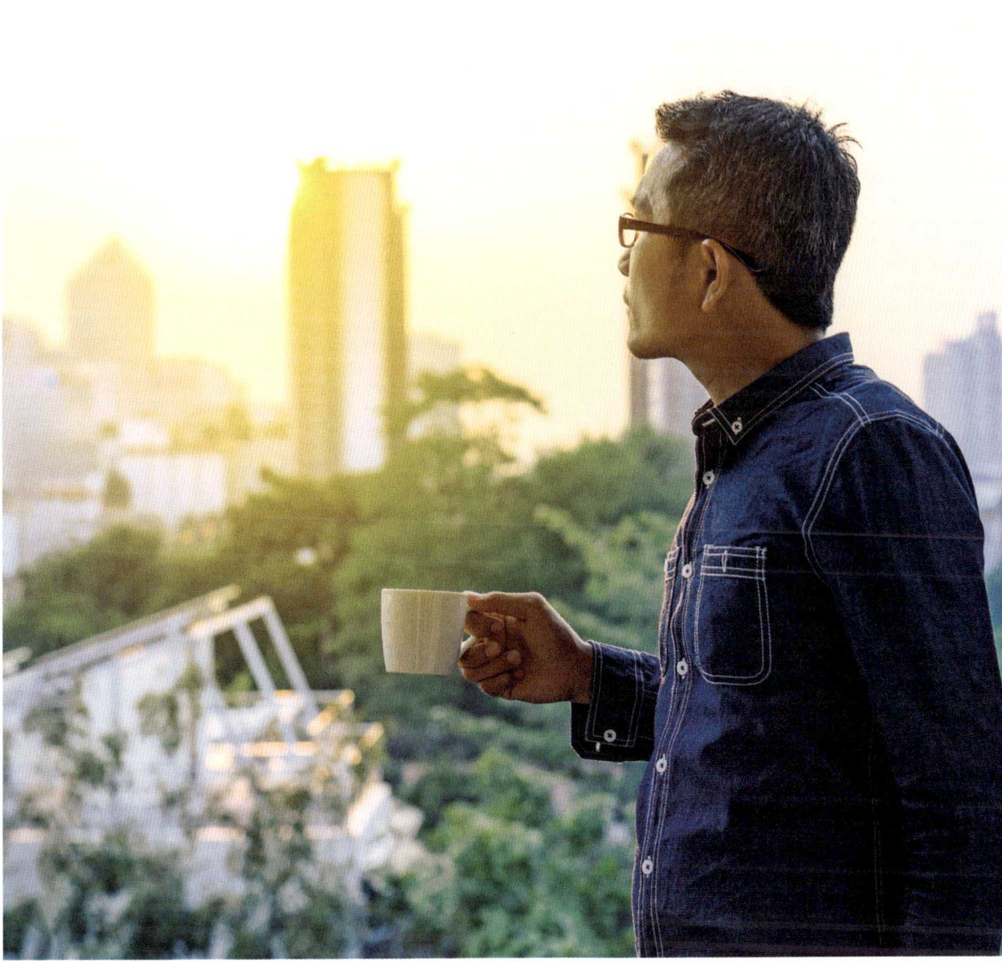

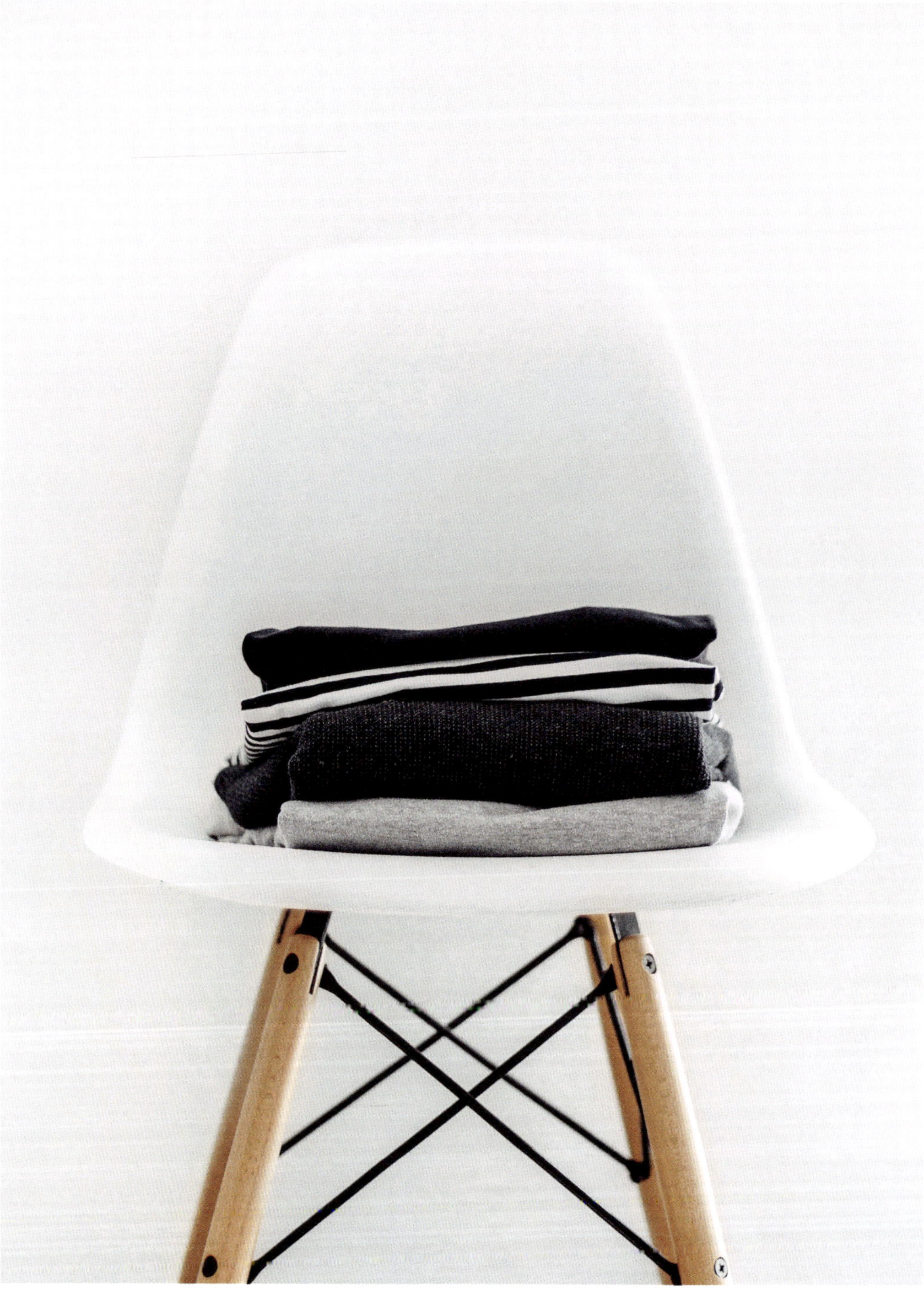

GUTE VORBEREITUNG

Es tut mir leid, dass ich euch anderen Nachtschwärmern diese Nachricht überbringen muss, aber den besten Schlaf bekommt ihr, wenn ihr früh ins Bett geht. Manche Forscher halten die ersten drei bis vier Stunden nach 23 Uhr für die wichtigsten, andere sagen, dass die Schlafenszeit sehr individuell ist, dass man aber vor Mitternacht im Bett sein soll, um ausgeruht aufzuwachen. Wann immer ihr das Licht ausmacht, ein guter Plan kann helfen, unerwartete Hindernisse und Spannungen zu vermeiden.

WORAN MAN DENKEN SOLLTE

- **Frühstück:** Ist alles im Haus, was du für dein Morgengetränk oder Frühstück brauchst? Vielleicht bereitest du deine Overnight Oats oder den Chiapudding (siehe die Seiten 114/115) schon vor.

- **Kleidung:** Lege die Sachen heraus, die du am nächsten Tag anziehen möchtest. Eine Entscheidung am Morgen weniger heißt mehr Zeit für dich.

- **Wecker:** Wusstest du, dass es Apps gibt, die dir aus dem Bett helfen? Bei manchen musst du Gegenstände in deiner Wohnung scannen, damit der Wecker ausgeht. Das stellt sicher, dass du richtig wach bist und nicht wieder ins Bett gehst. Wenn du dein Handy als Wecker benutzt, suche dir eine angenehme, aber belebende Melodie aus.

- **Handys und Bildschirme:** Ein fixer Zeitrahmen für die Zeit vor dem Bildschirm lässt dich leichter einschlafen, weil du nicht gerade noch auf einen großen Fernseher gestarrt hast. Komme offline zur Ruhe bevor du schlafen gehst.

Was ist das, ein Abendritual?

Wenn du mit dem Morgenritual gut fährst, warum schaffst du dir nicht auch ein Abendritual? Neben den Dingen, die du beachten solltest (siehe links), könntest du ein Dankbarkeitstagebuch schreiben, bevor du das Licht ausmachst.
Das hilft, Dankbarkeit auch ins Morgenritual einzubauen, denn du kannst lesen, was du abends geschrieben hast, und so den Tag auf positive Art beginnen.

WAS DU NICHT TUN SOLLTEST

Der beste Rat, den man zu Selbstfürsorge wahrscheinlich bekommen kann, ist „Tu, was funktioniert". Aber es gibt Gewohnheiten, die man morgens erwiesenermaßen vermeiden sollte, weil sie kontraproduktiv sind.

E-MAILS CHECKEN

Wenn man bedenkt, dass viele Menschen ihr Morgenritual dazu benutzen, um sich einen Vorsprung zu verschaffen, ist klar, warum es so verführerisch ist, als Erstes die E-Mails zu lesen. Man muss ja sicherstellen, dass es in der Nacht keine Katastrophen gegeben hat, oder eine E-Mail zu beantworten und so zu zeigen, dass man „dran ist". Natürlich sagen auch die tollen CEOs, dass sie fast immer ihre E-Mails lesen, bevor sie ihr Morgenritual beendet haben. Dennoch – die Idee ist so schlecht, dass darüber ganze Bücher geschrieben wurden.

Das E-Mail-Lesen bringt dich nicht nur sofort in den „Arbeitsmodus" und lässt auch kaum noch Raum für Meditation. Produktivitätsexperten haben außerdem ein anderes Problem erkannt: Wer den Tag damit beginnt, auf die Fragen anderer zu antworten, ist sofort in einer Reaktionshaltung, statt proaktiv zu sein. Dann stehst du nicht früh auf, um die Kontrolle über dein Leben zu haben, sondern du löst die Probleme anderer Menschen, wenn du eigentlich noch im Bett liegen könntest. Warum soll man dafür früh aufstehen? Wenn man dann noch bedenkt, dass schlechte Nachrichten den Cortisol- und Adrenalinspiegel so sehr steigen lassen konnen, dass dein ganzer Tag von Ängsten geprägt ist, ist es offensichtlich besser, den Tag anders zu beginnen.

Stattdessen: Wenn dir ein aktionsreicher Morgen attraktiv erscheint, bist du wahrscheinlich besser beraten, wenn du zuerst die Dinge festlegst, die du heute unbedingt erledigen musst. Wenn du dann in deine Inbox guckst, ist dein Plan schon fertig und wartet auf dich.

EINE KERZE ANZÜNDEN

Auch ich liebe Kerzen, ein oder zwei Teelichter am Morgen gefallen mir vor allem im Winter. Die schlechte Nachricht ist, dass Kerzen deinen Körper glauben lassen, es sei Zeit, sich zu entspannen und wieder ins Bett zu gehen.

Stattdessen: Wenn das Frühaufstehen für dich noch neu ist, schalte lieber das Licht aus und mach die Vorhänge weit auf – abends kannst du so viele Kerzen anzünden, wie du willst.

DEN TAG MIT KAFFEE BEGINNEN

Es kann verlockend sein, besonders dann, wenn du nicht zu den Frühaufstehern gehörst, als Erstes einen Kaffee zu trinken, um in Schwung zu kommen. Es wäre ideal, erst eine ganze Zeit nach dem Aufstehen Kaffee zu trinken, und dann nicht auf leeren Magen.

Stattdessen ... Beginn deinen Tag mit einem Glas Wasser, um zu rehydrieren (siehe Seite 122). Warte mit dem Kaffee bis nach dem Frühstück.

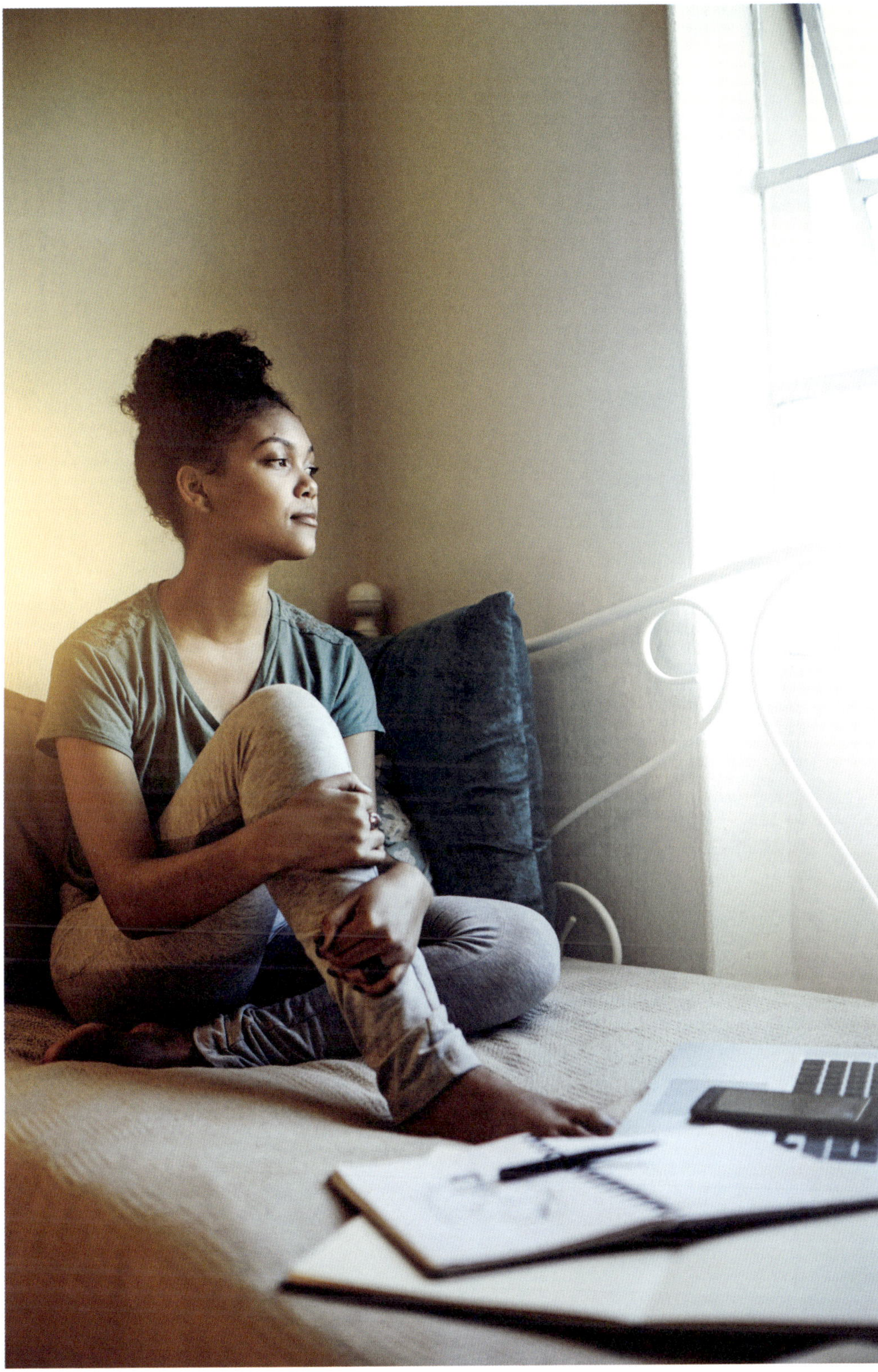

SELBSTERKENNTNIS UND SOUVERÄNITÄT

Morgenrituale sind gerade angesagt und haben es aus der Nische der Produktivitätsexperten in den Mainstream geschafft. Aber warum? Einfach weil uns klar wird, dass unser Lebensstil nicht bewusst genug ist, und die Warnzeichen dafür uns sagen, dass wir mehr und vor allem andere Fürsorge brauchen? Oder ist es so, weil die Welt sich immer schneller zu drehen scheint und uns die technologische Konnektivität so einsam wie nie zuvor werden lässt? Warum haben wir nicht schon vor Jahren damit angefangen, wenn wir alle nach einem Sinn suchen?

Während ich dieses Buch geschrieben habe, habe ich viel über Souveränität nachgedacht, über den Zustand, Eigen-Macht und Autorität zu besitzen, über ein absichtsvolles Leben und darüber, bewusst Verantwortung zu übernehmen. Selbstverwirklichung im spirituellen Sinne scheint mir weit weg von der Selbstverwirklichung marktorientierter Kulturen zu sein, und die Herausforderung, in sich hineinzuhören, scheint schwieriger und komplexer denn je. Selbstfürsorge im Zeitalter sozialer Medien erfordert daher, dass wir tiefer graben.

Vielleicht sehnen wir uns gerade jetzt leidenschaftlich nach Souveränität. Vielleicht sind wir entschlossen, tiefer zu graben und zu sehen, was wir finden, innezuhalten und die Welt um uns herum wirklich zu betrachten. Ich finde, das ist kein selbstsüchtiger Wunsch, sondern eine verantwortungsvolle Reaktion auf eine Welt, in der das Tempo und der Lärm des Lebens nur wenig Zeit für Reflexion lassen und es schwer machen, einander und sich selbst zuzuhören. Die Menschen, die das tun, tun es, weil es zu wichtig ist, um es nicht zu tun. Sie wollen ihre Lebensvision umsetzen, ihre neurologische Grundausstattung ändern und vielleicht auch die Welt. Was ist für dich zu wichtig, um es loszulassen?

Denke daran: Es spielt keine Rolle, wovon du träumst, solange es dein Traum ist.

„Du selbst zu sein, in einer Welt, die dich ständig anders haben will, ist die größte Errungenschaft."

— RALPH WALDO EMERSON

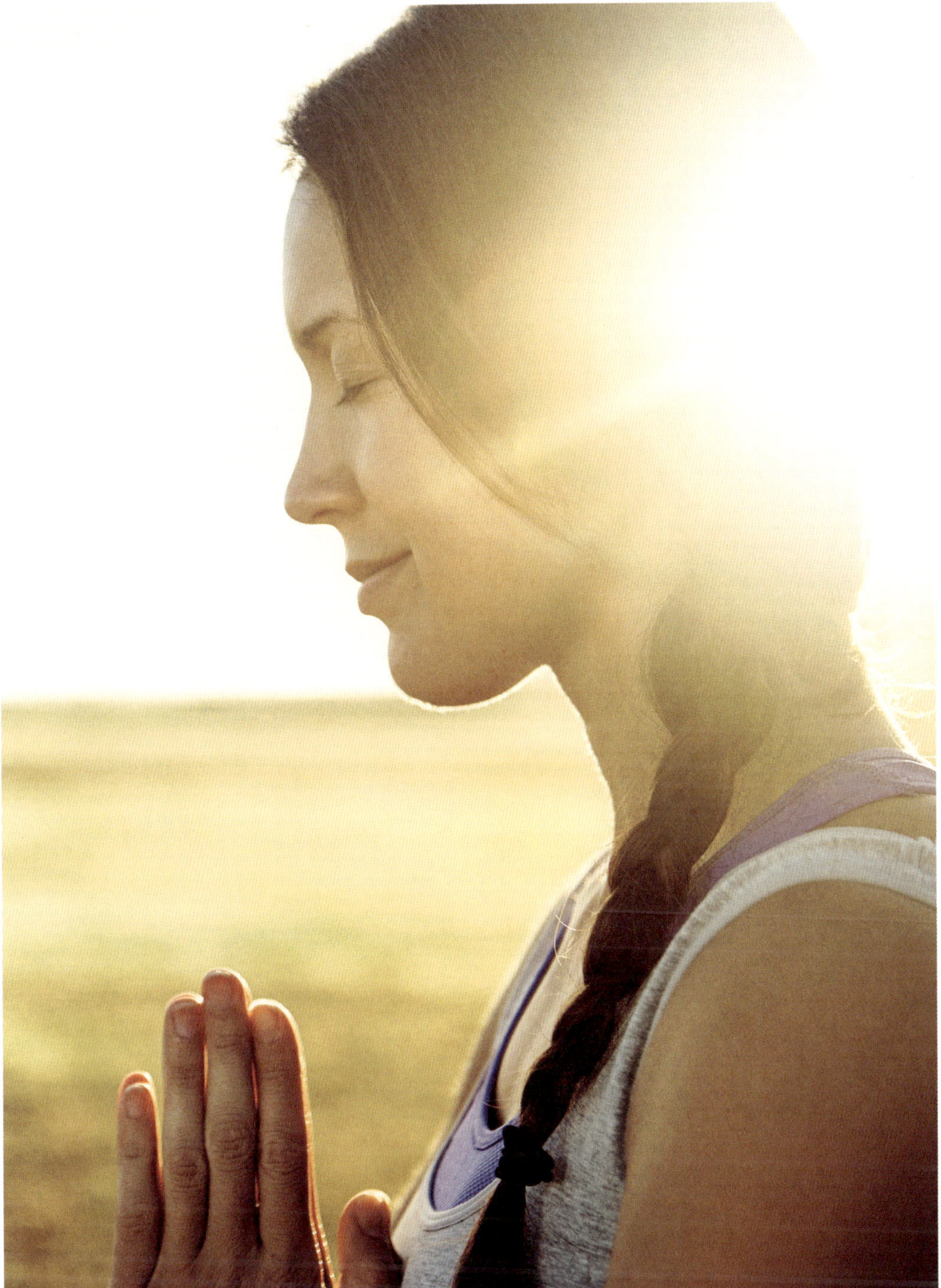

ZUM SCHLUSS EIN PAAR TIPPS

Die meisten Menschen kommen mit täglichen Gewohnheiten zurecht, denn wenn sie entschieden haben, diese Sache jeden einzelnen Tag zu tun, müssen sie nie wieder entscheiden, ob sie sie tun sollen oder nicht. Manche Forscher sagen, dass eine tägliche Gewohnheit sich in nur 21 Tagen festigt, andere glauben, dass man 66 Tage braucht, um sich darin einzurichten. Auf jeden Fall wird die Gewohnheit irgendwann zu einem natürlichen Teil des Tages, und wenn sie ausfällt, hinterlässt sie eine erkennbare Lücke.

Wenn du allerdings bei dem Gedanken, an jedem Morgen einem Ritual folgen zu müssen, vor Schreck erstarrst, ist das auch in Ordnung – niemand anderes als du zählt. Wenn dir diese paar Minuten am Tag sinnlos erscheinen und wenn du das, was für dich gut ist, nur einige Male in der Woche tun kannst, dann sei ehrlich und lobe dich dafür, dass du an diesen Morgen tust, was dir ein gutes Gefühl gibt. Es ist nichts Edles an hohen Ansprüchen, die einen davon abhalten, überhaupt erst anzufangen.

VERZICHT UND MITGEFÜHL MIT SICH SELBST

Manche Leute sagen, dass die Vorteile eines Rituals mit einem Opfer verbunden sind. Vielleicht bedeutet das, Dinge loszulassen – alte Gewohnheiten, alte Denkmuster, sogar das alte Selbst. Was es aber nicht bedeutet, ist, dass es wehtun muss.

Dich besonders an die folgenden drei Dinge zu erinnern, gibt dir eine feste und unerschütterliche Grundlage für deine weitere Reise zu der Erkenntnis, was ein Ritual der Selbstfürsorge für dich wirklich bedeutet.

Übe dich darin, Selbstkritik zu erkennen. In dem Augenblick, in dem du sie bemerkst, atme tief durch und erinnere dich daran, warum du das tust. Verbinde dich mit diesem Ziel oder Gefühl.

Löse dich von Selbstverurteilung. Wenn du einen Tag verpasst oder die Ablenkungen zu groß sind, erinnere dich daran, dass die Vorstellung, dass Leistung und Leiden zwei Seiten derselben Medaille sind, dass ein bisschen Schmerz wahrscheinlich gut ist, aus einer fehlgeleiteten Kultur kommt, die sich auf ein Gefühl der Unzulänglichkeit verlässt, um zu überleben. Das hat nichts mit Wohlbefinden und Selbstliebe zu tun.

Denk daran, dass du allzu menschlich bist. Beginne jeden Tag mit Freude, sei freundlich zu dir selbst, gönne dir bei Bedarf eine Pause. Wieder aufzustehen, wenn man gefallen ist, ist ein Zeichen der Stärke – mit Mitgefühl und Liebe, ohne Bewertung. Dein Morgenritual kann dir dabei helfen. Morgen und übermorgen und am Tag danach. Auf- und wieder aufstehen und jeden Tag ein bisschen stärker werden.

„Ruhm liegt nicht darin,
niemals zu fallen,
sondern jedes Mal wieder
aufzustehen, wenn wir
gescheitert sind.“

— KONFUZIUS

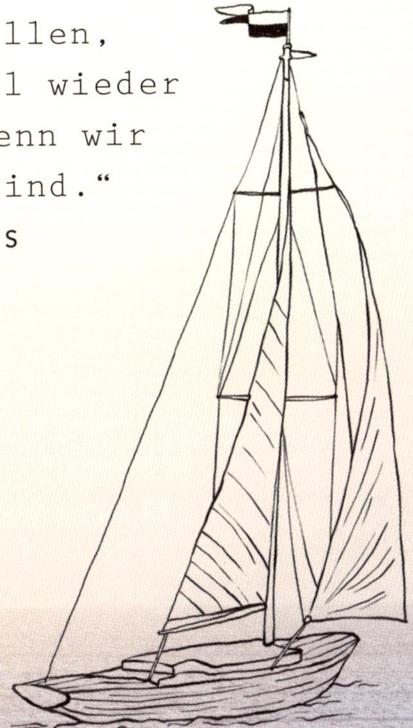

Ehrlichkeit ist das Wichtigste

Setze dir keine Ziele, die deine Eltern sich für dich gewünscht hätten, oder stelle dir Erfolg nicht durch die Augen deiner Kollegen oder Freunde vor. Dein Morgenritual ist nur für dich da. Finde also etwas, was dir guttut, und höre auf dich. Mache dir keine Sorgen, dass etwas schiefgehen könnte. Morgen kannst du noch mal von vorn anfangen.

QUELLEN

Einleitung

S. 11: Ähnliche Wirkung auf das Gehirn wie Antidepressiva; A. Korb, *The Upward Spiral: Using Neuroscience to Reverse the Course of Depression, One Small Change at a Time,* Oakland, CA: New Harbinger, 2015

S. 16: Etwa ab 23 Uhr, wenn das Melatonin, das Hormon, das den Schlaf reguliert, seinen Höchststand hat; H. J. Lynch et al., „Daily Rhythm in Human Urinary Melatonin", online unter https://www.ncbi.nlm.nih.gov/pubmed/1167425; A. F. Sigurdsson, „Melatonin – 15 Questions and Answers About Melatonin and Sleep", online unter https://www.docsopinion.com/2018/04/02/melatonin-sleep-melatonin-supplements/

S. 16: Verschiedene negative Auswirkungen; California Department of Public Health, „How to Reduce Exposure to Radiofrequency Energy from Cell Phones", online unter https://www.cdph.ca.gov/Programs/CCDPHP/DEODC/EHIB/CDPH%20Document%20Library/Cell-Phone-Guidance.pdf

Jetzt anfangen

S. 25: In einem Podcast, den ich neulich hörte; S. Parkman und S. Ohlanders, „Sommar i P1", online unter https://sverigesradio.se/sida/avsnitt/1077321?programid=2071

S. 25: Was manche Forscher behaupten; C. Bell, *Ritual Theory, Ritual Practice,* Oxford: Oxford University Press, 2009

Atmen

S. 34: Mithilfe achtsamen Atmens lassen sich erwiesenermaßen; N. Weinstein et al., „A Multi-method Examination of the Effects of Mindfulness on Stress Attribution, Coping, and Emotional Well-being", online unter https://greatergood.berkeley.edu/images/uploads/Weinstein-MindfulnessStress.pdf; M. C. Melnychuk et al., „Coupling of Respiration and Attention via the Locus Coeruleus: Effects of Meditation and Pranayama", online unter https://onlinelibrary.wiley.com/doi/10.1111/psyp.13091

S. 34: Forscher konnten auch Zusammenhänge; E. Tharion et al., „Influence of Deep Breathing Exercise on Spontaneous Respiratory Rate and Heart Rate Variability: A Randomised Controlled Trial in Healthy Subjects", online unter https://www.ncbi.nlm.nih.gov/pubmed/23029969; E. Grossman et al., „Breathing-control Lowers Blood Pressure", online unter https://www.ncbi.nlm.nih.gov/pubmed/11319675

S. 37: **Der Vagus;** B. G. Bullock, „Tapping into the Power of the Vagus Nerve – How Your Breath Can Change Your Relationships", online unter https://www.yogauonline.com/yoga-for-stress-relief/tapping-power-vagus-nerve-howyour-breath-can-change-your-relationships;

S. 41: Zu den vielen Vorteilen der Meditation; M. Goyal et al., „Meditation Programs for Psychological Stress and Well-Being", *Comparative Effectiveness Review,* Nr. 124, online unter www.effectivehealthcare.ahrq.gov/reports/final.cfm; B. K. Hölzel et al., „Mindfulness Practice Leads to Increases in Regional Brain Gray Matter Density", online unter https://www.sciencedirect.com/science/article/pii/S092549271000288X;

S. 41: Menschen, die regelmäßig meditieren, brauchen weniger Schlaf; P. Kaul et al., „Meditation Acutely Improves Psychomotor Vigilance and May Decrease Sleep Need", online unter https://www.ncbi.nlm.nih.gov/pmc/articles/PMC2919439/

S. 41: **Neurowissenschaftliche Erklärung;** E. Mohandas, „Neurobiology of Spirituality", online unter https://www.ncbi.nlm.nih.gov/pmc/articles/PMC3190564/; und T. Esch, „The Neurobiology of Meditation and Mindfulness", online unter https://www.researchgate.net/publication/259263009_The_Neurobiology_of_Meditation_and_Mindfulness

Aufwachen

S. 64: **20 Minuten reichen aus;** L. Laczo, „How Your Body Changes Once You Start Exercising", online unter https://shapescale.com/blog/fitness/exercising/how-your-body-changes-once-you-start-exercising/

S. 67: Frühsport fördert wahrscheinlich guten Nachtschlaf; C. Price Persson, „Exercise in the morning and sleep better at night", online unter http://sciencenordic.com/exercise-morning-and-sleep-better-night

S. 67: **Laut einer Studie der Universität Bristol;** J. C. Coulson et al., „Exercising at Work and Self-reported Work Performance", Bristol, UK: University of Bristol, 2008.

S. 78: **Symptome von chronischem Stress lindern;** J. S. Feinstein et al., „Examining the Short-term Anxiolytic and Antidepressant Effect of Floatation-REST", online unter https://www.ncbi.nlm.nih.gov/pmc/articles/PMC5796691/; A. Kjellgren und J. Westman, „Beneficial Effects of Treatment with Sensory Isolation in Flotation-tank as a Preventive Health-care Intervention – a Randomized Controlled Pilot Trial", online unter https://www.ncbi.nlm.nih.gov/pmc/articles/PMC4219027/

Konzentrieren

S. 91: drei Dinge, für die du dankbar bist; J. Wong und J. Brown, „How Gratitude Changes You and Your Brain", online unter https://greatergood.berkeley.edu/article/item/how_gratitude_changes_you_and_your_brain; A. Korb, *Die Aufwärtsspirale gegen Depressionen: mit Neurowissenschaften Schritt für Schritt genesen,*Freiburg: Herder, 2016; und G. A. Fox et al., „Neural Correlates of Gratitude", online unter https://www.ncbi.nlm.nih.gov/pmc/articles/PMC4588123/

Für sich selbst sorgen

S. 110: Blutfluss zum Hirn; B. M. Popkin, „Water, Hydration and Health", online unter https://www.ncbi.nlm.nih.gov/pmc/articles/PMC2908954/

S. 113: psychologische Auswirkungen von Essensbeschränkungen; J. Polivy, „Psychological Consequences of Food Restriction", online unter https://www.ncbi.nlm.nih.gov/pubmed/8655907

S. 121: Einer der Vorteile ist ein verbesserter Stoffwechsel; C. Zauner et al., „Resting Energy Expenditure in Short-term Starvation is Increased as a Result of an Increase in Norepinephrine", online unter https://www.ncbi.nlm.nih.gov/pubmed/10837292

S. 122: unsere Frühstücksgewohnheiten beeinflussen unseren Schlaf; M.-P. St-Onge et al., „Fiber and Saturated Fat are Associated with Sleep Arousals and Slow Wave Sleep", online unter https://www.ncbi.nlm.nih.gov/pmc/articles/PMC4702189/

S. 122: Studien zeigen, dass der Körper die Verdauung nicht immer als Priorität betrachtet; American Heart Association, „Gobbling your Food may Harm your Waistline and Heart", online unter https://www.eurekalert.org/pub_releases/2017-11/aha-gyf110317.php; Institute for the Psychology of Eating, „4 Ways that Stress Impacts Digestion", online unter http://psychologyofeating.com/4-ways-stress-impacts-digestion/

Reinigen
S. 135: eiskalte Duschen sollen das Immunsystem kräftigen; A. Mooventhan und L. Nivethitha, „Scientific Evidence-Based Effects of Hydrotherapy on Various Systems of the Body", online unter https://www.ncbi.nlm.nih.gov/pmc/articles/PMC4049052/

S. 135: Vielleicht sogar die Produktivität steigern; G. A. Buijze et al., „The Effect of Cold Showering on Health and Work: A Randomized Controlled Trial", online unter https://journals.plos.org/plosone/article?id=10.1371/journal.pone.0161749

Sich verbinden
S. 147: Außerdem ist erwiesen, dass Hundebesitzer oft glücklichere Menschen sind; J. Zorthian, „More Evidence that Owning a Dog is Really Good for You", online unter http://time.com/collection/guide-tohappiness/4870796/dog-owners-benefits/

S. 148: *Die Natur ist so etwas wie eine Wunderdroge* ;J. Lee et al., „Restorative Effects of Viewing Real Forest Landscapes, Based on a Comparison with Urban Landscapes", online unter https://www.tandfonline.com/doi/abs/10.1080/02827580902903341?scroll=top&needAccess=true&journalCode=sfor20; Y. Tsunetsugu et al., „Physiological Effects of Shinrin-yoku [taking in the atmosphere of the forest] in an Old-growth Broadleaf Forest in Yamagata Prefecture, Japan", online unter https://www.ncbi.nlm.nih.gov/pubmed/17435356/; J. E. Stellar, „Positive Affect and Markers of Inflammation: Discrete Positive Emotions Predict Lower Levels of Inflammatory Cytokines", online unter https://www.ncbi.nlm.nih.gov/pubmed/25603133

S. 148: Eine gute Dosis Vitamin D; „A Prescription for Better Health: Go Alfresco", *Harvard Health Letter*, online unter https://www.health.harvard.edu/newsletter_article/a-prescription-for-better-health-go-alfresco; R. C. Strange et al., „Metabolic Syndrome: A Review of the Role of Vitamin D in Mediating Susceptibility and Outcome", online unter https://www.ncbi.nlm.nih.gov/pmc/articles/PMC4499524/; R. Nair und A. Maseeh, „Vitamin D: The ‚Sunshine' Vitamin", online unter https://www.ncbi.nlm.nih.gov/pmc/articles/PMC3356951/

S. 148: Sonnenlicht kann den Melatoninspiegel erhöhen; J. Douillard, „How Sun Exposure Affects Sleep and Melatonin Production", online unter https://lifespa.com/how-sun-exposure-affectssleep-and-melatonin-production/

S. 148: Nahe der Natur leben; T. Takano et al., „Urban Residential Environments and Senior Citizens' Longevity in Megacity Areas: The Importance of Walkable Green Spaces", online unter https://jech.bmj.com/content/56/12/913

S. 148: Der Natur näherkommen; I. Alcock et al., „Longitudinal Effects on Mental Health of Moving to Greener and Less Green Urban Areas", online unter https://pubs.acs.org/doi/abs/10.1021/es403688w

S. 148: **Der wahre Mechanismus;** Q. Li et al., „Phytoncides [wood essential oils] Induce Human Natural Killer Cell Activity", online unter https://www.ncbi.nlm.nih.gov/pubmed/16873099

S. 148: Erhöhtes Gefühl der Ehrfurcht; M. N. Shiota und D. Keltner, „The Nature of Awe: Elicitors, Appraisals, and Effects on Self-concept", online unter https://greatergood.berkeley.edu/dacherkeltner/docs/shiota.2007.pdf

S. 151: Stimmung und Selbstwertgefühl durch Sport draußen steigern; J. Barton und J. N. Pretty, „What is the Best Dose of Nature and Green Exercise for Improving Mental Health? A Multi-study Analysis", online unter https://pubs.acs.org/doi/abs/10.1021/es903183r

S. 154: Eine Studie der Kansas State University; S.-H. Park und R. H. Mattson, „Effects of Flowering and Foliage Plants in Hospital Rooms on Patients Recovering from Abdominal Surgery", online unter http://horttech.ashspublications.org/content/18/4/563.full.pdf+html

S. 154: Naturvideo ansehen; D. K. Brown et al., „Viewing Nature Scenes Positively Affects Recovery of Autonomic Function Following Acute-Mental Stress", online unter https://www.ncbi.nlm.nih.gov/pmc/articles/PMC3699874/

Vertrauen
S. 181: *Drei bis vier Stunden nach 23 Uhr*; S. Scutti, „7 Health Consequences of Going to Bed Past Midnight", online unter https://www.medicaldaily.com/7-health-consequences-going-bed-pastmidnight-247247

S. 181: **Es Apps gibt, die dir helfen;** D. Nield, „9 Alarm Apps that Will Actually Wake You Up", online unter https://www.popsci.com/alarm-apps-wake-up#page-6

S. 182: Bücher wurden darüber geschrieben; J. Morgenstern, *Never Check Email in the Morning*, New York: Touchstone, 2005

S. 182: Produktivitätsexperten haben noch ein anderes Problem erkannt; T. Ferriss, *The 4-Hour Work Week*, New York: Crown Publishing Group, 2007

S. 186: *Eine tägliche Gewohnheit ist nach 21 Tagen gefestigt*; J. Clear, „How Long Does It Actually Take to Form a New Habit? (Backed by Science)", online unter https://jamesclear.com/new-habit

REGISTER

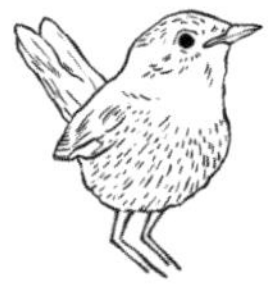

BILDQUELLEN

Alamy Stock Photo Igor Stevanovic 176; Jean-Paul Chassenet 139; Voisin/Phanie 36. **Getty Images** Cultura RM Exclusive/Hugh Whitaker 54; Jochen Schlenker/Robert Harding 24; Malorny 97; Moodboard 46. **iStock** AleksandarNakic 79; alle12 113; ariwasabi 143; Arthur Hidden 175; bigacis 129; bildfokus 23; CasarsaGuru 70; chickaz 146–147; danilovi 186-187; DCC8 98; demaerre 90; deniskomarov 102; Dhoxax 9; dima_sidelnikov 56; dusanpetkovic 61; Eva Katalin Kondoros 125; fizkes 27, 39; flyparade 18; friendwithlove 45; gilaxia 130; gollykim 150; ipopba 58–59; iprogressman 88; itman__47 179; izhairguns 109; Julia_Sudnitskaya 92; Justinreznick 87; laflor 162; Liderina 171; Lifemoment 10; LittleBee80 43; Liubov_Chuiko 120; microgen 49; NadyGinzburg 119; Nastasic 69; Nicola Katie 153; oatawa 80; olindana 141; PeopleImages 17, 35, 83, 101; Peopleimages 105, 116, 183; pixdeluxe 185; SasinParaksa 65; seb_ra 111; SilviaJansen 115; SolStock 161; svetikd 40; Warchi 30. **Jeltje Fotografie**, styling: Cleo Scheulderman 29. **Octopus Publishing Group** Polly Wreford 164; Russell Sadur 134; Ruth Jenkinson 137. **Shutterstock** Suti Stock Photo 66. **Unsplash** Annie Spratt 13; Brittany Neale 155; Casey Horner 157; Darius-Bashar 14; Fachy Marin 169; Naassom Azevedo 149; Sarah Donweller 180; Sven 123.

DANKSAGUNG

Dieses Buch zu schreiben war für mich in mehr als einer Hinsicht eine Reise. Es gibt eine ganze Reihe von Menschen, ohne die es nie geschrieben oder fertig geworden wäre.

Mein Dank geht an Jane Graham Maw für die Klarheit und Ehrlichkeit, die alle Autoren von ihren Agenten brauchen. An Leanne Bryan, Polly Poulter und Juliette Norsworthy bei Octopus für ihre unerschöpfliche positive Energie, Expertise und Geduld. An Alison Wormleighton und ihren scharfen Blick und ihr klares Denken – ich meine das genauso, wenn ich sage, dass eine gute Lektorin ihr Gewicht in Gold wert ist.

An alle Menschen, die ihre Expertise und ihre Morgenrituale mit mir geteilt haben: Aisling Leonard-Curtin, Aisling Twomey, Eva Beronius, Sara Pettersson, Megan C. Hayes, Patrick Drake, Jenny Tschiesche, Joanna Nylund, Sophie Hellyer, Rachel Brathen und Claire Baker. Ich danke euch für die Gespräche – und nicht nur wegen dieses Buchs.

An alle, die dachten, ich sei verrückt, als ich mich ausgerechnet zu diesem Zeitpunkt an dieses Projekt gemacht habe, die aber nichts gesagt und mir erlaubt haben, es auf meine Weise zu tun – egal ob verrückt oder nicht.

Und schließlich an meinen Partner in allen Liebes- und Lebenslagen, Gary, der mich immer daran erinnert, was wichtig ist, und der als Freund der frühmorgendlichen Meditation besser als die meisten weiß, wie ein guter Morgen aussieht. Danke.

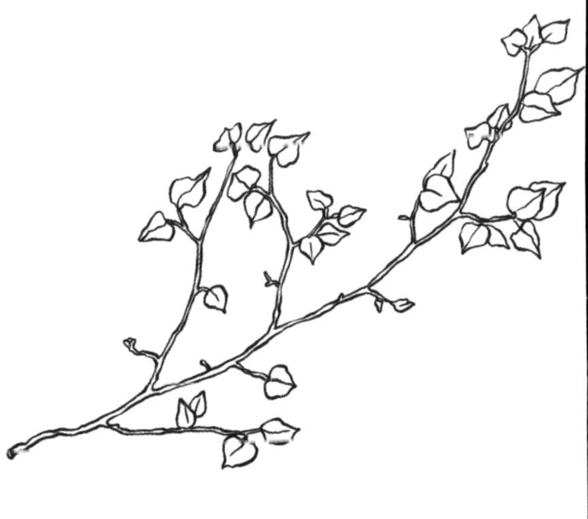